房颤临证从新

主 编 胡元会

副主编 吴华芹 褚瑜光 杜 柏

编 委 （按姓氏笔画排序）

王 欢 石树青 石晶晶 师 帅

邱志凌 宋庆桥 张广辉 张丽梅

张雪松 耿彦婷 柴若宁 蒋雨辰

魏 艺

人民卫生出版社

·北京·

图书在版编目（CIP）数据

房颤临证从新 / 胡元会主编 . —北京：人民卫生
出版社，2023.7
ISBN 978-7-117-34953-6

Ⅰ. ①房⋯　Ⅱ. ①胡⋯　Ⅲ. ①心房纤颤 – 中医治疗法
Ⅳ. ①R259.417

中国国家版本馆 CIP 数据核字（2023）第 111144 号

| 人卫智网 | www.ipmph.com | 医学教育、学术、考试、健康，购书智慧智能综合服务平台 |
| 人卫官网 | www.pmph.com | 人卫官方资讯发布平台 |

房颤临证从新
Fangchan Linzheng Congxin

主　　编：胡元会
出版发行：人民卫生出版社（中继线 010-59780011）
地　　址：北京市朝阳区潘家园南里 19 号
邮　　编：100021
E - mail：pmph @ pmph.com
购书热线：010-59787592　010-59787584　010-65264830
印　　刷：鸿博睿特（天津）印刷科技有限公司
经　　销：新华书店
开　　本：710 × 1000　1/16　印张：16
字　　数：296 千字
版　　次：2023 年 7 月第 1 版
印　　次：2023 年 7 月第 1 次印刷
标准书号：ISBN 978-7-117-34953-6
定　　价：69.00 元

医典肇始于灵素,方药兴盛于汉唐,吾心无旁骛,潜心仲景岐黄之学,广涉于先贤时彦众多著述之中,百转回肠,临证越八十载,集腋为裘方有所得,实感学医难,而成为"明医"更难。近百年来,西学东渐,聚讼纷纭者有之,大鸣已得,沽名钓誉,去古愈远,留毒无穷。余一老叟,存乎正信,夫医为扶正祛邪、保命全真之术,但愿寰宇内,难见疾苦人。

吾之门人元会,侍诊身右,刻苦求学,广拜名医,博采众长,融于己学,终有斩获,其敦厚仁和,静而好思,常悟医道,常精其术以寿斯民命者,其性、其德、其学堪为业界处囊之锥。余闻其集已临床所得,付梓于世,名曰《房颤临证从新》,欣然读之,不释于手而释于心。

其作全书上下两篇,共五章,后附有附录房颤中西承启。上篇理法论丛凡一章七节,论房颤渊源、病因病机、辨证思路,治法治则,所创方药等;下篇临证说新凡四章三十节,以西病为统,中医为治,理、法、方、药及化裁通变等;附录包括三部分,主谈调护,切于临证,探幽发微。是书结构缜密,内容翔实,临证为篇,静思为文;尤为可贵之处,在于得窥中医诊治房颤之奥堂,明晰本末,首著此专书,其可喜也。吾愿读吾弟子之书者,明其理而及他病,取其方而圆用之,学其药而推之,也愿妙手指正以正医律。

尝闻医之举要,存乎理,理之传,在乎心。凡医之正道,无不发端于临证,顿悟于心。余期颐之年,力主不尚虚浮,并乐见中医药事业发展的着力点向临床、向基层偏斜,今闻桃李之香,幸甚至哉! 品读之余,欣然命笔,草成斯言,权以为序。

九九医叟 路志正

2022 年 2 月 8 日

夫医系人命，其道尚矣，自轩岐医道兴，而灵素成焉，直启灵兰之秘，著述立言，代不乏人，如仲景所著《伤寒论》《金匮要略》，始创病脉证治，方剂之垂范，为后世治学业医之总则，为万世师表，造福桑梓，诚为立德、立功、立言之不朽也。

　　盖今世之士，碌碌临证者，绝非少数，而累累心验者，实乃罕见。胡氏元会，陕西人氏，爽朗清举，谦逊惠人，诚敏善学，精学必专，纯思必素，恪守义利事功。承博士后，学于余侧，每每侍余诊病之时，观象议证，论病用药，析微阐奥，求索隐喻核心病机，取共识疗效服务民生。于文明互鉴时代，秉中和之道，摒除中西医之偏，累汇通中西，参印群贤，融合现代科技之手段，诠释中医之理、之机、之效，我主人随，守中医之正，创中医之新。思于心，躬于行，兴国粹，续仁术，临证专灌心于心系疾病，探本求源，会心明理，辨机立法，裁方遣药，多有发挥。

　　余读元会所著《房颤临证从新》，欣喜万分，此书为其教学临床之心血，发心悟于临证，阐方药于验案，究房颤之理，砺炼卓识，乃成一编。古虽无"房颤"之名，而其症见于他病，其质一，其象万，举认其病机虚实两端，虚者：言气、言血、言阴、言阳、言心神失养；实者：言气郁、言痰浊、言水饮、言瘀血，言心脉不畅。其化繁为简，论理说法不流于空泛，注重实用而不拘于成法，首立"房颤治疗八法"，从本及标，步步为营，洞其奥秘，识其珠玑，苟能细细品味书中精妙之处，足可启迪同道，嘉惠学人。《黄帝内经》云："是故圣人不治已病治未病，不治已乱治未乱。"其所倡之"房颤前期"，扬"治未病"之旨，可谓善言古者必应于今，善言化言变者必通神明之理者也。该书首创"房颤十四方"，参古方而酌以己见，其心法仲景则同，其药融后贤则异，论证制方，承古求用，守静笃，护正气，惟重调摄，博观约取，独具匠心，缓急结合，肯綮互尝，实为房颤临证传心可法之书。

　　元会教授，当代中医学家、临床家、教育家。崇仁德，重教化。勤于治学执教，精心临床诊务，嘉惠医林。概览全书可圈可点，读及文中发皇古义、推演新知之处，每每会心喜悦，为之怡然称快。析之、品之，既彰匠心之独具，又示圆机之活法,足见其治学态度之严谨、底蕴之深厚、术业之精研,远非浮躁浅尝者可比,善莫大焉。感悟教学相长,师承情深。欣慰之余,谨以数语乐观厥成。

敬呈元会学术团队青年中医学者,草拟诗两首。

咏竹 其一

七贤竹林院,翠绿郁丛丛;

微风疏秀叶,节节亮高风。

尚和合至善,师承总在情;

良知传灯照,守静渡余生。

(竹,中空有节,枝叶繁茂,人生格局,无朴纯素之象。立志以平常心格平常事做平常人。)

进学 其二

垂暮之年且从容,儒道互补心气定;

静读不虚兰室净,自然澹养纯素情。

国医国药知国是,天合人和神中行;

吾老吾己自知老,致远后学谱新章。

(仁德中和,传承创新,于时间中与后学做有思想的学术研究;于时间性大德良知育人生。)

与青年中医共勉之。

中央文史研究馆 馆员

中国工程院 院士 王永炎

壬寅仲春

时年八十三岁

前言

　　心房颤动（简称房颤）是临床上常见的心律失常疾病，是导致心力衰竭和脑卒中的重要元凶，严重危害人类健康。近年来，随着生活方式的改变和人口老龄化发展，房颤发病率逐年上升，房颤的防治已成为国内外医学界研究的重要课题。西医学虽然在房颤的防治上取得了很大进展，但依然面临手术人群受限、术后复发率高、药物副作用等问题；且老年人作为房颤的高发群体，存在基础疾病难以纠正、多病共患、脏器储备功能下降等特点。西医学治疗房颤的不确定性和矛盾性增加，然中医学坚持"整体观念、以人为本"的治疗理念，能够实现"治病与治人、治标与治本、局部与整体"的相互统一，在房颤的防治中凸显出良好的疗效和应用前景，其地位日益突出。

　　虽然传统医学在房颤的防治上积累了丰富的经验，但仍存在以下不足：一是病因、病机繁杂，缺乏针对性和深入性；二是辨证分型多样化，缺乏特异性和规律性；三是理法方药泛化，缺乏特效性和靶向性，使初学者难于掌握其辨治要领，导致临床疗效参差不齐、医患信心不足，极大地限制了中医药在房颤防治中的推广与应用。笔者长期致力于中医药防治房颤的研究工作，在总结前人经验的基础上，依托几十年的房颤专病门诊工作和大规模的房颤病例数据库研究，对房颤的病因、病机进行了深入探索和研究，对证候、方药进行了筛选、分类、分层和反复验证，初步对房颤"因－机－证－法－方－药"的规律性做了系统性的梳理，故编著成书。临床疾病复杂多变，难以窥其全貌，但力求追本溯源，接近病机之真，方能获得良效。

　　本书分为上、下2篇。上篇主要论述房颤的病因、病机、致病规律、常用角药使用经验以及房颤十四方临床运用规律；下篇主要根据房颤原发病的不同，提出相应的证治方药，并附验案加以佐证，体现了辨病与辨证相结合、专药专方和辨证论治相结合的思想；附录主要介绍了临床关注的房颤话题，包括中医药治疗房颤的优势、房颤预防和康复的中医指导、中药与抗凝血药联合使用注意事项，旨在推动中医药防治房颤的学术发展，为从事房颤相关临床和基础研究的同行以及中医院校的学生提供参考。本书有幸得到我的两位恩师——路志正老师和王永炎老师的指导，并不辞辛劳为本书作序，在此深表谢意！另外,还要感谢为本书出版提供指导意见的丁书文师兄、苑嗣文师弟,由于时间仓促,编撰中难免有疏漏不足之处,恳望同道和读者提出宝贵意见,以便再版时修订提高。

胡元会

2022 年 2 月 2 日

目录

上　篇
理　论　篇

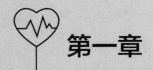

第一章

房颤理法论丛

第一节　房颤文献渊源

心房颤动（简称房颤）是临床最常见的心律失常之一，是指规则有序的心房电活动丧失，代之以快速无序的颤动波，是严重的心房电活动紊乱。

房颤的诊断依赖心电图，并不属于中医学范畴中的传统疾病。古代中医并无房颤之病名，结合房颤的临床表现，考虑本病多属于中医心悸、惊悸、怔忡、中风、虚劳、胸痹、喘证等病证范畴。

一、先秦两汉时期

《足臂十一脉灸经》在论述足太阴脉病时其中就有"心烦，善疛"的描述。据考证，"疛"即心动过速，心悸之类的病症。《阴阳十一脉灸经》在论述足阳明脉病时，指出"闻木音则惕然惊，心惕然"；在论足少阳脉病时，有"心如悬""心惕惕恐人将捕之"等记载。这些生动形象的描述与心悸病证的症状表现颇为吻合。《黄帝内经》还记载了脉搏过快、过缓及脉律不齐等典型的心悸现象。例如，《素问·三部九候论》说"参伍不调者病"，又说"中部乍疏乍数者死。其脉代而钩者，病在络脉"。《素问·平人气象论》曰："人一呼脉一动，一吸脉一动，曰少气……人一呼脉四动以上曰死……乍疏乍数曰死。"《灵枢·根结》曰："五十动而不一代者，五脏皆受气；四十动一代者，一脏无气；三十动一代者，二脏无气；二十动一代者，三脏无气；十动一代者，四脏无气；不满十动一代者，五脏无气。"这种节律不齐的脉搏符合房颤的临床表现。由此可见，在《黄帝内经》时期，中医就已经对心悸的症状、脉象及预后有了初步认识。

汉代张仲景首次提出了"惊悸"这一病名，提出"寸口脉动而弱，动即为惊，弱则为悸"的说法，以及"心动悸""心下悸""心中悸""惊悸"等称谓。《伤寒论》127条曰："太阳病，小便利者，以饮水多，必心下悸。"《金匮要略·痰饮咳嗽病脉证并治》曰："水停心下，甚者则悸。"《金匮要略·惊悸吐衄下血胸满瘀血病脉证治》开篇即论惊悸病的成因,指出"寸口脉动而弱,动即为惊,弱则为悸"。

二、晋唐时期

《诸病源候论》认为惊悸与风有关,且认为虚劳也能引起惊悸,以"风"兼并"惊悸"病候,将惊悸者分为"风惊候""风惊恐候""风惊邪候""风惊悸候"和"虚劳惊悸候"五种。

王叔和《脉经》言:"心实,左手寸口人迎以前脉阴实者,手厥阴经也,病苦闭,大便不利,腹满,四肢重,身热,苦胃胀,刺三里;心虚,左手寸口人迎以前脉阴虚者,手厥阴经也;病苦悸恐不乐,心腹痛,难以言,心如寒,状恍惚。"记载了心悸相关脉象及病机。《肘后备急方》提出"虚悸",即因虚损引起惊悸,同时指出精神因素亦可导致惊悸。《备急千金要方》记载了治疗惊悸的方剂,如远志汤治中风心气不定惊悸,茯神汤治大虚惊悸,补心汤主心气不足惊悸汗出,大镇心散治心虚惊悸,小镇心散治心气不足,虚悸恐畏,悲思恍惚,心神不定,惕惕然而惊。

三、宋金元时期

该时期对心悸证的研究也进入实践完善的时期。病名仍然延续《金匮要略》惊悸名称,出现有怔悸、惊证、怔忡等称谓。

1. 宋朝时期

此时期相当数量的医家认为心悸与虚证有关,治疗心悸的方药则逐渐增多。

《太平惠民和剂局方》延续之前"因虚致悸"的观点,主张补虚治悸,如用定志圆、宁志膏、平补镇心丹等。《仁斋直指方·惊悸方论》中指出"血虚致悸"的观点:"人之所主者心,心之所养者血。心血一虚,神气不守,此惊悸之所肇端也。曰惊曰悸,其可无辨乎?惊者,恐怖之谓;悸者,怔忪之谓。"

陈无择的《三因极一病证方论》指出惊悸与怔悸的区别:"夫惊悸与怔悸,二证不同。惊悸,则因事有所大惊,或闻虚响,或见异相,登高涉险,梦寐不祥,惊忤心神,气与涎郁,遂使惊悸,名曰心惊胆寒,在心胆经,属不内外因,其脉必动。怔悸,则因汲汲富贵,戚戚贫贱,久思所爱,遽失所重,触事不意,气郁涎聚,遂致怔悸,在心脾经,意思所主,属内所因。"

2. 金元时期

以金元四大家为代表,包括刘完素、张从正、朱丹溪、李东垣,对心悸各有不同的理解。

刘完素主张心火生悸,《素问玄机原病式》记载:"惊,心卒动而不宁也。火主于动,故心火热甚也……心火主于热,喜痛,故悲痛苦恼者,心神烦热躁乱,而非清静也。所以悲哭而五液俱出者，火热亢极，而反兼水化制之故也。夫五脏者，肝心脾肺肾也。五脏之志者，怒喜悲思恐也，悲，一作忧。若志过度，则劳伤本脏。凡五志所伤，皆热也。"道明了他的"火极似水，喜惊"的看法。

朱丹溪不但从气血论治，而且主要从痰入手治疗心悸证，有曰："惊悸者血虚，惊悸有时，以朱砂安神丸。痰迷心膈者，痰药皆可，定志丸加琥珀、郁金。怔忡者血虚，怔忡无时，血少者多，有思虑便动属虚，时作时止者。痰因火动，瘦人多因是血少，肥人属痰，寻常者多是痰，真觉心跳者是血少，四物、朱砂安神之类。假如病因惊而得，惊则神出其舍，舍空则痰生也。"

李东垣则曰："心者君主之官，神明出焉。凡怒、忿、悲、思、恐、惧，皆损元气。夫阴火之炽盛，由心生凝滞，七情不安故也。心脉者神之舍，心君不宁，化而为火，火者，七神之贼也。故曰阴火太盛，经营之气，不能颐养于神，乃脉病也。神无所养，津液不行，不能生血脉也。心之神，真气之别名也。得血则生，血生则脉旺，脉者神之舍，若心生凝滞，七神离形，而脉中唯有火矣。善治斯疾者，惟在调和脾胃，使心无凝滞，或生欢欣，或逢喜事，或天气喧和，居温和之处，或食滋味，或眼前见欲爱事，则慧然如无病矣，盖胃中元气得舒伸故也。"李东垣的名方朱砂安神丸就是一个典型代表。

四、明清时期

明清时期许多医家集前人经验之大成，并结合自己的临床体会，对惊悸、怔忡的证治进行了进一步分析，使心悸病证的辨证论治体系不断完善。

虞抟认为怔忡惊悸"属血虚有痰"；吴昆认为惊悸怔忡，心疾也，即病位在心。程国彭《医学心悟·惊悸恐》曰："惊者，惊骇也。悸者，心动也。恐者，畏惧也。此三者，皆发于心，而肝肾因之。方书分为三门，似可不必。"

张景岳主要从三方面论治惊悸：脏腑精气不足，心脾血气本虚，心虚血少。《景岳全书·杂证谟·怔忡惊恐》："怔忡之病，心胸筑筑振动，惶惶惕惕，无时得宁者也。……此证惟阴虚劳损之人乃有之，盖阴虚于下，则宗气无根，而气不归源，所以在上则浮撼于胸臆，在下则振动于脐旁，虚微者动亦微，虚甚者动亦甚。凡患此者，速宜节欲节劳，切戒酒色；凡治此者，速宜养气养精，滋培根本。"

龚廷贤在《万病回春》中将怔忡分血虚、痰因火动、血虚火动3型；惊悸也分血虚火动、痰火兼气虚、心虚气虚兼痰3型。

唐容川、王清任提出血瘀致悸的观点。唐容川在《血证论·怔忡》中也提出："怔忡，俗名心跳。心为火脏，无血以养之，则火气冲动，是以心跳，安神丸清之，归脾汤加麦冬、五味子以补之。凡思虑过度及失血家去血过多者，乃有此虚证。否则多挟痰瘀，宜细辨之。"明确指出怔忡心跳是失血有瘀导致，心血虚神气失守，是以心悸跳动不安，因而引起心悸，气虚营血运行不畅，久之形成瘀血内停,为本病的常见病因。王清任《医林改错·血府逐瘀汤所治之症目》说:"心跳心慌,用归脾安神等方不效,用此方百发百中"。《证治汇补·惊悸怔忡》曰:"惊悸者,忽然若有所惊,惕惕然心中不宁,其动也有时。怔忡者,心中惕惕然,动摇不静,其作也无时。"沈金鳌在《杂病源流犀烛》中以心伤火动、火郁痰生概括悸病之病因,对怔忡则分22型论治,论述尤为详尽。

五、民国至近现代时期

张锡纯《医学衷中参西录·论心病治法》云:"心者,血脉循环之枢机也。心房一动则周身之脉一动,是以心机亢进,脉象即大而有力,或脉搏更甚数;心脏麻痹,脉象即细而无力,或脉搏更甚迟。是脉不得其平,大抵由心机亢进与心脏麻痹而来也。"张氏运用《黄帝内经》谓"心藏神"理论,制定了心悸怔忡的一系列治法,如用龙眼肉以补心血,枣仁、柏仁以补心气,更用龙骨入肝以安魂,牡蛎入肺以定魄。魂魄者心神之左辅右弼也,且二药与萸肉并用,大能收敛心气之耗散,并三焦之气化亦可因之团聚。同时记载了相关治疗验案。

近代,西医学提出的心房颤动(简称房颤)的概念,然后并没有明确的中医病名与之对应。1997年,中国中医药学会中医诊断专业委员会根据其心悸、脉结或代,常伴头晕、胸闷、气短等主证,以"心动悸"作为房颤中医病名。当然,与西医不同,中医以主证对疾病进行命名,所以"心动悸"不能完全等同于房颤。

参 考 文 献

[1]李海峰.疟疾再释[J].中医药文化,2019,14(6):100-104.

[2]陈洁,宋文燕,姜涛.心悸病病名及症状历史沿革[J].山西中医,2017,33(6):59-62.

[3]鞠俊莲,鞠宝兆.《内经》有关心悸的理论探析[J].辽宁中医药大学学报,2011,13(6):69-70.

[4]张雨晴,刘旭东,何庆勇.何庆勇运用经方治疗心律失常经验[J].世界中西医结合杂志,2017,12(3):322-325,329.

[5]马英明.从脾病论治房颤的尝试初探[J].环球中医药,2016,9(3):342-344.

[6]耿晓娟,阮士怡,张军平.心悸病因病机及方药演变初探[J].中医杂志,2018,59(20):1717-1721.

[7]郑利钦,梁天豪.浅议《金匮要略》惊悸病水饮致悸证的适宜归篇[J].光明中医,2016,31(12):1696-1697.

[8]侯佳奇,丁阅异,姜凤依,等.何立人教授以肝为枢调治心律失常释微[J].浙江中医药大学学报,2013,37(7):858-860.

［9］杨柳,严世芸.历代心与小肠藏象辨证论治理论发展沿革［J］.中华中医药学刊,2016,
　　34(3):675-678.

［10］边凌云,赵鹏飞.孙霈教授辨证论治心悸经验撷菁［J］.中医学报,2015,30(7):978-
　　　981.

［11］张兰凤,张晋,周文泉.小柴胡加龙骨牡蛎汤合甘麦大枣汤治疗夜晚恐惧症体会［J］.
　　　中医杂志,2015,56(10):886-887.

［12］范少玮,杨洁,杨传华.基于育阴法治疗室性快速性心律失常经验总结［J］.辽宁中医
　　　杂志,2021,48(5):46-48.

［13］杨超,冯灿,符德玉.金元四大家论治心悸病理论及临床应用探析［J］.世界临床药物,
　　　2020,41(11):910-914.

［14］苏洪佳,陈国忠,谢君艳.《脾胃论》"心脾相关"理论探析［J］.辽宁中医杂志,2018,
　　　45(10):2066-2068.

［15］张序文,陈晓.《素问·阴阳别论》之"风厥"考辨［J］.中国中医基础医学杂志,2018,
　　　24(12):1658-1660,1706.

［16］赵亮亮,朱明军,孙阳,等.小建中汤治疗心悸的临床体会［J］.中国民间疗法,2019,
　　　27(16):15-16.

［17］张介宾.景岳全书［M］.北京:人民卫生出版社,1991.

［18］李晓芳.古代医家治疗心悸十法［J］.中国民间疗法,2011,19(4):5-6.

［19］刘东晖,顾宁.顾宁教授辨治阵发性房颤经验撷萃［J］.中国中医急症,2019,28(4):
　　　709-711.

［20］黄金龙,黄修解,蒙定水.蒙定水教授运用血府逐瘀汤治疗心脏神经官能症举验［J］.
　　　国医论坛,2015,30(4):23-24.

［21］李毅,李俊玲,罗小荣,等.黄连温胆汤合酸枣仁汤治疗快速型心律失常(痰热扰心型)
　　　的理论探讨［J］.世界最新医学信息文摘,2017,17(84):91.

［22］程伟,江毅.浅析名医张锡纯论心病诊治法特点［J］.湖北中医杂志,2015,37(3):
　　　26-29.

第二节　房颤的病因

房颤的发病因素众多,根据历代医家对其相关症状病因的认识和论述,结合临床实际,认为其病因不外乎:先天不足、体虚劳倦、饮食不节、情志失调、感受外邪、五脏气血阴阳失衡、诊治不当等。

1. 先天不足

先天禀赋不足,素体虚弱,加之后天失养,久病耗伤,导致脾胃后天之本受损,使得气血生化乏源,气血阴阳亏虚,导致阴虚不能收敛阳气,阴阳两气不相

顺接,心神失养,而发为本病。

2. 体虚劳倦

久病损伤正气,或随着年龄的增长,脏腑功能衰退,心之气阴耗损,或劳倦太过,伤及脾胃,生化乏源,导致气血阴阳亏虚,脏腑功能失调,致心失所养,而发为本病。《素问·平人气象论》云:"乳之下其动应衣,宗气泄也。"朱丹溪认为血虚会导致心悸的发生,云:"人之所主者心,心之所养者血,心血一虚,神气不守,此惊悸之所肇端也。"指出心脉的运行有赖于血液的充养,心血不足,心神失养,导致心悸的发生与持续。故在心悸的发病原因中,体虚劳倦不可小觑。

3. 饮食不节

《黄帝内经》(简称《内经》)中提出食咸味可致心悸的观点,认识到饮食不当是心悸的原因之一。如《素问·生气通天论》说:"味过于咸,大骨气劳,短肌,心气抑。"清朝的李用粹认为"膏粱厚味,积成痰液",指出嗜食肥甘厚味、饮食不节导致痰饮内生而致心悸。《不居集·忡忡惊悸健忘善怒善恐不眠》指出:"心者,身之主,神之舍也。心血不足,多为痰火扰动。"东汉张仲景提出"食少饮多,水停心下,甚者则悸"的观点。

4. 情志失调

情志因素在房颤的发病过程中起着十分关键的作用。长期精神刺激、忧思过度,大喜大悲,均可伤及五脏,累及于心。

《素问·举痛论》云:"惊则心无所倚,神无所归,虑无所定,故气乱矣。"如果平素心虚胆怯,突遇惊恐,心神动摇,不能自主就会发为心悸。

《素问·五脏生成》说:"赤,脉之至也喘而坚,诊曰有积气在中,时害于食,名曰心痹,得之外疾,思虑而心虚,故邪从之。"清代陈士铎《辨证录·怔忡门》云:"人有得怔忡之症者,一遇拂情之事,或听逆耳之言,便觉心气怦怦上冲,有不能自主之势。"《黄帝内经》指出惊、怒、悲哀、愁忧皆可影响心神,导致心悸的发生。

怒致心悸:《素问·金匮真言论》:"东方青色,入通于肝,开窍于目,藏精于肝,其病发惊骇。"提出肝病可导致惊骇。大怒伤肝,肝木横逆,则脏腑失调,气机逆乱,或横逆,或升腾,逆乱冲心,或气机失调,变生郁火、痰浊、瘀血等,皆可扰乱心神而发为心悸。

思致心悸:思虑太过,劳伤心脾,而脾胃为气血生化之源,脾虚则气衰血少,致心失所养,发为心悸。如《素问·疏五过论》说:"身体日减,气虚无精。病深无气,洒洒然时惊。"言病之深也,病气深,谷气尽,阳气内薄,故恶寒而惊。此乃情志郁结,在外耗损了卫气,在内劫夺了荣气。

悲致心悸:《灵枢·口问》言"悲哀愁忧则心动",平素心虚胆怯之人,如骤遇惊恐,或情怀不适,悲哀过极,忧思不解等致七情扰动,忤犯心神,不能自主而心悸。

5. 感受外邪

《黄帝内经》十分强调外感六淫病因。《素问·至真要大论》说："夫百病之生也,皆生于风寒暑湿燥火,以之化之变也。"其认为心悸与外感六淫有密切的关系。如《素问·痹论》说："风寒湿三气杂至,合而为痹也……心痹者,脉不通,烦则心下鼓。"明确指出感受外邪,导致血脉不通从而发生心悸。《素问·至真要大论》认为"运火炎烈,雨暴乃雹"可见"心澹澹大动"。邪气耗伤心阴,灼伤心营,心之气血阴阳失衡,扰乱心神,故而发病。

6. 五脏气血阴阳失衡

人体是一个有机整体,心为君主之官,五脏六腑正常生理活动不能离开心主导。《灵枢·口问》说："心者,五脏六腑之主也……心动则五脏六腑皆摇。"然而中医诊治并非单从心着眼,心与脾肺肝肾诸脏关系密切,五脏六腑皆令心悸,非独心也。《明医指掌》曰："血者,水谷之精也……生化于脾,总统于心。"心血有赖于脾胃的供给。《素问·阴阳应象大论》指出,脾"在志为思",而心主血藏神,所以思虑劳神过度,则耗伤心血,损伤脾气,可出现心神失养。《明医杂著》有言："凡心脏得病,必先调肝肾二脏……肝气滞则心气乏。"《景岳全书》曰："凡治怔忡惊悸恐者,虽有心脾肝肾之分,然阳统乎阴,心本乎肾。"虞抟著《医学正传》曰："肾阴不足,不能上承于心则虚火妄动,心神不宁,或因怒气伤肝,或因过事繁冗,思想无穷则心主亦为之不宁,故神明不安而怔忡惊悸之证作矣"。

五脏不调,导致气血阴阳失调,进而导致痰饮瘀血阻滞,心失所养、心脉不畅,心阴、心阳受损,发为本病。《素问·调经论》说："气血以并,阴阳相逆,气乱于卫,血逆于经,血气离居,一实一虚。血并于阴,气并于阳,故为惊狂。"《素问·四时刺逆从论》言："滑则病心风疝,涩则病积时善惊。"说明气血运行涩滞则病积聚,不时惊恐。《素问·经脉别论》说："凡人之惊恐恚劳动静,皆为变也。……有所惊恐,喘出于肺,淫气伤心。"成无己《伤寒明理论》曰："其气虚者由阳气虚弱,心下空虚,内动而为悸也。"《血证论·怔忡》说："凡思虑过度或失血过多者,乃有此虚证。"无不论证了此观点。

7. 诊治不当

《素问·诊要经终论》说："春刺秋分,筋挛逆气,环为咳嗽,病不愈,令人时惊,又且哭。"指出春病在肝,邪气因误刺而环周于肺,发为咳嗽,病不愈,肝气伤,使人时惊。又说："夏刺秋分,病不愈,令人心中欲无言,惕惕如人将捕之。"指出误刺秋分,则伤在肺矣。肺主气,肺伤则气馁弱而不能言。气馁弱,则怖畏而如人将捕之。说明违反治疗法度,不应刺而刺之,非但没治愈原来的病,使病势更加深入和恶化了。汉代张仲景指出误用或过用汗、下诸法,病不去反损心阳,致心悸不安或烦、惊、狂等心悸重症。《伤寒论》中描述的太阳病发汗太过或误用下法,少阳病误用汗吐下等,会导致机体阴液亏虚,正气受损,造成心神失养,最终发为心悸不安或烦、惊、狂等心悸重症。《伤寒论·辨太阳病脉证并治》说:"发汗过多,其人叉手自冒心,心下悸,欲得按者,桂枝甘草汤主之。"此乃发汗过多致心阳不足之心悸。"未持脉时,病人手叉自冒心……以重发汗,虚,故如此。"汗为心之液,得心阳之气而化成,若发汗过多,心阳随汗外泄而受损,则心无所主,致心悸。"脉浮数者,法当汗出而愈。若下之,身重心悸者,不可发汗,当自汗出乃解。所以然者,尺中脉微,此里虚,须表里实,津液自和,便自汗出愈。"

第三节　房颤病机五要素

目前中医学普遍认为心律失常的病机不外乎虚实两端,虚者为心之气血阴阳亏虚,心失所养;实者乃气郁、痰浊、水饮、瘀血阻滞,心脉不畅。此观点概括了中医对心律失常的普遍认识,而房颤作为常见心律失常之一,其病机总属本虚标实,但又有自身的病机特点。笔者在总结前人经验的基础上,结合自己多年临床实践,提出虚、风、热、瘀、痰是房颤的五大病机要素。在房颤的发生发展过程中,以上各病理要素之间常互为因果、协同为患,其致病常复杂多变,但同时又有其自身的规律可循,某一病理要素单元在房颤的某个病理环节往往发挥关键致病作用。现将房颤各病理要素的致病规律及特点介绍如下。

1. 气阴两虚是房颤发生的病理基础

房颤是以心房的电活动紊乱为前提,继而引发心室的节律异常和舒缩功能障碍,日久出现心脏结构异常,心脏舒缩功能进一步受损,两者相互影响,形成恶性循环,加重病情进展,最终导致心肌不可逆损伤的终末阶段。心脏结构和功能实质损害成为该病反复发作、缠绵难愈的病理根源。房颤病位在心,早期心用失常,逐渐心体损伤,日久体用俱损,心脏本体的结构和功能失常是疾病发生和进展的病理基础。然心脏结构和功能维持均依赖于心脏本脏生理功能活动的正常发挥。可以认为房颤是心脏生理功能紊乱,引发心房电活动异常,日久导致心脏功能失调和结构改变的一种病理状态。心脏的生理功能紊乱是起病之因,亦是受病之所,贯穿房颤的发生发展的全程。从心脏本脏的生理功能活动入手,阐释房颤的病机非常重要。

西医学和中医学均一致认为,心脏的泵血功能,即心主血脉是心脏最主要的生理功能。"心主一身之血脉"其含义是指心脏具有推动全身血液运行,并维持血液在脉管内循环不息,流注全身,周而复始,为机体脏腑经络新陈代谢提供物质基础。同时心脏本身维持正常有节律的搏动也依赖于心主血脉功能的正常发挥。正如《素问·六节藏象论》所说:"心者……其充在血脉。"心主血脉的内涵主要包括以下三个方面:心泵血、心生血和心主脉。以上任何环节的紊乱均可导致心跳速率和节律发生异常。"心泵血"功能主要是依赖心脏的规律收缩来完成的。而心脏之所以快速而又有规律的完成收缩活动与心气的推动和调控密切相关。心气属阳,主推动和固摄,心气充沛则能够激发心脏快而有规律的搏动,以维持每搏输出量和心搏稳定,如心气不足,则导致心搏无力和心搏过缓。另一方面,心气的调控和固摄作用,能够维持心脏的正常舒缩秩序,使心脏舒缩有度,防止心脏无效做功和心搏过快。

"心生血"功能是指水谷精微通过脾的传输作用,上输于心肺,在肺吐故纳新之后,又注于心脉化赤而变成新鲜血液。正如《侣山堂类辨》所说:"血乃中焦之汁,流溢于中以为精,奉心化赤为血"。《医碥》云:"血为心火所化,故经谓心生血,又云血属于心。"心生血功能的发挥依赖于心气的推动和心阳的温煦作用,尤以心气的充足为根本,心气是心阳的原动力,心气充沛,才能升发为心阳,完成兴奋心脏搏动,温煦血脉,实现静脉血向动脉血相互转化,从而维持机体各脏腑正常的新陈代谢活动。如心气不足,心阳升发乏源,导致心生血动力下降,一方面使新血不生,心血不足,心脏充盈不足,导致心脏泵血功能下降,出现心搏紊乱。另一方面旧血难除,瘀血内生,血脉不通,心脏泵血阻力增加,心脏做功效率下降,引发心搏紊乱。

"心主脉"的含义是指心脏能够推动血液在脉管中正常运行,调控脉管的舒缩,维持脉道通利的作用。血液在脉道中维持正常运行以心气的推动、心血的充盈和脉道的通利为基本条件。其中心气的推动,起主导作用。心气不足,血液推动无力,血流缓慢致瘀。气虚日久,心阳渐亏,温煦功能减退,脉管挛急,脉道不通,血液运行受阻而瘀。瘀血阻脉,心脏泵血阻力增加,瘀血内著,新血不生,心脏充盈乏源,一方面心脏过用,另一方面心体失养,日久导致心脏搏动异常,心体、心用俱损,导致病情进展。

综上,心脏的生理功能以心气为主导,心气充沛,则心脏搏动有力,脉管舒缩有度,血液才能在脉道中循环不息,流而不瘀,濡养各脏腑经络。"精化气、阴成形",心气是由心血所化,心之阴液是心血充养的主要来源,心阴不足,心血得不到及时充养,则心血产生不足。同时阴亏不能制阳,虚热内生,灼伤血液,则心血过耗。心之阴液是心气化生的重要原材料,心阴不足,心血失充,则心气化生乏源,心气渐亏,推动和固摄乏力,致心搏无力或紊乱。心血不充,阴不致阳,导致心搏过速,日久心体劳损,致心搏过缓。心阴是化生心气的物质基础,同时能够制约心气心阳过亢,是心主血脉功能正常发挥的重要补充。以上分析,我们可以总结出,心脏的生理功能与心气、心阴关系最为密切。

现阶段流行病学资料研究显示:房颤的发生与年龄明显相关,随着年龄增加,房颤的发病率呈明显增高趋势,<55 岁患病率约为 0.1%,而≥80 岁患者发病率可高达 9%,中老年人是房颤的易感人群。《素问·阴阳应象大论》云:"年四十,而阴气自半也,起居衰矣。"此年龄段人群的病理特点多为正气不足,阴津减少。再加上患病日久失治,耗气伤津,加重气阴损伤。心气亏虚,血脉推动无力,心阴不足,脉道不充,血行滞涩,均可导致瘀血内停,心脉不畅,导致心搏紊乱。临床上房颤发作时心脏不仅失去正常的节律,而且伴有脉率紊乱,以"心律绝对不齐、脉搏短绌、第一心音强弱不等"为突出特点。心气不足,固摄无力,心阴亏虚,阴不制阳,则出现心律绝对不齐。心气不足,推动无力,心阴不足,心脏充盈障碍,导致第一心音强弱不等。心气亏虚,心搏收缩无力,加之心阴不足,心血失充导致脉搏短绌。因此认为房颤的发生与心之气阴不足密切相关。气阴两虚是房颤发生的内在病理基础。

2. 因风而动是房颤发作的直接病机

临床上房颤致病多起病急、突发突止、发无定数,伴有心房肌的不自主颤动,心室率增快,脉搏增加,其发病以"急、变、动"为突出特点。这与中医风邪主动、善行而数变的致病特点相吻合。其次,风为阳邪,易袭阳位。心居在上焦,为阳中之太阳,属火,易受风邪侵袭。风邪入心,从阳化热,伤津耗液,心阴不足,阴不制阳,发作心悸。"风为百病之始、六淫外邪之首",房颤虽然致病因素复杂,但与风邪关系尤为密切,风邪是房颤发病的先导,常兼他邪合而为病,因风而动是房颤急性发作的直接病机。

风邪包括外风和内风,两者均可致悸。而外风致悸多因体虚心气不足,风邪乘虚入心所致。如隋朝巢元方《诸病源候论》载:"风惊悸者,而由体虚心气不足,心之府为风邪所乘,或恐惧忧迫,令心气虚。亦受于风邪,风邪搏于心,则惊不自安。惊不已,则悸动不安。"强调了心气不足,风邪乘心致悸。宋代《太平圣惠方》中载:"夫心虚则多惊,胆虚则多恐,此皆气血不实,腑脏虚伤,风邪所干,入于经络,心既不足,胆气衰微,故令神思恐怯而多惊悸也。"提出心胆气虚,风邪所犯而致惊悸发病,治疗上强调应用茯神丸、人参丸等养心安神之品。《圣济总录》中载:"风邪易乘,其证或心神惊悸,手足颤掉,筋脉拘急。凡此之类,皆因虚挟风所致,法宜补药中加以治风之剂。"阐述了风邪乘虚而侵心,治疗上强调应用补虚祛风之品。《素问·刺法论》说:"正气存内,邪不可干。"《素问·评热病论》指出:"邪之所凑,其气必虚。"因此,外风虽然是心悸发病的重要因素,但只有在心气不足的条件下才能致病。

临床上内风的产生非一日之变,往往是各种致病因素积久不去,导致机体阴阳消长失去平衡,日久导致阴不制阳,阳邪亢逆的一种病理状态。临床上内风致悸多与以下因素有关:①热极生风:多因情志不遂,气机郁结,肝郁化火,火助阳威,阳亢无制,肝风内动,上扰心神,致心悸怔忡,以心肝火旺之实热为主要证候。②阴虚生风：多因禀赋不足，或七七之年，肝肾渐衰，或平日操持烦劳，耗伤精血；或久病失治、误治，或久服温燥、渗利之品，耗伤阴津，肝肾阴虚，阴不制阳，肾水不足，君火上炎，肝阴不足，相火偏旺，君相火旺，虚热生风，扰动心神而致心悸，以肝肾阴液不足本，心肝虚热为标。③因痰生风：多因饮食不节，损伤脾胃，脾虚生痰，痰郁日久化热，痰热相合，热极生风，痰随风动，上扰心神，发作心悸。痰热互结是主要病理要素。④血瘀生风：多因久病从瘀，瘀血久伏络脉，心脉不畅，血不行则风动，心脉挛急而致悸，旧血不去，新血不生，心脉失于濡养，经脉挛急则虚风内动亦可致悸。血瘀和血虚往往同时存在。

3. 热扰心脉是导致房颤发病的关键因素

心为君火之脏，心主血。君火为阳，血为阴。在生理情况下，君火以温煦血液、血液以涵养君火，君火与血液，互根互用，相互协调，阴阳既济，心静则神安。如各种原因导致血液亏虚，不能涵养心火，导致心火偏盛，热扰心神，心神不安则悸动不已。心火独盛，进一步煎灼已虚之血液，血流黏滞，缓而成瘀，瘀阻经脉，心脉不畅，心失所养，加重心悸。《东垣试效方·烦躁发热门》曰："心中烦乱，怔忡，兀兀欲吐，胸中气乱而热，有如懊恼之状，皆膈上血中伏火蒸蒸而不安。"又曰："大抵烦躁者，皆心火为之，心者，君火也。火旺，则金烁水亏，惟火独存。"李东垣明确指出心悸的直接原因是心火偏盛，煎熬血液，神失涵养。

临床上房颤以促脉、数脉为特征，多伴有急躁易怒，五心烦热，口咽干燥，尿黄便干等一派阳热之象，符合热邪致病的规律。热为阳邪，其性炎上，心为君火，为阳中之太阳，通于夏气，火热同为一气，同气相求，君火最易遭受热邪上攻。热易生风动血，热侵血脉、血流加速，导致促脉或数脉。热易灼津耗液，致口燥咽干。阴伤日久，虚热内生致五心烦热。阴津损伤，心血生化乏源，心血不足，神失所养，则怵惕不安。热侵血脉、心神不安是房颤发病的关键因素。

临床上热邪致悸，有实有虚。实证多与肝胆火盛、阳明痰热有关：①肝胆火盛：多因七情所伤，肝失疏泄，肝胆气郁，郁久化热，肝胆之火循经上泛，心神被扰所致。多伴有胸胁胀痛，喜叹息，急躁易怒，口苦，舌红苔黄、脉弦数等表现。②阳明痰热：多因嗜食肥甘厚腻，烟酒辛辣之品，或有体虚劳倦、思虑太过，脾胃虚弱，痰湿内生，日久化热，痰热中阻，上攻于心，则心中悸动。多伴随胸闷如窒，口黏身重，大便黏滞，苔黄腻，脉滑数等表现。虚证多与心血不足、肾阴亏虚有关：①阴血不足，心火失制：多因素体脾胃虚弱，水谷精微不能上奉充养血液，心血不足，心火失制。多伴有胸闷气短、神疲乏力、失眠多梦、潮热盗汗、口渴，舌嫩红少津，脉细数等表现。②肾阴亏虚、心火失潜。心为君火，肾为相火，君相自安其位，命火秘藏，则心阳充足，心阳充盛，则相火亦旺。病理状态下，年老肾阴亏虚或久病伤阴，肾水不能上济心火，导致心火过亢，心神被扰，或五志过极化火，心火内炽，君火动则肾中相火亦随之，肾阴暗耗，内热扰心,心火助长又失于制约,心神不得安宁,发作心悸,以心烦少寐、五心烦热、腰酸耳鸣、头晕盗汗、舌干红少苔、脉细数为主要特征。

4. 瘀血内停是房颤发生的主要环节

血栓形成是房颤最突出的病理环节,其发生率高、危害最大,是导致脑卒中和血栓栓塞的主要危险因素。房颤发生时心房失去有效的收缩能力,血液在心房内运行缓慢,久而淤滞,形成血栓,这与中医的瘀血高度相似。瘀血内停是房颤的主要环节。房颤时瘀血的产生是诸多因素影响到心主血脉的功能,使心主血、心主脉的功能下降,导致心血瘀阻所致。心血瘀阻、心脉不畅或瘀阻新生、心血不足、心失所养,又进一步导致心搏紊乱,诱发或加重房颤。瘀血既是房颤发病的原因之一,亦是房颤必生的病理产物,进而又作为新的致病因素,进一步损伤心体,使疾病缠绵难愈。临床瘀血内生多见于以下几种情况:①气虚致瘀:多因年老正气渐亏,或久病大病,损伤正气,心气不足,血脉推动无力而成瘀,因房颤多见于中老年人群,且随着年龄增加,房颤发生率逐年增高,因此心气不足是房颤瘀血产生的最主要病机。②血热致瘀:多因情志所伤,五志过极化火,热侵心脉,热迫血行,对脉道冲击增加,日久致脉道损伤,同时热灼血脉,津液损伤,血液黏稠度增加,运行缓慢而成瘀。③血虚致瘀:多因过于思虑或体虚劳倦,导致脾胃虚弱,心血生化乏源,心血不足,心脉不充,血流缓慢而成瘀。④因痰致瘀:多因素体肥胖、过食肥甘厚腻、贪凉饮冷或缺乏运动,日久导致脾失健运,痰湿内生。痰湿阻脉,血脉运行受阻,心脉不畅而成瘀。⑤因寒致瘀:多因外感寒邪,寒侵经脉或内伤久病,阳气亏虚,经脉失于温煦,经脉挛急,脉道不利,血行不畅而致瘀。

5. 痰湿内伏是房颤反复发作的夙根

当前房颤的高血栓事件得到人们的普遍关注,抗凝治疗作为房颤最关键的治疗措施已经深入人心。然在抗凝药物积极应用的情况下,房颤的血栓栓塞事件得到了有效的预防,然而临床上不难发现抗凝治疗对转复房颤和维持窦性心律无效。在规律服用抗凝药物的情况之下,许多阵发性房颤或持续性房颤患者的疾病发作状态并没有得到改善,抗凝治疗虽然是预防血栓栓塞的并发症必不可少的措施,但从终止房颤发作,维持窦性心律的根治房颤的层面来讲,抗凝治疗对其作用不大。由此推理,血栓即瘀血是造成房颤血栓栓塞的直接原因,但有可能不是导致房颤反复发作的关键病理要素。

西医学认为心房重构是房颤持续存在的解剖基础,而心房的压力和容量负荷的变化则是房颤反复发作的直接病理表现。心房的压力主要来源于心房肌的室壁张力,室壁张力增加,则心房压力增高,心房过劳日久,则损伤心体,导致心房肥大。中医认为"脾主肌肉",脾气旺盛则心房肌舒缩有力有节。脾气亏虚,则心房肌舒缩乏力无节,脾虚生痰湿,痰湿内阻血脉,心房的容量负荷增加,超出心房的代偿能力,导致心房舒缩功能失调,发作房颤。如不能采取有效措施,阻断上述病理过程,疾病失治或误治,使痰浊内伏日久,则心体肿胀,心房肌肥大,室壁张力增加,心房压力随之增加,使心房舒缩失节,可导致房颤持续存在。上述房颤的压力和容量负荷的增加与痰湿之邪密切相关。另外,临床上房颤往往病程较长,反复发作,难以治愈,且愈后容易复发,病性顽固,这与中医痰湿之"湿性黏滞、缠绵难愈"致病特点相似。再次,房颤反复发作,日久可导致心功能受损,心阳亏虚,火不生土,脾阳不足,水湿运化功能失职,水湿停积于皮下或局部,常伴有水肿、胸腔积液、腹水等津液代谢失常的表现,水湿内停于心,心房容量和压力负荷增加,进一步导致房颤缠绵难愈,因此,痰湿内伏是房颤反复发作的宿根。

追溯古代文献,痰饮与心悸的密切关系在东汉张仲景《伤寒论》中早有论述。第67条曰:"伤寒若吐、若下后,心下逆满,气上冲胸,起则头眩,脉沉紧,发汗则动经,身为振振摇者,茯苓桂枝白术甘草汤主之。"第82条曰:"太阳病发汗,汗出不解,其人仍发热,心下悸,头眩,身瞤动,振振欲擗地者,真武汤主之。"第356条曰:"伤寒厥而心下悸,宜先治水,当服茯苓甘草汤,却治其厥;不尔,水渍入胃,必作利也。"指出了脾肾阳虚,水饮内停是导致心悸的重要原因,主张温化痰饮是其治疗大法。宋代成无己在《伤寒明理论》中认为"心悸之由,不越二种:一者气虚二者停饮也。"元代著名医家朱丹溪在《丹溪心法·惊悸怔忡》亦将心悸责之虚与痰,并认为痰浊作为心悸的主要病理因素,其产生主要与心、脾、胃有关。因"心为阳中之太阳",心阳能温煦脏腑经脉、化气利水以维持正常的水液代谢。若心气不足、心阳不振无力推动脾阳,则无法化气行水,使津液运行迟缓,从而聚痰成饮,心虚不能自护,水气凌心发作心悸。正如尤在泾《金匮要略心典》中所云"(心)阳痹之处,必有痰阻其间。"清代张锡纯在《医学衷中参西录》中明确指出了痰湿致心悸的发病机制,治疗强调补虚化痰。书中载:"思虑过度,脾虚生痰,痰饮停滞于心下,心属火,痰属水,火畏水刑,故其人多惊悸不寐。"认为"然痰饮停滞于心下者,多由思虑过度,其心脏气血,恒因思虑而有所伤"。治疗强调补虚泻实,标本兼治。清代吴澄在《不居集·不居上集》曰:"惊悸、健忘、怔忡、失志、心风、不寐,皆是痰涎沃心,以致心气不足,若凉心太过,则心火愈微,痰涎愈盛,惟以理痰顺气为第一义,宜导痰汤、温胆汤。"

目前临床上痰饮致悸多见于以下三种情况。①气郁生痰:多因情志不遂,肝气郁结,木郁克土,土虚生痰所致,治疗以理气化痰为首要治法。如肝郁日久化火,可少佐清热化痰之品,但不可过于寒凉,应遵循"病痰饮者,温药和之"的根本大法。②脾胃阳虚,水饮内停:多因素体脾胃虚弱或过食生冷,日久脾胃阳虚,水湿运化无力,痰湿内阻,上泛于心而致心悸,治疗以温脾化饮为法。③肾阳亏虚，水湿内停：多因年高肾亏，或疾病日久，肾阳亏虚，气化无权，水液不能及时排出体外，导致水湿泛滥，上凌于心，发为心悸。治疗以温肾利水为法。

综上笔者认为，房颤的病机总属本虚标实，以虚为本，风、热、痰、瘀病理要素为标，上述每一病理要素在房颤发生发展的特定病理环节发挥了关键作用。气阴两虚是房颤发病的内在基础。因风而动是其发作的直接病机。热扰心脉是发病的关键要素，瘀血内停是其主要环节，痰浊内伏是其反复发作的夙根。临床治疗中应虚实兼顾，同时应结合房颤发作的特点，分清各病理要素的权重，做到全面权衡而又要有所侧重，才能切中病机，方获良效。

第四节　房颤临床辨治思路析要

房颤是临床常见的心律失常之一，是导致心力衰竭和脑卒中的重要原因，严重危害人类健康。近年来，随着人口老龄化和生活方式改变，房颤发病率逐年上升，已成为 21 世纪新的心血管流行病，西医虽然在房颤的非药物治疗方面取得了长足进展，但仍面临手术成功率不高，术后易复发的不足。另外，作为房颤高发的老年人群和结构性心脏病患者大部分失去了手术的机会。与西医相比，中医药坚持整体调节、多靶点干预与个体化、精准化、动态化治疗相结合的原则，无论在房颤的预防、症状改善、提高转复率、延长窦性心律时间和防治并发症等方面均具有独特的优势。笔者从医 30 余载，运用中医药治疗了很多房颤急症、顽症和重症患者，临床疗效显著，患者的生活质量得到了显著提高。故不揣浅陋，现将笔者临床辨治房颤的粗浅体会，介绍如下。

1. 治病求本，首辨虚实，本虚尤重气阴

尊崇《黄帝内经》"邪之所凑，其气必虚""必因虚邪之风，与其身形，两虚相得，乃客其形"的理论，笔者非常重视机体内在因素在房颤发病和发展过程中的重要地位。目前研究已证实房颤的发生与年龄明显相关，中老年人群更为多见，75 岁以上老年人房颤的发病率可高达 10%。《素问·阴阳应象大论》云："年四十，而阴气自半，起居衰矣。"此年龄段人群的生理特点多为正气渐亏，阴津减少。心体阴而用阳，心气属阳，主动，心血属阴，主静，心气是心血运行的原动力，心血则是心气升发的物质基础，两者互根互用，相互制约，以平为期，共同维持心主血脉功能的正常发挥，使心搏如常，心神安宁。如心气亏虚，血脉推动无力，瘀血阻脉；心阴不足则脉道不充、血行滞涩，心脉不畅可导致心悸发作。因此，笔者认为房颤以虚为本，心之气阴不足是房颤发病的内在病理基础。临床上房颤发作时心房失去有效收缩，心室在舒张末期，失去心房泵的辅助，可使心搏量下降 25% 左右，患者常伴随头晕、心慌、乏力、气短、汗出等气阴不足的表现,且气阴不足的严重程度,与房颤发作的频率和持续时间明显相关,房颤反复发作和持续时间长的患者,心气心血耗伤更明显。在房颤发作初期,心脏代偿做功尚可以维持各脏腑经络形体的营养所需,如疾病日久,心气、心阴亏虚,气失固摄、阴虚失养,则进入心质肥大,心体失养的结构性心脏病阶段。此时不仅心气虚衰,常发生宗气下陷。对于结构性心脏病患者,尤其是瓣膜性房颤患者,宗气下陷是发病之本。临床上房颤病程冗长、反复发作、缠绵难愈,临床上虽多虚实夹杂之证,但总以虚证为本,因虚致实者为多。治疗上主张多采用补益之剂,脾胃为气血生化之源,尤重视脾胃功能。常用六君、归脾诸方以补益心脾。宗气下陷者多以补气升提为法,常用升陷汤、补中益气汤诸方。另外,房颤病久气虚及阳,心阳亏虚,且痰湿内伏加重心阳损伤,心阳不足,外不能布散于表,内不能主营血运行,营卫失调,防御功能下降,内外之邪乘虚相扇为病,衍生诸多变证。房颤后期并发心脏扩大、心衰、肾衰、脾胃功能紊乱均与心阳亏虚有关,温振心阳是截断病情的重要治法,常用苓桂术甘汤、茯苓四逆汤、真武汤等方以振奋心阳,化饮利水。综上,房颤发病以虚为本,初期多为心气虚、心血虚,后期以心阳虚为主,治疗应以补虚为本,兼顾祛邪之法,使正盛则邪退,则疾病向愈。

2. 邪实当权衡主次,因症分而治之

临床上房颤发病以突然发作,时发时止、发无定时,止无定律,愈后复发,病情多变的实证为突出特点,"邪气盛则实,精气夺则虚"。气阴两虚虽然是房颤发病的内在因素,而邪气扰心则是房颤发病的重要条件,邪实和正虚的相互交错,消长演化,导致房颤发病的多变性和复杂性,房颤急性发作和变证出现多以邪实为主。其中血栓形成是房颤的最主要并发症,血栓可归属于中医"瘀血"范畴。瘀血既是房颤的发病基础,又是房颤发展过程中的病理产物,同时作为新的致病因素损伤机体,衍生变证。瘀血内停是房颤发生、发展的重要环节,抗凝治疗是房颤的首要治疗措施。然临床上防栓治疗虽然有效降低了房颤的血栓栓塞事件,但仍不能控制房颤的复发,在房颤的转复、维持窦性节律及控制心室率方面抗凝治疗并无直接作用。因此除瘀血这一病理要素外,更有其他邪实的病理要素作为重要角色参与其中。基于多年的临证经验和对房颤病例数据库长期的证候规律研究,笔者认为"风、热、痰邪作祟"是导致房颤急性发作、反复发作、缠绵难愈的关键要素。因临床上房颤多起病急、突发突止、发无定数,伴有心房肌的不自主颤动,心室率增快,这与中医风邪主动、善行而数变的致病特点相吻合,房颤急性发作往往是因风而动。然内风的产生非一日之变,多源于阴津不足,或肝阳过亢,痰浊内郁,日久化热,郁热不得宣散透发,热极生风所致,风邪为标,郁热是本。热侵心脉是房颤发病的关键病理要素,因风而动是房颤发作的直接病机。其次房颤以病程较长、

缠绵难愈为突出特点,这与痰湿致病的特点相似,且现代人多饮食不节、过食肥甘厚腻生冷之品、缺乏运动,脾失健运,痰湿内生,痰湿中阻,上泛于心,导致心悸发作。痰湿停心日久,左房压力和容量负荷增加,日久导致左房扩大,痰湿内停,心脉不通,心体失养,导致心房重构、心房肌纤维化,构成房颤持续存在的解剖基础,因此笔者认为,痰浊内伏是导致房颤缠绵难愈和持续存在的凤根。除血瘀这一关键病理要素外,风、热、痰邪在房颤的发病和病程进展过程中亦发挥重要作用。风、热、痰、瘀表观上共同致病,微观层面,某一病理要素在房颤的特定环节中发挥关键作用。房颤急性发作多因风,反复发作多郁热,缠绵难愈多痰湿,瘀血贯穿始终。针对不同病机特点,笔者治疗上提出息风定悸缓其急,清热宁神定心脉、化痰软坚防复发,活血化瘀贯始终的祛邪大法。在具体临证时应根据房颤发作的特点和临床症状,分清各病理要素之间的主次关系,妥善兼顾又要有所侧重,根据邪实的不同,分别施以相应治法,才能真中病机,获得良效。

3. 病证结合,因人制宜,灵活施治

辨证论治是中医的精髓,以证为纲,立法组方是中医临证施治的总纲。临床上房颤病程冗长、症状复杂、兼证、变证为多,以寒热错杂、虚实夹杂之证多见,且同一个体在房颤不同的病理阶段亦可表现出不同的证候,相同的症状在不同的个体证候也可以多样化。房颤的证候复杂多变,临床辨证常无定法可循。但证候是病机之本,病机是证候的内在本质,明病机、识证候、处方才能有的放矢。针对房颤证候的复杂性,笔者主张房颤辨证论治要坚持"病机证候一体化,分型论治精准化,立法组方动态化"的原则,这样才能更符合真实世界下房颤的发病特点,从而获得疗效最大化。

房颤的辨证论治不仅可以体现病机的本质、更能灵活地反映房颤复杂多变的病理状态,实现个体化、精准化、动态化的治疗原则。然对于证本质的认识,临床医家很难统一认识,往往各持己见,治疗效果也参差不齐。辨病论治,是根据病因所固有的致病规律和发展趋势对疾病可能造成的一些共性影响,采取某些相同的治疗措施,往往有规律可循,这恰恰可以弥补辨证论治的复杂性和多变性。在房颤的治疗中,辨病论治尤为重要,不同病因导致的房颤往往有自身的证候规律可循,如高血压合并房颤多肝火、痰湿为患,治疗上多采用清肝泻火、清热化痰之法。二尖瓣狭窄合并房颤,往往伴有低心排和肺淤血,以宗气下陷、痰饮阻肺为常见证候。治疗多采用益气升陷、宣肺利水之法。肿瘤合并房颤,多因疾病日久,癌毒损伤正气,加上化疗药物对心脏的毒性作用,导致心气、心阳亏虚为本,痰湿瘀毒胶结为标。治疗当以益气温阳为主,祛湿攻毒散结、活血通络为辅。胃食管反流病合并房颤,多认为是情志不遂,肝气郁结,脾虚生痰,痰阻气逆所致,治疗以降气化痰为法。心衰合并房颤,多因

久病心气不足,日久心阳亏虚、水饮凌心,治疗多以温阳利水为法。除明辨病因外,房颤的治疗还应坚持因人制宜、分期治疗,辨兼夹证以灵活施治。如老老年房颤患者,抗凝治疗多不能耐受,往往以肾虚为本,痰瘀为辅,治疗以补肾化痰活血为法。另外房颤合并不同类型心律失常,其病机亦有规律可循,房颤合并快速性心律失常多为热证,缓慢性心律失常多阳虚,快慢综合征多心肝有余,脾肾不足,治疗当据证立法,依法定方。然临床上辨病不能脱离辨证。对患者表现出来的证候舌脉等应详加审查,以辨别风痰瘀热之主次,气血阴阳之盛衰。如快速房颤患者一般多热证,治疗多采用清热凉血之法,但也有少数确有畏寒肢冷、便溏、舌淡苔白者,为阳虚阴盛,阴盛格阳,虚阳外浮之象,治疗当予温阳潜纳之法。临床上只有做到辨证和辨病的有机结合,才能追本穷源,真中病机,求得最大疗效。

4. 善用角药、效专力宏,出奇制胜

临床上房颤发病急、病程冗长、反复发作、兼证和变证较多,正虚和邪实不断消长演化,后期多正虚邪恋,要早期截断和逆转病情的进展,明辨病机、识证候是本,病证结合是法,而遣方用药则是治疗的落脚点。针对房颤"急、顽、变"的发病特点,笔者临证遣方用药力求"稳、准、狠"。善用角药,效专力宏,出奇制胜。复方临床虽最为常用,但常需加减化裁后用之,而角药则是三味药组成的立体结构,作为最简单的配伍单位,可相互协同、又相互佐制,还可产生单味药物所不具备的新功用,即产生"1+1+1>3"的效应,其效专力宏、无坚不摧。角药虽不具备方剂的完整性,但在临床应用中更为灵活,用药更为简捷,疗效更为确切,有"看似用药,实为用方"之说。笔者根据房颤"虚、风、热、瘀、痰"的病机要点及正虚邪实的轻重不同,对角药的功能进行了分类分层归纳。根据功效不同将角药分为补虚、息风、清火、化痰、祛瘀、安神等六大类。次根据邪实轻重的属性不同对其进行分层,如根据瘀血的轻重不同,将活血化瘀角药分为四大类:更年期女性房颤患者多血虚血瘀,多使用养血和血角药(当归、白芍、川芎);中青年女性多气滞血瘀,多使用理气活血角药(丹参、甘松、佛手);老年永久性房颤血瘀重者多,多使用活血逐瘀角药(三七、乳香、没药);对结构性心脏病,瘀血重且有微循环障碍者,主张使用活血通络角药(全蝎、蜈蚣、血竭)。同时根据瘀血寒热属性不同,将其分为凉血活血角药(丹参、赤芍、郁金)和辛温活血角药(桃仁、红花、桂枝)。此种分类分层方法更能适应房颤临床复杂多变的病理特点。

其次,因临床上部分房颤发病急骤、瞬息万变、缠绵难愈,顽固不化,病程日久,病邪深伏于心包络及脉络,草木平常之药难以直达捣其巢穴,常需借助虫蚁类灵动之品引领至受邪之地。笔者临床善用风药、虫类药、金石类等辛温走窜、质重潜镇之品,直达病所,攻坚破积,化浊祛瘀,以力克房颤顽疾。如针对房颤发病急骤、促数脉明显者,常用风药僵蚕、蝉衣、地龙以息风止颤。房颤反复发作,伴心体肥大、顽痰内伏者,常用青礞石、浙贝母、僵蚕以化痰软坚散结。青礞石,为金石之品,性味咸平,入肺、心、肝胃经,为治疗实痰、老痰、顽痰之要药,质重性坠,味咸软坚,长于下气坠痰,且可平肝息风定惊,对于房颤急性发作、反复发作属心肝火旺、风痰上扰者可使用,伴大便秘结或不爽,苔厚腻,脉滑数有力者尤宜之。二尖瓣狭窄房颤患者,多外风乘虚入心,损害心瓣膜,心房门户缩小,血液瘀滞,瘀血偏重,伏风内潜,善用水蛭、地龙、全蝎、蜈蚣等活血通络之品,以搜风逐瘀。如叶天士谓:"病久则邪正混处其间,草木不能见效,当以虫蚁疏逐,以搜剔络中混处之邪。"

5. 未病先防、已病防变、病愈防复

治未病是中医的特色与优势,随着人口老龄化进程加快,房颤作为脑卒中和心衰的重要元凶,其发病率逐年增加,由此带来的医疗负担巨大,且治疗上仍面临治愈率低、复发率高的难题,因此积极开展房颤治未病的研究具有重要意义。笔者认为房颤治未病的内涵应包括以下三个方面。

①未病先防:房颤的发生并非一日一时之变,在房颤未发生前,机体往往产生相关的病理改变,常伴有房性心律失常前兆,如频发、多源性房性期前收缩(又称房性早搏),紊乱性房性心动过速等。存在高血压、左房结构异常、心脏瓣膜病、睡眠呼吸暂停低通气综合征、嗜酒、胃食管反流病等房颤的高危因素,且上述危险因素在中青年人群中高发,持续暴露于危险因素当中,房颤的发生概率会大大增加。因此在积极治疗原发病的同时,中医药早期适时介入,是预防房颤发病的重要举措。基于房颤病例数据库的长期随访研究,笔者提出房颤前期的概念,并归纳出房颤前期病机以肝气郁结、脾虚生痰,痰阻气逆为主,病位在心,与肝、肺、脾胃密切相关。前房颤阶段瘀血不是主要致病要素,病在气分,未入血分,以气郁湿阻为主,患者发病前多伴有呃逆、咳嗽、咽喉不适、鼻塞等气上冲的表现,痰阻气逆是直接病机,治疗以疏肝健脾,化痰降逆为法。

②已病防变:对已经发生房颤的患者,治疗重在减少或终止房颤发作、预防并发症的发生。血栓栓塞是房颤的主要并发症,西医抗凝治疗虽然普遍应用,但仍不能覆盖所有人群,对于≥80岁的老老年人群,抗凝治疗出血风险高,另外房颤合并高出血风险疾病如消化道溃疡、肿瘤、慢性肾衰、脑出血等疾病时,抗凝治疗受限,而中医药坚持整体治疗、纠正阴阳之盛衰,实现双向动态调节,不仅可以有效预防血栓,亦可减少出血风险,在平衡血栓和出血方面有独特的优势。其次结构性心脏病房颤患者,发生心衰的风险较高,心衰日久,心阳受损,母病及子,脾阳亏虚,水湿不化,久病及肾,肾阳不足,水湿泛滥,后期容易并发肾损伤、消化功能下降,严重者阴盛格阳,虚阳上浮则出现认知功能障碍,进入到肾衰竭、脾胃衰竭及认知衰竭阶段,面临药物肾毒性大、胃肠吸收

差、服药依从性差等棘手问题,进入到在此阶段,西医心衰的治疗药物临床使用受到一定限制。而中医药坚持病证结合,正邪兼顾,既能生发阳气、补益气血,又可祛瘀血、化浊毒、开心智,即使平淡之品,尤起顽疾沉疴。比如房颤后期心衰合并肾衰多心肾阳虚,善用真武汤温肾利水;心衰合并纳呆痞满,多心脾阳虚,善用黄芪桂枝五物汤;心衰合并肺部感染,多心肺阳虚,善用小青龙汤,心衰合并认知障碍,多阴盛格阳之证,善用参附龙牡救逆汤温阳潜镇。

③病愈防复:临床上房颤经药物、电复律、导管消融及外科手术转复为窦性心律之后,仍然面临复发率高的难题,然西医在维持窦性心律方面的治疗药物种类有限,胺碘酮长期服用肺毒性、甲状腺毒性高发。普罗帕酮(心律平)因抑制心功能,结构性心脏病房颤患者应用受限,且房颤经常与缓慢性心律失常并存,心动过缓亦限制了上述药物的使用。虽然西医在房颤转复方面措施较多,然在维持窦性心律、预防房颤复发方面仍面临诸多瓶颈。而中医药标本兼顾、双向调节,多靶点干预,可实现治疗的个体化、动态化和精准化,在延长窦性心律时间、预防房颤复发方面优势突出。如射频消融术后复发房颤,多发生于房颤病程长合并心房结构异常、心房肌发生纤维化的患者,其病机以虚为本,因久病致虚,且射频消融术后伤及心脏气血阴津,灼伤心肌局部致痰瘀加重,日久正气日渐亏虚,邪气日发嚣张,正不胜邪之时,恰是房颤复发之机,治疗强调补益气血为主,兼顾化痰散结、活血通络之法。芪珀生脉汤是笔者临床治疗持续性房颤、永久性房颤的经验方,主要由生黄芪、琥珀粉、太子参、五味子、麦冬、僵蚕、蝉蜕、炒枣仁、丹参等组成。方中重用生黄芪 30~60g 以鼓舞心气,补后天之本,益生化之源。生脉散滋阴养血。丹参入心补血凉血活血,清血分之虚热而安神。酸枣仁酸甘质厚,收耗散之心气,敛肝血而藏之,补养心肝以助眠。琥珀粉质重潜镇,活血化瘀、安神定志。风药蝉蜕、僵蚕,味辛,能散能升,宣散上焦郁热,化痰散结、息风止颤。该方以补心气、滋心阴为主,兼顾息风、活血、化痰、安神,使心气充沛、心血充盈则血脉鼓动有力,热清痰化血活,则脉道通利,脉清血净而神安。临床研究显示该方不仅能缓解房颤症状,减少房颤发作次数,且能提高转复为窦性心律的概率、延长窦性心律时间。基础研究显示其能显著延长心房肌动作电位时程及有效不应期,改善大鼠房颤持续时间,降低房颤大鼠死亡率,其机制可能与调控快速起搏细胞模型钙调控相关蛋白及 mRNA 的表达,降低快速起搏细胞内钙离子浓度有关。

房颤作为 21 世纪心血管流行病,给人们的健康带来巨大危害。虽然西医对房颤的病理机制认识不断深化,但治疗手段仍然有限,房颤的发生率、致残率、复发率仍居高不下。传统中医药坚持"整体观、系统观、发展观"的诊治理念,能够做到"病证法药"的高度统一,实现谨守病机,精准施治,更能无限接近房颤之真源,在房颤的预防、发生、发展、衍变和康复的各个环节当中均可尽其所长，大有作为。以上是笔者临床治疗房颤的心得体会，因精力有限，难能窥及全貌，但力求探究定律，问其异同，去繁就简，易学易用，希望能对后学者有所启发和裨益。

第五节　房颤治疗八法

房颤作为临床常见的心律失常，其病因复杂，病程冗长，治法多变，往往无定法可循，给初学者带来一定难度。笔者结合自己多年的临证体会，并通过对房颤病机要素和各病理要素自身的致病特点，以及相互间的作用分析，依托对房颤长期病例数据库的证候规律研究，认为房颤的治法虽名目繁多，但归纳起来主要有八类：即益气养阴固其本，清热宁神治其标，息风止痉缓其急，安神定志止惊悸，疏肝理气防发病，化痰软坚防复发，温振心阳截变证，活血化瘀贯始终。笔者在房颤门诊接触到许多疑难房颤的患者，据病 - 症 - 证的特点，准确灵活使用八法，疗效卓著，屡建奇功。现将房颤治疗八法经验分享如下，以飨同道。

1. 益气养阴固其本

房颤的发生与年龄明显相关，多见于中年以上人群。《黄帝内经》云："年四十，而阴气自半。"心气、心阴不足是房颤发生的内在病理基础，是房颤发病之根源。另外房颤多继发于其他疾病，久病耗伤气阴，或久服温燥渗利之药，损伤气血阴津，往往因实致虚，气阴两虚的产生既源于自身正气亏损，又可继发于疾病或药物损伤，为房颤临床最常见的证候，益气养阴是笔者临床治疗房颤最常用的治法。多适用于中老年人群房颤、永久性房颤、结构性心脏病房颤等患者，临床以心气不足为突出表现，兼有阴伤者，可见心悸、胸闷、气短、神疲头晕、乏力懒言，自汗、舌淡苔薄白，脉细弱等症。常用药物：生黄芪、党参、太子参、西洋参、麦冬、五味子等。

2. 清热宁神治其标

房颤之症状明显者，多伴有脉率、心率增快的促数脉为表现，促脉多因火为病，热邪是房颤发生的关键病理要素。热侵血脉，心神扰动是房颤急性发作的关键病机。治疗当清热宁神为要。该法多适用于房颤急性发作伴有快速心室率或心悸症状突出，阴阳失衡以阳偏亢证候明显者，临床以心悸、心烦、口干口苦，五心烦热、面红目赤、失眠多梦，大便干结、小便黄赤，舌红苔黄，脉数为主症。

临床上热邪致病分实热和虚热两大类，实热多与心火、肝火、肺火、胃火、痰火相关。虚热多与阴虚生内热有关。笔者临床常用的清肝火药物有桑白皮、地骨皮、夏枯草、黄芩、牡丹皮、羚羊角粉等；清心火常用黄连、炒栀子、郁金、连翘、生地黄等。清肺火常用有桑白皮、地骨皮、射干、黄芩等。清痰火常用瓜蒌、胆南星、僵蚕、浙贝母、青礞石等;清胃火常用知母、生石膏、蒲公英、黄连、苦参等。常用的清虚热药物主要有两类,心阴不足为主兼虚热者,常用北沙参、玄参、麦冬、生地黄、白芍、百合。热伏阴分,虚热症状突出,兼阴分不足者,常用青蒿、地骨皮、鳖甲、知母等。

3. 息风止痉缓其急

风邪内扰是房颤发生的重要病理环节。临床上房颤发病多起病急、突发突止、发无定数,伴有心房肌的不自主颤动,心室率增快,这与中医风邪主动、善行而数变的致病特点相吻合。该法多适用于顽症、重疾和反复发作的各种伴有快速心室率的房颤。

风邪多与痰热、血虚、阴虚相关。治疗当以息风止痉为治法。滋阴养血,息风定悸常用甘寒、咸寒及血肉有情之品,如龟板、鳖甲、阿胶、麦冬、生地黄、白芍、五味子、酸枣仁、柏子仁等。镇肝潜阳,息风定悸常用天麻、钩藤、生龙骨、生牡蛎、珍珠母、石决明等。清热化痰、息风定悸常用僵蚕、青礞石、胆南星、竹茹、浙贝母等。搜风通络常用全蝎、蜈蚣、地龙等。

4. 安神定志止惊悸

心神不宁是房颤发生的最终环节。临床上常伴有心烦、心悸、焦虑、不寐等心神不宁的表现。该法多适用于各种房颤发作。治疗时要重视心神共调,安神定惊为必用之法。多以养心安神、清心安神、镇心安神为治则。养心安神常用酸枣仁、柏子仁、灵芝、龙眼肉、合欢皮、夜交藤、远志、五味子等。清心安神常用黄连、莲子心、炒栀子、丹参、郁金等。镇心安神常用生龙骨、生牡蛎、珍珠母、琥珀粉等。

5. 疏肝理气防发病

肝郁气滞是房颤反复发作的重要因素。多数房颤患者发病早期无明显症状,到医院检查多无器质性心脏病,异常检查主要是频发房性期前收缩(又称房性早搏,简称房早)或室性期前收缩(又称室性早搏,简称室早),这部分患者多伴有胃部不适或咽部不适,考虑为气滞所致,此气滞病多属脾胃气滞与肝气郁结相关。临床上不管是阵发性房颤还是持续性房颤患者,防止发病、控制复发、康复治疗等都是治疗房颤的关键环节。该法多适用于各种房颤的发病、复发和康复过程。治疗以疏肝理气为必要手段。疏肝理气常用柴胡、枳壳、佛手、香附、川芎、合欢皮、代代花、玫瑰花等。疏肝利胆常用龙胆、川楝子、柴胡、竹茹、枳实。清肝泻肺常用桑白皮、地骨皮、夏枯草、钩藤、羚羊角粉等。

6. 化痰软坚防复发

痰浊胶结是房颤复发的重要病理环节。临床上房颤患者反复发作,多与心房结构重构有关,导致房颤不易纠正且更容易复发。临床中房颤患者后期多有心脏结构的改变,中医讲脾主肌肉,心肌组织为脾气充养所生,脾健则心肌结构正常,心脏功能正常工作,然对于伴有心脏结构改变的房颤患者,多因脾失健运,痰浊内生,阻滞于心,心脉不畅,出现房颤,最终导致房颤的反复发作和持续存在。该法多适用于各种房颤发生的最终环节。

治疗以化痰软坚为治疗突破点。清热化痰常用黄连、法半夏、胆南星、全瓜蒌、竹茹、浙贝母、桑白皮、葶苈子等。理气化痰常用柴胡、甘松、佛手、枳实、法半夏、陈皮、厚朴、砂仁等。健脾化痰常用生黄芪、党参、白术、苍术、山药、芡实、薏苡仁等。活血化痰常用延胡索、丹参、鸡血藤、全蝎等。化痰散结常用青礞石、僵蚕、浙贝母、生龙骨、牡蛎等。温阳化痰常用桂枝、茯苓、干姜、豆蔻、草果、附子、淫羊藿、巴戟天等。

7. 温振心阳截变证

心阳不振是房颤变证的核心病机。临床上房颤患者后期多出现阳气亏损,出现心衰、肾衰、休克等表现,在伴有心阳不振的同时,还伴有肾阳、脾阳等的不足,且有神志的异常。该法多适用于各种房颤的疾病晚期。治疗以温振心阳截变证为当务之急。温振心阳常用人参、黄芪、桂枝、附子、麻黄、细辛等。温补脾肾常用附子、肉桂、干姜、巴戟天、仙灵脾、葫芦巴、肉豆蔻、吴茱萸、补骨脂等。

8. 活血化瘀贯始终

瘀血内阻是房颤发生的重要因素。临床上血栓栓塞是房颤的主要并发症之一,特别是对于房颤持续时间长、反复发作的患者,瘀血既是房颤的发病基础,又是疾病发展过程中的病理产物。该法多适用于各种房颤的疾病发生发展过程。

活血化瘀法贯穿房颤治疗的始终。临床常根据瘀血的程度不同选择相应强度的活血化瘀药。对于血瘀轻症常选用养血活血之品,如当归、川芎、丹参、赤芍、郁金、牡丹皮、生地黄等。血瘀较重者常选用活血化瘀之品,如桃仁、红花、三七粉、莪术、乳香、没药等;血瘀重症,常选用破血散结之品,如土鳖虫、水蛭、全蝎、蜈蚣等。凉血清热,平脉止悸常用丹参、牡丹皮、赤芍、生地黄等。

第六节 房颤角药运用心法

角药是在中医理论指导下,基于药物的性味归经功效,针对病证特点,将3味药组合应用的一种药物配伍方法,以相辅相成或相反相成形式组合,达到协同增效或平衡增效的目的,可以独立成方或作为方剂的主要或次要部分,联合应用。临床上房颤致病因素复杂、症状纷繁、病程冗长,多以虚实转化、寒热并存的状态存在,往往涉及多个病机要素,治疗必须削株掘根,全面兼顾。角药的配伍呈三足鼎立之势,不仅效专力宏,协同增效,且可以兼顾多个病机,多因并治,更接近房颤病机复杂的特点,更切合临床实际所需,在房颤的治疗中优势较为突出。

在经方再认识基础上,结合长期临床经验积累和房颤病例数据库研究,笔者对房颤的临床常用角药进行了总结和归纳,针对房颤的不同病机,将角药按照功效不同分为清火、理气、化痰、活血、补虚、息风、安神七大类,以期为房颤的临证和基础研究提供参考。

一、清火类

1. 桑白皮、地骨皮、夏枯草

房颤急性发作常因火而动,诸火之中又以肝火最为常见。肝火亢逆无制,苦寒清之不已,当制肝为主。火因气有余,降气即降火。肺主一身之气,肺气降则周身之气皆降,金令下行则木火自灭,此乃清金制木之法。桑白皮,其辛寒之性,入肺经,善清肺经气分之热,其根者入土最深,质降,能泻肺气之有余,其味甘,益元气之不足,防止火盛气衰。地骨皮甘淡性寒,主入肺经,偏走血分,善清肺中之伏火;入肝肾,凉血养阴以退阴分之虚热,其性凉而不峻。夏枯草,寒降之力,清泻肝火导热于下,苦辛之性,轻清上浮,宣透久郁之肝热于上。三药配伍苦辛清散,苦降其逆,辛散其郁,寒清其火,凉而不伐,功善清金以制木,乃肝肺同治之法。

临床常用于治疗房颤合并快速心室率,高血压、眩晕、甲状腺功能亢进(简称甲亢)、呛咳等肝火炽盛或肝火犯肺证,然非实热,不可轻投。常用量为桑白皮 30g、地骨皮 30g、夏枯草 15g。

2. 桑白皮、玄参、桔梗

房颤急性发作时部分患者表现为咽干、咽痒、咳嗽、咽喉不适等肺气上逆症状,气有余便是火,火盛则伤阴,营血、津液灼伤则见咽干、咽痒等肺阴不足之症。治疗在泻肺火同时,应照顾到阴虚的一面。桑白皮,寒泻肺经气分之火,苦降肺气之逆,味甘,能益肺阴之不足。玄参,甘苦而寒,质润多液,入肺经能养阴降火以润肺,兼清利咽喉,消肿止痛,为利咽之圣品。其色黑入肾,又能启肾水上潮于天,使金水相生。桔梗,辛而不燥,苦而不峻,质轻升浮,开宣肺气之郁,开胸膈气滞,祛痰排脓,利咽开音,治咽痛如神。因其性平,与桑白皮、玄参性凉之品配伍,则能清泻肺中郁火。三药配伍,清肺火、养肺阴、宣肺气于一体,功擅清肺养阴以制火。

临床常用于房颤前期、房颤合并支气管炎、咽喉炎、鼻炎、肺源性心脏病(简称肺心病)合并房颤等表现为肺火上逆、肺阴不足证候者。常用量为桑白皮 30g、玄参 15g、桔梗 12g。

3. 炒栀子、郁金、淡豆豉

阵发性房颤往往是诸火上攻于心,导致心火上炎或君火自旺,热侵血脉,心神不宁的结果,大抵皆心火为病,清心凉血宁神是终止房颤发作的重要治法。栀子,色赤入心,苦寒能降能清,善泻心经之烦热而除烦郁。炒黑则入血分,善清血脉之伏热,出于气分则清气分之热。郁金,辛而能升,入气分能行气解郁,走血分又可凉血散瘀宁神。其味苦主降,降肝胆心火之逆,寒能清泄,泻君相之火炎。炒栀子、郁金为气血两清之药,可协同清解血分之燥热,又为血中之气药,善解气分之郁,使凉血而不留瘀。淡豆豉,炮制后味辛,性微温,既能发散表邪于外,又能解气郁清热除烦于内,善清虚烦,偏走气分,使血分之热透达气分而解。三药配伍,寒温并用,升降相依,气血兼顾,功擅清心火、凉血脉,开气郁,使火邪从上下通利,从气血彻解,血脉清净,则脉乱自已。

临床常用于阵发性房颤、甲亢合并房颤、高血压合并房颤、房颤伴快速心律失常等表现为心火炽盛证候者。常用量为炒栀子 8g、郁金 12g、淡豆豉 12g。

4. 生地黄、牡丹皮、地骨皮

生地黄,味甘苦,性寒,归心、肝、肾经,专入血分,功善清热凉血、活血散瘀、养阴生津。牡丹皮,味苦辛,性寒,入心、肝、肾经,偏走血分,最善泻少阴、厥阴血分之火,凉血以散瘀,其味辛能散,又能透发血中伏热。地骨皮甘寒清降,走气分则清肺降火,入血分则凉肝血,滋肾水,既泻肝胆血分之实热,又退阴分骨间之虚热。三药合用,主入血分,清热凉血、活血散瘀,清热而不伤阴,凉血而不留瘀,为清解血分热毒之必选角药。

临床常用于治疗甲亢合并房颤、高血压合并房颤、病毒性心肌炎合并房颤、感染性心内膜炎合并房颤表现为血分热炽证候者。常用量为生地黄 30g、牡丹皮 10g、地骨皮 30g。

5. 青蒿、地骨皮、穿山龙

青蒿,味苦、辛,性寒。入肝胆经,得春升之令最早,故阴中有阳,降中有升,入肝胆血分,善除骨节、阴分之邪热,有退伏邪、清虚热、除骨蒸、凉血养阴之功,其味芳香发散,又有透邪解表之功。独宜于邪恋阴分不退,血虚有热之人。地骨皮,甘淡而寒,走气分清降肺中伏火,入血分则退肝、肾之虚热,凉血兼滋肝肾之阴液。二药均既走表又走里,而青蒿偏于表,芳香透散之力佳,地骨皮偏入里,苦寒清降之力强。二药为伍,相须为用,清透虚热之力增,且清热而不伤阴,善消表里内外一切浮游之火。余热弥久,炼液为痰,痰因火酌而成,流窜经络,顽痰胶固难化,络中之痰,不能随火退而去,痰阻经络而生瘀,痰瘀胶结不化,助长无形之邪热。穿山龙,性温,味甘、苦,归肝、肾、肺经,其性善走窜,入肺走表则祛风胜湿、化痰止咳平喘,助青蒿、地骨清热透表之力;入肝肾则能深入脏腑、经络,骨髓以搜剔顽痰、通行经络,使有形之痰瘀荡然无存,无形之热无所依,则邪火自退。三药合用,内外兼顾、气血同调,清脏腑之虚热、通经络之顽痰死血。

临床常用于治疗风湿性心脏病合并房颤、瓣膜性心脏病合并房颤、病毒性心肌炎合并房颤表现为外邪侵袭,正气已虚、邪热留恋阴分、痰瘀阻滞经络之证候者。常用量为青蒿 15g、地骨皮 30g、穿山龙 30g。

二、理气类

1. 柴胡、枳壳、白芍

肝气郁结往往是房颤前期和房颤发病的源头,疏肝理气能减少房颤发病、促进房颤的康复。柴胡苦辛微寒,善入肝经,禀少阳生发之气,性升散宣泄,顺肝之气,行肝之用,肝气不疏者,此能疏之,胆火炽盛者,此能散之。枳壳降胃气、下浊气。柴胡、枳壳配伍,一升一降,使少阳清气从左升,阳明浊气自右降,畅达三焦气机,使气行则津血亦行。白芍味酸性敛,养阴柔肝,助肝之用,敛肝之散。三药配伍,升降相配,补敛相合,养肝之体,顺肝之用,共奏调畅气机之功。

临床常用于治疗房颤前期或孤立性房颤、胃食管反流病合并房颤等表现为肝气郁滞证候者。常用量为柴胡 10g、枳壳 12g、白芍 12g。

2. 陈皮、厚朴、砂仁

陈皮,辛苦性温,入脾、肺经,其性温和而不燥烈,苦而能泻能燥,辛而能散,温而能和,其治百病,总取其理气和胃、燥湿健脾之功。厚朴,辛苦温,辛以行气,苦能降气、温能燥湿,善行胃肠中气滞而燥脾家湿郁。砂仁,辛温,入脾、胃、肾经,其气味芬芳,辛散温通,其化湿醒脾,行气温中之效均佳,古人曰其:"为醒脾调胃要药",对于寒湿气滞最为适宜。三药配伍,相互为用,其效益彰,功主温中行气以化湿,使气行则湿运,中阳复则湿化,为治疗脾胃湿阻气滞之良药。

临床常用于治疗阵发性房颤、冠心病合并房颤、心力衰竭合并房颤、胃食管反流病合并房颤等兼湿滞脾胃证候者。常用量为陈皮 9g、厚朴 12g、砂仁 6g。

三、活血类

1. 佛手、甘松、丹参

佛手,味甘,性温,主入肝、胃二经,专行肝、胃之气滞,理气舒郁而化痰,其性平和,无劫阴之弊,凡是肝胃气滞无论寒热虚实均可使用。甘松,味甘温,足太阴、阳明之药也,专行脾胃之气结,止心腹疼痛,气味芳香,性善走窜而开窍,醒脾解郁安神,避秽浊之气,现代药理证实甘松有抗心律失常作用。二药配伍专入气分,善行肝胃气滞,健脾又醒脾,使痰湿得运得化。丹参,味苦,性微寒,色赤入心,专走血分,能活血化瘀,祛瘀生新,凉血安神。一味药兼活血、养血、清热、安神四重功效。三药配伍,燥润相济,气血并治,使气行则血行,血行则气通。功在理气以行血,兼能化痰安神。

临床常用于冠心病合并房颤、中青年房颤、房颤前期之肝胃气滞兼血瘀证候者。常用量为丹参15g、佛手12g、甘松12g。

2. 丹参、赤芍、郁金

房颤伴有促脉、数脉表现者,多因热侵血脉、热迫血行,血流加速而致,血分有热,日久热酌阴血,血流缓慢而成瘀。往往因热致虚,因虚致瘀,呈现血热、血虚、血瘀并存的病理状态。赤芍,味苦,性微寒,入肝经,善于清热凉血、活血散瘀。丹参,心经专药,入血分,功善养血以活血,祛瘀生新,性微寒,凉血以安神。赤芍散而不补,丹参补而不泻。二药配伍,一散一补,凉血活血而不伤血,养血补虚而不助热,对血热致血虚血瘀者尤为适宜。郁金,辛苦寒,为血分之气药,辛善行血分之气滞、理气活血而止痛,性寒能凉血散瘀,清心宁神,增强赤芍、丹参凉血活血之力。三药配伍,能速清血分之热邪,凉血散血而不留瘀,使热去则血脉清净,瘀化则脉管通利,气血畅达则心神自安。

临床常用于房颤合并快速心室率、甲亢合并房颤、高血压合并房颤表现为血热血瘀证候者。常用量为丹参15g、赤芍15g、郁金12g。

3. 延胡索、瓜蒌、丹参

房颤多本虚标实之患,急性发作期以标实为主,气滞、痰阻、血瘀作为标实的关键病理要素,三者互结为患,互为因果、相互促进,导致房颤缠绵难愈。治疗上主张治气、治血、治痰并行,方可切断房颤传变进展之源。但治郁结者,必先理气,气郁为诸郁之起源,使气行则郁行。延胡索,辛苦而温,入心、肝、脾经,既入气分,又入血分,善行血中之气滞,气中之血滞,为理气止痛、活血散瘀第一要药,使气行则血行,气顺则痰消。现代药理证实该药有抗心律失常作用。瓜蒌,味甘,性凉,最善开胸中痰热,消痞散结,质润能滑燥痰,生津液,善通大便,化痰清热而不伤津。丹参,味苦色赤,专入心与包络,善祛瘀血,生新血,除烦热而安神定志,功兼四物,专治心经血虚血瘀之候。三药伍用,相互协同,延胡索开气郁,瓜蒌开痰郁,丹参调血瘀,气血痰通治。

临床常用于冠心病合并房颤、孤立性房颤、甲亢合并房颤等表现为气滞血瘀痰阻,有化热倾向者。常用量为延胡索12g、瓜蒌30g、丹参15g。

四、化痰利湿类

1. 黄连、瓜蒌、浙贝母

该角药配伍源于《伤寒论》小陷胸汤,由半夏、瓜蒌、黄连组成,主治痰热互结之小结胸病。因虑半夏温燥通利之品,不利于热邪速解,兼伤阴之弊,故减之,易为浙贝母。现代人贪凉饮冷、嗜食肥甘,以车代步,缺乏锻炼,易患痰湿之体,恰逢精神紧张、忧思郁虑,气郁化热,痰热相合,痰因火升,火因痰伏,痰热扰心则心悸不止,缠绵难愈。黄连,苦寒泻火,能直折上中二焦上炎之火势,清心以除烦,使热清则痰降。瓜蒌,甘寒质润,入肺、胃、大肠经,上可清肺胃之热以化痰,下润大肠之燥而通便,中能宽胸下气以散结。浙贝母,苦寒,入肺、心经,苦泄寒润,长于清热化痰、开郁行滞,消肿散结。一药兼"清火、化痰、开郁、散结"之功,尤善化浊痰、破顽痰、润燥痰。三药配伍,相互为用,长于清热化痰、宽胸降气、开痞散结,通治中焦痰热之患。

临床常用于阵发性房颤、阻塞型睡眠呼吸暂停低通气综合征(obstructive sleep apnea hypopnea syndrome,OSAHS)合并房颤、胃食管反流病合并房颤、肺心病合并房颤、冠心病合并房颤、高血压合并房颤等痰热中阻证候者。常用量为黄连 6g、瓜蒌 30g、浙贝母 15g。

2. 苍术、桑白皮、薏苡仁

临床上房颤病程冗长,缠绵难愈,与痰湿密切相关。痰湿为病、变化多端,随气机升降无处不到,弥漫三焦。治疗上通利三焦,方可捣巢捣穴。然痰湿之邪虽盛于三焦,其始未尝不从脾胃而起,治法必不忘其本。故用苍术,辛苦而温,直达中州,为燥湿强脾之要药,脾土旺,运化有权则湿难自生。湿气鸱张,弥漫上下,又单非治中可愈,故用桑白皮,辛甘微寒,专入肺经,辛能宣肺、寒能清肺、肃降肺气,肺气得宣,水湿可从表而发,肺气清肃,则水自下趋,从小便分消。薏苡仁,味甘、淡,性微寒,入脾、胃、肺、大肠经,《长沙药解》赞其曰:"精液浓厚,化气最清,气禀清肃,化水最捷。""薏苡一物而三善备焉,上以清气以利水,下以利水而燥土,中以燥土而清气"。一药而有三焦同治、抑阴扶阳之功,长于清肺热、除脾湿、利水窍而泻湿浊,擅去浊还清之能。三药合用,能宣、能燥、能化、能利,宣上、畅中、渗下相合,畅达气机、寓通于补,最能治湿,对湿从热化者尤为适宜。

临床常用于治疗孤立性房颤、肺心病合并房颤、睡眠呼吸暂停合并房颤、快速房颤表现为湿热壅盛证候者。常用量为桑白皮 30g、苍术 15g、薏苡仁 30g。

3. 黄芪、白术、茯苓

黄芪,甘温,善补脾胃之虚而助阳,脾健则水湿运化有权,精血生化有源。脾虚则湿盛,白术甘苦性温,善健脾益气,燥湿利水。茯苓,淡渗性平,能泻心下之水饮以除惊悸,其性纯良,泻中有补,补益脾肺之气,又能敛心神之浮越以安魂定魄。三药合用,补泻兼施,使邪去则补药得力,无偏盛之害,共奏补脾气、泻湿浊、安心神之功。

临床常用于治疗肺心病合并房颤、睡眠呼吸暂停合并房颤等表现为脾虚湿盛证候者。常用量为生黄芪 30g、炒白术 15g、茯苓 15g。

4. 黄芪、桑白皮、葶苈子

水肿是房颤导致心力衰竭的典型症状之一，病机总属本虚标实之证，以心气、心阳不足为本，水饮瘀血为标。其病位在心、但与肺脾功能失调密切相关。肺为水之上源，肺热则失其下降之令，致水溢高原，淫于皮肤而为水肿。心阳不足，火不生土，脾土衰败，转输之官失职，水湿泛滥，或发于内为胀，或溢于外，为肿。治疗当以实脾为先，土旺自可制水。黄芪，甘温之品，其性升发，既能大补脾胃之气，又能升发脾阳，振奋中焦枢纽之能，令上中下之水湿得以分消，功善培土以制水，为治水之本也。桑白皮，甘寒，入肺经，以皮能达表，功善清肺化痰、宣发肺气于上，开水之上源，即启上闸。葶苈子，味苦辛，性大寒，入肺、膀胱经，性猛沉降之品，长于泻肺平喘，利水消肿，通利二便，使肺气清肃，则水自下趋，从二便而解，即开支河之法。三药配伍，宣上、补中、渗下相结合，补泻兼施，使水邪从三焦得以尽解。

临床常用于治疗各种类型房颤发生心力衰竭者。临床常用量为生黄芪30g、桑白皮 30g、葶苈子 30g。

5. 桂枝、茯苓、白术

桂枝、茯苓、白术配伍使用，出自《伤寒论》茯苓桂枝白术甘草汤。该方用于治疗痰饮病，症见胸胁支满、心悸目眩，或短气而咳者。桂枝，味辛，性甘温，辛而能散，甘温能补，最擅起心阳之萎靡，通血脉之凝涩，降浊阴之冲逆，辛温而能达木郁，使胸阳得振，气机舒展则阴霾水饮自散。茯苓，甘淡渗利，培土而制水，导水从小便而出。白术，苦温，健脾而燥湿，其味甘，汁液醇厚，能健脾养胃，而生津液，与桂枝、茯苓相配，使湿去而津液不伤，白术性颇壅滞，辅之以桂枝、茯苓疏利之品则补而不滞，令其旋补而旋行，此至妙之法也。三药参合，相互为用，其效益彰，温振心阳、化饮降逆之功显著。

临床常用于治疗心力衰竭合并房颤、肺心病合并房颤、瓣膜性房颤、心肌病合并房颤、老老年房颤表现为心阳不振，水饮上冲之证。常用量为桂枝12g、茯苓30g、炒白术15g。

五、补虚类

1. 独活、附子、细辛

该角药配伍是在《伤寒论》麻黄附子细辛汤基础上，减麻黄，易独活而成，原方主治少阴阳虚感寒之反发热、脉沉者，为表里俱寒之证。房颤之心动过缓病位虽在心，但根源在肾，肾阳虚而不能鼓舞心阳，导致心阳不振，气血水运行受阻，水饮瘀血阴邪阻滞，心脉不通则脉缓结代。治疗当以温阳散寒、化饮通脉为法。附子，大辛大热，助少阴之阳以散寒凝，具有温阳散寒、回阳救逆之功，最善解里寒。细辛，温燥通利之品，驱水饮、逐寒湿、通经脉、降冲逆，最善祛有形之阴邪阻滞。因考虑麻黄性升散,有激动水饮上冲之嫌,其发泄之力强,有伤阴血之憋,故减之。改为独活,其气味淡薄,性亦和缓,主入足少阴肾经,善祛风湿,鼓舞肾阳以助心阳。兼制附子、细辛辛温燥烈走窜之性,防止升散太过,使之补而不散。三药配伍功主温补心肾阳气、通阴邪之凝滞,使心阳鼓动有力、心脉畅通则脉复。

临床常用于治疗房颤合并心动过缓表现为心肾阳虚证者。常用量为独活6g、附子9g、细辛3g。

2. 桂枝、甘草、生龙骨

桂枝、甘草、龙骨配伍出自《伤寒论》桂枝甘草龙骨牡蛎汤,该方具有温补心阳、安神定悸之功,主治心阳虚之心悸怔忡之病。因生牡蛎咸寒通利之品,恐碍心阳生长,故减之。取桂枝,辛甘温,入心、肺、膀胱经,善振奋心阳、通利血脉。炙甘草,味甘,气平,性缓,入脾、胃经,善培补中州以补心气,养心阴,兼调和药性。桂枝、甘草二药配伍,辛甘化阳,能温补心阳,阳旺则气血运行有力,心脉畅通无阻。辅以龙骨重镇安神,收敛固涩,善于镇潜浮越之心神,敛神魂而止惊悸。三药配伍,补敛结合、升降相因,使心阳得补,而不至于过亢,心神得潜,而不至于过抑,共奏补心阳、通血脉、止烦惊之功。

临床常用于治疗老老年房颤、永久性房颤、心力衰竭合并房颤、冠心病合并房颤等属心阳亏虚证,以惊悸、烦躁、汗出为突出表现者。常用量为桂枝12g、炙甘草12g、生龙骨30g。

3. 黄芪、肉桂、炙甘草

黄芪、肉桂、炙甘草角药配伍是在保元汤基础上,去刚燥之人参而成。黄芪,味甘,性微温,归脾肺两经,大补脾肺之元气,宗气旺则心气充沛、心血充足。配伍少量肉桂,其意在取温肾助阳,鼓舞气血生成、推动气血运行,取阳生阴长之效。炙甘草,味甘,性平,补气和中,助黄芪益气,又调和诸药。诸药合用,共奏补益心气,健脾益肺,温肾助阳之功,能治元气虚损诸证,故名"保元"。

临床常用于治疗永久性房颤、老老年房颤、心肌病合并房颤、肺心病合并房颤、瓣膜性心脏病合并房颤表现为心气亏虚证候者。常用量为生黄芪30g、肉桂3g、炙甘草9g。

4. 北沙参、玄参、丹参

北沙参,味甘,微苦,微寒,归肺、胃经,养阴清肺,益胃生津。《本草从新》谓其"专补肺阴,清肺火,治久咳肺痿"。玄参,甘、苦、咸,性寒,归肺、胃、肾经。质润多液,色黑入肾。功善滋肾水以降火,并凉血解毒、利咽止渴。丹参,色赤入心,功善活血养血,凉血清心,除烦安神。三药合用,上益肺阴清肺热,以滋水之上源,下滋肾水泻阴火,以壮水之下源,中调心血,清血分之热,补血分之虚,共奏滋阴降火、养血安神之功。

临床常用于治疗冠心病合并房颤、甲亢合并房颤、糖尿病合并房颤表现为阴虚火旺证候者。常用量为北沙参 15g、玄参 15g、丹参 15g。

5. 当归、白芍、川芎

白芍味苦,微酸,性凉多液,善入肝经,滋阴养血,退热除烦。当归,性柔而润,有养血和血、祛瘀生新之功。川芎,辛温,纯阳之品,性善走窜,善行血中之气郁,散血中之寒结,助血流动之。三药配伍,补敛同用,动静结合,润燥相济,补血而不壅滞,活血而不伤血,理气而不伤阴,为补血和血之圣品。

临床常用于治疗老老年房颤、冠心病合并房颤、阵发性房颤、持续性房颤等表现为心血不足之证。常用量为当归 12g、白芍 12g、川芎 9g。

六、息风类

僵蚕、蝉衣、地龙

房颤以心房的不自主颤动为主要表现,发病急骤,常伴心率和脉率增快,止无定律,与中医风性主动的致病特点相似。息风止颤是房颤急性发作期的重要治法。白僵蚕得金水之化,色白而不腐,气味俱薄,辛散升浮,外可辛凉解表、疏散风热,内可辛凉清解,平肝以息风。味辛入肺经,则行气化痰散结。蝉衣,甘咸性寒,质轻上浮,清扬透达,善于宣散上焦、头面、肌表之风热、郁火,性咸寒,又可凉肝息风止痉。僵蚕、蝉衣二药相配,专入气分,主升散,其"清、透、宣"之力倍增,可速速清解上焦内外之郁火,使火衰而风自息。地龙咸寒降泄,下行为主,偏走血分,性善走窜,善清肝热以息风,专通经络而化瘀血。三药配伍,升降相因,宣通上下,无处不到,能直捣巢穴,深入窠臼以搜风剔邪通络,病邪无藏身之地,则病必不复。

临床常用于持续性房颤、永久性房颤、风湿性心脏病合并房颤、病毒性心肌炎合并房颤、瓣膜病合并房颤,病程较久、缠绵难愈,表现为火郁风动证候者。常用量为僵蚕 12g、蝉衣 12g、地龙 12g。

七、安神类

1. 黄连、肉桂、法半夏

黄连,苦寒沉降之品,主入心经,能直折心火,清心除烦,使心火沉降下行,以暖肾水,使肾水不寒。肉桂,辛温大热之品,主入肾经,善于补命火,肾阳充足,能鼓舞肾水蒸腾上承于心,使心火不亢,水火既济,心肾相交,君相自安其位,则神安得寐。反之,心肾不交,心火亢逆于上,心神浮越于外,则神乱不眠。心火不能下潜以温暖脾土,阳虚则生湿,湿盛而生胀满,胃不和则更卧不安。法半夏,辛温之品,能燥湿化痰、和胃降逆,开痞散结,最善开中焦之痰湿、降浊阴之上逆,为祛痰安神之圣品。与黄连相配,辛开苦降,善解中焦痰热胶着之患,畅达气机,使中焦气平,心肾相交则神自安逸。

临床常用于房颤合并失眠属心肾不交证候者。常用量为黄连6g、肉桂3g、法半夏9g。

2. 法半夏、生龙骨、生牡蛎

法半夏,辛温之品,常以燥湿化痰、和胃降逆、开痞散结为之长。其禀金秋收降之性,其力下达,主降,又能潜阳入阴而安眠,临床如配伍得当,常屡建奇功。张锡纯曰:“半夏生当夏半,乃阴阳交换之时,实为由阳入阴之候,故能通阴阳合表里,使心中之阳渐渐潜藏于阴,而入睡乡也。”清代邹澍《本经疏证》云:“半夏味辛气平体滑性燥,故其为用,辛取其开结,平取其止逆,滑取其入阴,燥取其助阳。而生于阳长之会,成于阴生之交,故其为功,能使人身正气自阳入阴……则《内经》所谓卫气行于阳,不得入于阴为不寐,饮以半夏汤,阴阳既通,其卧立至是也。”半夏善引肺胃中痰湿下行、降浊阴冲气上逆,疏通阴阳交通之道路,引领阳气潜入阴分而发挥安神之功。生龙骨、生牡蛎,质重潜镇之品,能收敛浮越之心神而安神志,止惊悸。其味咸性涩,能化痰软坚散结,为祛痰圣品。三药为伍,逐痰坠痰之力大增,安神定惊之功突出。

临床常用于房颤合并失眠表现为痰浊壅盛证候者。常用量为法半夏12g、生龙骨30g、生牡蛎30g。

3. 炒枣仁、知母、川芎

炒枣仁,味甘酸,性平,善补肝血,敛肝气,滋心阴,清虚热而宁心安神,善补肝体而制肝用。知母,甘苦而寒,入肺、胃、肾经,既升又降,上能清肺热,中能清胃火,下能泻相火,质润多液,兼滋阴润燥之功,清火而不伤阴,通治三焦虚火上炎诸症。酸枣仁清热之力缓,知母助之清;知母养阴之力润,酸枣仁助之养。川芎,辛散之品,善疏肝行气、活血止痛,调达肝经气血以顺肝之用。三药配伍,养肝、清肝、疏肝相结合,使肝火得清、肝气条达、肝血充足则心神自安。

临床常用于房颤合并失眠表现为肝郁血虚证候者。常用量为炒枣仁30g、知母9g、川芎9g。

4. 石菖蒲、远志、郁金

新近研究表明,房颤是认知功能障碍、痴呆的独立危险因素,其机制主要与房颤造成的微血栓、心功能低下以及炎症状态有关。痰瘀阻滞脑窍,清窍失养是其主要病机。治疗以化痰通瘀、开窍醒神为主。石菖蒲,味辛、性温。主入心经,辛能行散,温能化痰,和中而助脾胃运化,开窍而使心神平复。远志,味苦、辛,性温,入心经,能安神,入肾、肺经,能辛散苦泄温通,通调水道,祛除痰湿之阴邪。郁金,味辛、苦,性寒,入心经,能清心安神,活血化瘀开窍,入肝胆经,能行气解郁安神。三药相须为用,其效益彰,功擅化痰瘀、开心智,安魂魄。

临床常用于治疗房颤痰瘀阻滞脑窍之证。常用量为石菖蒲 15g、远志 12g、郁金 12g。

第七节　房颤十四方运用经验

1. 疏肝柔脉汤

【基本方】柴胡 9g　　　　白芍 10g　　　　枳壳 12g　　　　当归 9g
　　　　　炒白术 12g　　　茯苓 15g　　　　炒栀子 9g　　　　合欢皮 12g
　　　　　鸡血藤 15g　　　全蝎 3g　　　　羚羊角粉 0.3g^(分冲)

【功效】疏肝理气，养血止悸。

【主治】房颤证属肝郁气滞证。

【方证要点】"肝气郁滞"是房颤前期的主要病机特点。肝郁化热灼伤心血，或肝郁脾虚，心血化源不足，引发心悸。西医学认为，交感神经兴奋可缩短心房肌动作电位时限，增加心房肌自律性，并有助于形成微折返；副交感神经可缩短心房有效不应期，增加离散度而增加折返的可能性。在心脏疾病发生的过程中，副交感神经优势逐渐丧失，而使得交感神经介导的房颤发生更为常见。中医学认为"肝主情志"，并与我们的神经调节是否协调至关重要。肝主疏泄、调畅情志。若肝气郁滞，气机不畅，往往导致情志不舒、焦虑烦躁、睡眠障碍，极易增加交感神经张力并增加房颤形成的可能。其中的核心病机与"肝风"最为密切。《素问·至真要大论》指出，"诸风掉眩，皆属于肝"，"诸暴强直，皆属于风"。"厥阴肝木"之本，风气主之。关于厥阴的论述，《素问·至真要大论》说："帝曰：厥阴何也？岐伯曰：两阴交尽也。"尽后遇"子"则阳气来复，故曰厥阴也，此为厥阴之大义。因此"厥阴"为阴极阳生之枢纽，生则由阴出阳，阴阳相合而生万物之和风(生长、生化之动力)；病则阴阳错杂而成毒害万物之"贼风"。厥阴虽以阴阳错杂为主证，但其本气为风，乃主阴血之脏，阴血不足，热邪内蕴，或肝郁生热，风即随之妄动。"肝风内动"的本质为肝脏阴阳相争动荡形成"贼风"妄动于内。足厥阴为肝经，手厥阴为心包经。心包者，亦包心也，是包绕心君的一个结构，故古代称之为"心主之宫城"。因此"贼风"最易侵袭心脏，引起房颤的发生。

【方药解析】首先，遣方用药要根据本证"肝郁气滞"之病机根本。肝为藏血之脏，喜条达主疏泄，体阴用阳。七情郁结，则肝失条达，久而久之会出现肝郁脾虚、肝风内动而引起房颤发生。方中柴胡、枳壳疏肝解郁，调达气机为君；当归、合欢皮、白芍、鸡血藤养血活血，柔肝解郁为臣。《本草分经》曰："柴胡升阳气下陷，引清气上行，而平少阳厥阴之邪热。宣畅气血，解郁调经，能发表，最能和里。"枳壳行气消痰、散结消痞，配合柴胡则疏肝之力更宏。而肝之阴血不足,首当配以白芍、当归、合欢皮以达到养肝血、敛肝阴之目的,其中柴芍为伍,借柴之疏散使补而不滞,凭芍之收敛,使疏而不散,可谓疏肝柔肝最佳组合,如逍遥散、柴胡疏肝散等。合欢皮,《神农本草经》谓之"主安五脏,和心志,令人欢乐无忧",合欢皮和血下行,入肝经的同时又入心经,既可解郁又可安神,乃治疗虚烦不安、心悸怔忡、调心安神之佳品。又当归配合鸡血藤是经典配伍药对,能够养血活血、舒筋活络,《本草正》说:"当归,其味甘而重,故专能补血,其气轻而辛,故又能行血,补中有动,行中有补,诚血中之气药,亦血中之圣药也。"鸡血藤归肝经,活血补血,调经止痛,舒筋活络。两者配伍,补血活血行血,一能养肝体补肝用,二能生肝血,荣心血而安神定悸。

其次遣方用药要针对"贼风内动"的核心病因。羚羊角是牛科动物赛加羚羊雄兽的角,最早记载于《神农本草经》,有着 2 000 多年的药用历史,其性寒,味咸,归肝、心经,具有平肝息风、清肝明目、凉血解毒、解热镇静的作用。《本草纲目》记载:"入厥阴肝经甚捷,肝主风,在合为筋,其发病也,小儿惊痫,妇人子痫,大人中风搐搦,及筋脉挛急,历节掣痛,而羚羊角能舒之。"它是治疗肝郁热生风,肝风内动的一味要药。羚羊角粉佐以全蝎,更能增加平定"贼风"的作用。全蝎作为一种有毒性的动物类中药,《本草求真》认为:"全蝎专入肝,味辛而甘,气温有毒。色青属木,故专入肝祛风。"而西医学认为,蝎毒素含有乙酰胆碱酯酶,并可作用于 K^+、Na^+ 离子通道,减少异位心律的产生,并且全蝎中含强心苷类,有明确的强心的作用。另外,全蝎提取液能抑制血栓形成,其机制为抑制体外血小板聚集、显著减少纤维蛋白原含量及缩短优球蛋白溶解时间,这对降低房颤患者血栓风险至关重要。因此羚羊角、全蝎配伍是方中重要佐药。叶天士《临证指南医案》说:"内风,乃身中阳气之变动。"肝风乃肝气郁结,郁热耗伤阴血而内风起,羚羊角粉佐以栀子,能更好地清肝之郁热,热邪去则阴阳平定而风自灭。栀子苦寒,归心与三焦,为清心除烦之要药,《本草经疏》认为:"栀子,清少阴之热,则五内邪气自去,气降则火降,火降则血自归经。"

最后,遣方用药要针对"肝郁脾虚"这一重要病理基础。肝郁木旺最易克伐脾土,脾土素虚则肝木反侮,最终都会导致肝郁脾虚。脾虚生化乏源,气血两亏,心气不足则心胆怯,心血不足则心神失养,进而导致房颤的发生。这也是房颤早期重要的病理基础。治疗上应健脾化湿,调畅气机。方中以茯苓、白术健脾化湿为佐使。《本草正》言茯苓"能利窍去湿,利窍则开心益智,导浊生津;去湿则逐水燥脾,补中健胃;祛惊痫,厚肠脏,治痰之本,助药之降"。白术苦甘而温,苦燥湿,甘补脾,温和中,故补脾燥湿健运,实土以御木乘。《本草汇言》指出:"白术,乃扶植脾胃,散湿除痹,消食除痞之要药。脾虚不健,术能补之,胃虚不纳,术能助之。"

【加减用药】风重者,症见头晕目眩悸动剧烈,步履不正,行走飘浮,摇摆不稳,可加珍珠母、牛黄配合羚羊角三者形成角药,平肝息风;热重者,症见急躁易怒,头晕胀疼,面红目赤,口苦,咽干,不寐,妇女乳房胀痛,月经不调,加黄连、知母配合栀子形成角药,可清热解郁;湿重者,症见面色萎黄,四肢不温,神倦乏力,足跗时肿,舌淡,苔白或腻,脉弱结代,加桂枝,配合白术、茯苓形成角药,温阳化饮;气滞重者,症见胁肋胀痛,胸闷,饮食减少,疼痛部位走窜不定,时痛时歇,得嗳气则痛胀见宽,情绪波动则疼痛加剧,脉弦结代。加甘松、佛手配合柴胡形成角药,疏肝理气;血瘀者,症见胸胁胀满疼痛,可并癥瘕积聚等症,加川芎,配合当归、白芍形成角药,养血活血;神不宁者,症见心中烦躁,精神不安,加酸枣仁,配合合欢皮、鸡血藤形成角药,养血安神;脾阳不足,阴寒内生者,症见腹胀腹痛、便溏等可原方去栀子;血热妄行或妇女经期者,鸡血藤、当归、合欢花宜减量。

【临床应用】肝郁气滞证常见于"房颤前期"患者,亦属于房颤的"治未病阶段",在青年患者中多见,尤其多见于女性患者,可合并甲状腺功能异常或结节增生性疾病以及自主神经功能紊乱、高血压等。此类患者具备房颤发生的中医体质特点,抑或是隐匿性房颤患者。因此,该证型是中医药防治房颤的优势点,同时也是能够阻断房颤发生的最佳切入点,这一类患者应得到临床中医师的重视。此类患者症状多见偶感心悸或无心悸,精神抑郁,情绪不宁,胁肋胀痛,痛无定处,脘腹胀闷不舒,不思饮食,善太息,或大便不调,女子见月经不调。舌质淡红,苔薄腻,脉弦或结代。

2. 清心定风汤

【基本方】黄连 6g　　　莲子心 3g　　　连翘 12g　　　珍珠母 9g（先煎）
　　　　　炒枣仁 30g　　郁金 12g　　　人工牛黄 0.3g（分冲）
　　　　　羚羊角粉 0.3g（分冲）

【功效】清心泻火,宁心定悸。

【主治】房颤证属心火上炎证。

【方证要点】《素问·灵兰秘典论》曰:"心者,君主之官也,神明出焉。"《素问·至真要大论》曰:"诸躁狂越,皆属于火。"而《素问·生气通天论》又云:"阴不胜其阳,则脉流薄疾。"故心火上炎则心中悸动,脉流薄疾,心神狂越。而心火来源有二:其一,饮食不节,蕴湿化热生火,过食辛辣厚味、肥甘酒酪,易化热生火。心为火脏,火邪上归于心,则产生心火。《素问·生气通天论》曰"高粱之变,足生大丁",是谓过食肥甘而化热生火,可见痈疽疔疮等心火亢盛之病证。刘完素亦云:"酒之味苦而性热,能养心火,饮之则令人色赤气粗,脉洪大而数,语涩谵妄,歌唱悲笑,喜怒如狂……烦渴,呕吐,皆热证也。"故过食辛辣厚味或饮酒过度极易出现心火上炎、心神不宁及心中悸动,而诱发房颤尤其是快速型房颤的发生。其二,情志化火,张介宾明确指出:"情志所伤,虽五胜各有所属,然求其所由,则无不从心而发。"刘完素认为"五志所伤皆热也",言七情的刺激最易产生心火,如言"恐则伤肾而水衰,心火自甚"。《苍生司命》云:"焦思生心火。"吴鞠通又言"情志重伤,引动心火",可出现如狂的症状。而中医一直认为情志与肝关系密切,而肝热者易出现母病及子,致君火偏盛。

【方药解析】

心火上炎,易致心神不宁、脉流薄疾,引发心悸,导致快速型心房颤动的发生。故本证的治疗,用黄连、莲子心清心泻热为君。黄连在《神农本草经》中被列为上品。其味极苦、性寒,入心、肝、脾经,具有清热燥湿、泻火解毒之功。《本草纲目》中明确指出黄连有治疗心悸的作用:"可泻肝火,去心窍恶血,止惊悸。"现代药理学研究认为其治疗房颤的作用主要集中在两点:第一,黄连中的小檗碱、表小檗碱、巴马丁等生物碱类成分均可发挥广谱抗心律失常作用。第二,黄连中的小檗碱具有一定的抗血小板凝聚作用,能够抑制血栓的形成,相当于中医"去心窍恶血,止惊悸"的作用。莲子心系睡莲科植物莲的成熟种子中的干燥幼叶及胚根。其味苦、寒,归心、肾经,具有清心安神、交通心肾的功能,主要用于热入心包、神昏谵语、心肾不交、失眠遗精。和黄连相似,其生物碱同样具有很好的抗心律失常及抑制血小板聚集的作用。两者相伍为君臣,清心泻火定悸。而热极生风,不管是心火抑或是肝火,均会引起"贼风"内动,扰乱心神,而诱发快速型心房颤动的发生。故方中使用一组经典角药:"牛黄-羚羊角-珍珠母"相互配伍以清热平肝息风为臣。该组角药和黄连、莲子心配伍一起具有很强的清热息风定悸的作用。然而苦寒之药最易引起气血郁结,郁而化热,故必佐以郁金、连翘疏肝解郁、活血行气、清心除悸。郁金、连翘配伍亦是常见药对,如在菖蒲郁金汤、牛黄清宫丸中即有应用。郁金味辛性寒,归心、肝二经,可活血止痛,行气解郁,清心凉血。连翘,作为疮家圣药,有很强的散郁结作用。《本草纲目》认为其归"少阴心经、厥阴包络气分",李杲认为连翘有散诸经血结气聚之功。方中两者配伍可疏肝解郁、活血行气,以防大寒大苦之药引起气血凝滞。心火上炎,最易耗伤心血,子病及母肝血亦会煎熬,故方中入酸枣仁,味甘性平,归心、肝、脾经,可宁心、养肝,安神,敛汗。《名医别录》曰:"主烦心不得眠,虚汗烦渴,补中,益肝气,坚筋骨,助阴气,令人肥健。"

【加减用药】火盛者,症见心中烦热,焦躁失眠,口舌糜烂疼痛,口渴,舌红,脉数结代,可配伍炒栀子、知母与方中黄连形成角药以清心火;心血耗伤者,症见心悸怔忡,虽静卧不能减轻,头晕目眩,面色无华,唇舌色淡,脉细弱,或结代,可配伍合欢皮、鸡血藤与方中酸枣仁形成角药以养血安神;热入心营,气血两燔者,症见心悸、身热夜甚,口不甚渴或不渴,心烦不寐,甚或神昏谵语,斑疹隐隐,舌质红绛无苔,脉细数结代,可配伍生地黄、赤芍、丹参这组角药以凉血清营。热郁重者可加延胡索、丹参与方中郁金形成角药,行气解郁凉血活血。心热移于小肠,小便赤涩刺痛者,可加淡竹叶、生甘草梢以清心养阴,利水通淋。脾胃虚弱者,黄连、莲子心应减量使用。

【临床应用】此类证候多见于阵发性房颤或发病时间不足一年的持续性房颤,以中青年患者多见,男性多于女性。此类患者亦可因外邪直入心经而导致发病,如可见于感染性心内膜炎引发的房颤。可多合并高血压、甲亢,以及其他类型的快速性心律失常。临床症见心悸阵发,舌上、舌边易溃疡,舌尖色赤,牙龈疼痛,饮食困难,心烦不安,口干欲饮,小便短黄,大便秘结。舌尖红,苔薄黄,脉数结代。

3. 羚羊清肝散

【基本方】珍珠母 6g^(先煎)　丹参 15g　　夏枯草 15g　　合欢皮 12g

郁金 12g　　　川楝子 6g　　白蒺藜 12g　　僵蚕 12g

羚羊角粉 0.3g^(分冲)

【功效】清肝泻火,息风定悸。

【主治】房颤证属肝火亢盛证。

【方证要点】肝郁结日久,郁久化热,肝火亢盛,则极易生变,出现热郁风动,从而形成房颤发作的最直接病理机制。《素问·至真要大论》说:"诸风掉眩,皆属于肝。"而此实证最常见的即是肝火亢盛证。《临证指南医案·肝风》指出:"血燥生热,热则风阳上升,窍络阻塞,头目不清,眩晕跌仆,甚则瘈疭痉厥矣。"肝阳化风,热极生风乃肝风内动的实证,可谓"火越亢,风愈大"。此证候虽为肝火亢盛,但实则肝风内动的病机特点最为突出,故应尽快清肝泻火,息风定悸,故以羚羊清肝散主之。

【方药解析】该方主要作用于三个方面:其一,清肝火。内风生于热,热去风自灭,而肝火多生于肝郁。夏枯草始载于《神农本草经》,因"此草夏至后即枯"而得名,味苦、辛,性寒,归肝、胆经,可清肝散火、明目、散结消肿。羚羊角粉清肝热息肝风,两者共为君药。郁金凉肝解郁活血,丹参凉血活血,配合夏枯草、羚羊角粉清肝凉血为臣药。其二,息肝风、息风定悸。此乃该类型心房颤动的治疗重点及核心。方中僵蚕乃祛风止颤的要药,味咸、辛,性平,归肝、肺、胃经,功能息风止痉,祛风止痛,化痰散结,是一味常用的祛风药,也是牵正散、升降散、僵蚕散等方剂的主药。清代徐大椿《神农本草经百种录》指出:"白僵蚕,味咸。主小儿惊痫夜啼,风痰之病。去三虫,风气所生之虫。灭黑,令人面色好,能去皮肤之风斑,令润泽。男子阴疡病。下体风湿。蚕,食桑之虫也。桑能治风养血,故其性亦相近。僵蚕感风而僵,僵蚕因风以僵,而反能治风者,何也?盖邪之中人也,凡风气之疾,皆能治之,盖借其气以相感也。而无形,穿经透络,愈久愈深,以气类相反之药投之,则拒而不入,必得与之同类者,和入诸药,使为乡道,则药力至于病所,而邪与药相从,药性渐发,邪或从毛空出,或从二便出，不能复留矣，此即从治之法也。"现代药理学研究发现僵蚕具有抗凝、抗血栓、抑菌、抗惊厥、催眠等作用。白蒺藜辛、苦，微温，有小毒，归肝经，可平肝解郁，活血祛风。《本草便读》言其"行瘀破滞，搜肝风有走散之功，味苦兼辛"。珍珠母平肝潜阳，安神，定惊明目。三药合用辅佐羚羊角粉，使其清肝、平肝、息风止颤之力宏，直中病机核心。其三，疏肝解郁。药用川楝子，苦，寒。归肝、小肠、膀胱经，功可疏肝泄热，行气止痛，《神农本草经》言其"主温疾，伤寒大热烦狂，杀虫疗疡，利小便"，与夏枯草相伍可清肝热，与合欢皮相伍则可疏肝郁。

【加减用药】热盛者，症见目赤、易怒、头痛、胁痛、口苦、吐血、咯血、脉弦数结代，可配伍黄芩，与方中夏枯草、川楝子形成角药以清肝热；母病及子、心火亢盛者，症见心中烦热，焦躁失眠，口舌糜烂疼痛，可加黄连、炒栀子、知母以清心火；风盛者，症见眩晕欲仆，步履不稳，头摇肢颤，语言謇涩，甚至突然昏仆，口眼㖞斜，半身不遂，可配伍蝉衣、地龙，与方中僵蚕形成角药以息肝风。此外，白蒺藜有小毒，《得配本草》说"肝虚、受孕，二者禁用"，临床应用时应注意根据实际情况予以加减应用。

【临床应用】肝火亢盛证常见于持续性房颤且心室率较快、射频消融术后窦性心律仍难以维持或近期阵发性房颤发作愈加频繁的患者，往往合并高血压、焦虑、甲亢等病症。此类患者主观症状较为突出，往往明显感觉心中悸动不止，或稍动即发，心率较快时可伴有头晕目眩、头疼、恶心，甚则呕吐、晕厥，并伴视物模糊、眼部分泌物多、眼红、眼干、耳鸣。女性可见经前失眠、月经过少、月经提前、月经延后，甚至闭经，舌红，苔黄，脉促、结代。预后极易出现心房增大，心功能下降，往往 CHA$_2$DS$_2$-VASc（房颤血栓危险度评分）评分较高，血栓风险高。因此，应尽快、尽早干预，控制较快的心室率，降低交感神经张力。在这类患者的治疗过程中更为强调"息风止颤"的重要性以及风药使用的紧迫性，同时亦应提倡中西药联合使用的必要性。

4. **连蒌胆星汤**

【基本方】黄连 6g   法半夏 9g   胆南星 6g   全瓜蒌 15g
        竹茹 12g   枳壳 9g   茯苓 15g   郁金 9g
        制远志 12g

【功效】清热化痰，宁心止悸。

【主治】房颤证属痰火扰心证。

【方证要点】"痰浊内伏"是房颤反复发作的夙根。中医自古有"顽痰怪症"之说，临床治疗痰证往往难以速效。明代张三锡在《医学准绳六要》中记载："痰饮变生诸症，形似种种杂病，不当为诸杂病牵制作名，且以治痰为先，痰饮消则诸症愈。"而痰证治疗又分寒热，治疗可分为清热化痰和温阳化痰。关于痰热的产生，《素问·至真要大论》曰"诸气膹郁，皆属于肺"，盖肺气郁则成热，热盛则生痰。丹溪曰："自郁成积，自积成痰。"而其中热痰易于蒙蔽心神，"心主神志"，心窍蒙蔽则"心主血脉"功能受到影响而出现心中悸动，血脉薄厥，脉结代。

【方药解析】在连蒌胆星汤方中，黄连、瓜蒌、半夏乃经典角药，组成了经典方剂小陷胸汤。其中全瓜蒌甘寒，清热涤痰，宽胸散结而通胸膈之痹，黄连苦寒泄热除痞，二者共为君药。半夏辛温化痰散结；胆南星清热化痰定悸，配伍连、蒌、夏，既能化痰降逆，又能息风通络，与半夏共为臣药。佐以竹茹清热化痰，除烦止呕。枳壳苦辛寒，降气化痰而消痞，茯苓健脾利湿，以杜生痰之源，二味相合增强理气化痰之力，亦为佐药。远志，性味苦、辛、温，归经归心、肾、肺经，功专祛痰宁心，解郁安神。《名医别录》云："远志定心气，止惊悸，益精，去心下膈气、皮肤中热、面目黄。"《滇南本草》曰："远志养心血，镇惊，宁心，散痰涎。"远志配伍郁金为经典药对，可清热祛痰，宁心安神定悸。

【加减用药】痰盛者，症见脘闷作恶，喉间痰鸣，意识模糊，语言不清，甚至不省人事，舌苔白腻，脉滑结代，加青礞石、浙贝母、僵蚕这组角药，以增化痰散结开窍之力；热盛者，症见惊悸失眠，身热面赤，心烦口渴，尿黄便结，或神志狂乱，或喉痹，音哑，舌质红，苔黄腻，脉滑数结代，加炒栀子、知母，与黄连为伍则清火更强；心神不安，症见心中烦躁，精神不安，失眠多梦，加龙骨、牡蛎、琥珀粉以镇心安神；痰瘀互结者，症见胸闷气短、四肢麻木、疼痛、喘憋、头疼、舌紫黯或有瘀斑、脉涩结代，加延胡索、丹参，与郁金为伍形成角药以化痰活血定悸。注意，南星、半夏均为南星科植物，有小毒，故诸血证及口渴者禁用。孕妇忌之。

【临床应用】痰火扰心证临床常见于阵发性房颤反复频繁发作迁延难愈，或多次射频消融术后或药物复律及同步电复律后仍反复发作的患者，往往合并有脑卒中、冠心病、高血压、睡眠呼吸暂停综合征、糖尿病、甲亢等相关疾病，并且既往常伴有心肌肥厚、肺系疾病或其他类型的快速性心律失常。临床症见心悸反复发作，迁延难愈，心悸发病突然，常突发突止，或见半身不遂，口舌歪斜，言语謇涩或不语，感觉减退或消失，头晕目眩，心烦易怒，肢体强急，痰多而黏，大便秘、小便赤。舌红、苔黄腻，脉弦滑结代等症状。

5. 二虫通脉汤

【基本方】延胡索12g　　丹参15g　　血竭粉3g^{分冲}　三七粉3g^{分冲}

全蝎3g　　　蜈蚣6g　　郁金12g　　醋乳香12g

醋没药12g

【功效】活血化瘀，通络止悸。

【主治】房颤证属心血瘀阻证。

【方证要点】瘀血内停是房颤发生的主要环节。心房颤动的解剖学及电生理特点是心房肌失去了正常的、有规律的收缩及舒张功能,窦房结失去了对心律的控制,心房内无数小的电折返环频率为300~600次/min,并通过房室结传导至心室,引起心室率RR间期绝对不齐,振幅强弱不等,脉搏短绌,从而引起血流动力学重大改变。西医学认为这种血流动力学的改变,使得血液的层流变为湍流或涡流,而引起了血栓的形成,而这种血流动力学的改变乃是血瘀证的重要物质基础之一。因此,我们认为血瘀内停是房颤发生、发展过程中的主要环节,故活血化瘀、通络止悸是房颤的主要治则。

【方药解析】气为血之帅,活血必先行气。方中以延胡索为君药。延胡索即元胡,为罂粟科植物延胡索的干燥块茎,味辛、苦,性温,归肝、脾经,功能行气、活血、止痛。《本草纲目》指出,延胡索能行血中气滞,气中血滞,故专治一身上下诸痛,用之中的,妙不可言。《本草经疏》认为,延胡索温则能和畅,和畅则气行,辛则能润而走散,走散则血活。现代药理学研究发现延胡索除有很强的镇痛作用外,还有明确的抗房颤发作的药理作用,并且可有效改善心脏供血,其提取物制剂(可达灵片)治疗冠心病心绞痛已经在临床上使用近30余年。其有效的抗血栓作用也被一再证实。从临床功效看,其有点类似西药胺碘酮,而其全面性又优于胺碘酮。因此,延胡索在全方中作为气血同治的君药。丹参活血祛瘀,通经止痛,清心除烦;郁金活血止痛,行气解郁,清心凉血,归心、肝二经。延胡索、丹参、郁金三者共为角药,在此方中为君药。蜈蚣与全蝎均为陆生节肢动物,蜈蚣味辛性温,全蝎味辛性平,二者均归肝经,皆能息风镇痉,通络止痛,攻毒散结。《本草从新》认为蜈蚣"善走能散",其与全蝎配伍能活血通络散结,息风定悸止颤,共为臣药。佐以血竭、乳香、没药,三者同为树脂。血竭甘、咸、平,归心、肝经,能活血定痛,化瘀止血,敛疮生肌。乳香与没药为常用药对,二药均味辛、苦,性平,归心、肝经,功能散瘀定痛,消肿生肌。佐以三七,其性温,味辛,具有显著的活血化瘀、消肿定痛功效,有"金不换""南国神草"之美誉,为临床最为常用的活血化瘀药物。现代药理学研究表明其有明确的溶血和抗溶血双向作用,能够活血止血,并与乳香、没药共为角药。

【加减用药】血瘀重者,症见心胸憋闷疼痛,痛引肩背,并可循手少阴心经向左上肢放射,口、唇、爪甲青紫,舌质黯红,或有瘀点、瘀斑,脉涩或结代,可加水蛭、地龙,与血竭配伍共为角药以破血通络;气虚者,症见心悸气短、胸闷心痛,神疲乏力,面色紫黯,舌淡紫,脉弱涩结代,可加黄芪、肉桂、党参以补心气;气滞者,症见胸胁胀闷,走窜疼痛,性情急躁或抑郁,加柴胡、甘松、佛手以疏肝理气;过敏体质者应慎用全蝎、蜈蚣等虫类药物。此方破血力宏,孕妇禁用。

【临床应用】心血瘀阻证常见于长期持续性房颤及永久性房颤患者,尤其是中老年患者,女性多于男性,且大多数瓣膜性房颤患者多见此证候。患者常伴见心力衰竭、冠心病、扩张型心肌病、脑卒中、下肢动脉栓塞等疾病,CHA_2DS_2-VASc(房颤血栓危险度评分)评分常在 3 分以上。心血瘀阻,不通则痛,患者症见心悸怔忡,胸痹心痛或肢体疼痛,或见半身不遂,口眼歪斜,面色紫黯或黧黑,唇、舌、爪甲紫黯,或皮下、舌上有瘀点、瘀斑,舌下脉络粗胀青紫,或腹部青筋暴露,或皮肤丝状血缕,或肌肤甲错。妇女可见痛经,经闭或崩漏。脉象细涩或结代,或无脉。

6. 延丹理脉汤

【基本方】延胡索 12g　　丹参 15g　　鸡血藤 15g　　全蝎 6g
　　　　　　甘松 12g　　　玫瑰花 9g　　代代花 9g　　三七粉 3g
　　　　　　血竭粉 3g^(分冲)

【功效】理气活血,通脉止悸。

【主治】房颤证属气滞血瘀证。

【方证要点】房颤前期常见肝气郁滞的证候,肝气郁滞型体质亦是房颤的易感体质。然而"气为血之帅",随着疾病病程的发展,肝气郁滞易于演变为气滞血瘀。血瘀因气滞所致者应理气活血,养血定悸。

【方药解析】此证气滞、血瘀并见,故应行气活血并用。方中延胡索活血、行气、止痛为君药。丹参,苦,微寒,归心、肝经,故用丹参活血祛瘀,通经止痛。丹参又擅长清心养血,有"一味丹参功同四物"之妙用。鸡血藤活血补血,调经止痛,舒筋活络。二者配伍,活血补血,养血定悸共为臣药。代代花、甘松均可理气宽中,开郁醒脾,配合玫瑰花疏肝活血,解郁行气,三者为佐药,并与君药延胡索相须相使。血竭配伍三七粉,以增强活血化瘀之力,是各类原因导致血瘀相关房颤的治疗专药。全蝎息风镇痉,通络止痛,攻毒散结,在活血通络的同时能够发挥息风止颤的功效,为佐药。

【加减用药】气滞重者,症见胸胁胀闷,走窜疼痛,性情急躁或抑郁,舌紫黯,脉弦涩结代,加柴胡、佛手,与甘松共为角药,以增强疏肝理气之功;血瘀重者,症见心悸怔忡、胸痹心痛、面色紫黯或黧黑,唇、舌、爪甲紫黯,或皮下、舌上有瘀点、瘀斑,加乳香、没药,与三七共为角药,以增强活血逐瘀之力;血虚重者,症见头晕目眩,失眠多梦,面白无华,爪甲不荣,肢麻震颤,舌淡黯苔薄,脉细涩结代,加当归、白芍、川芎以养血活血,亦可加合欢皮、鸡血藤、炒枣仁养血安神。应注意,方中全蝎有毒,过量使用易致昏迷及呼吸麻痹,孕妇禁用。

【临床应用】气滞血瘀证多见于发作尚不频繁的阵发性房颤患者,以中青年患者多见,患者早期以肝气郁结为主,并逐渐演变为气滞血瘀或肝血不足的证候。临床常合并高血压、冠心病、腔隙性脑梗死、甲状腺结节、焦虑抑郁。此类患者正处于疾病转归的关键时期,应尽早针对气滞血瘀的证候特点进行干预,以防转变为持续性房颤或出现严重的血栓事件。临床症见心悸阵发,胸胁胀闷,走窜疼痛,急躁易怒,胁下痞块,刺痛拒按,妇女可见月经闭止,或痛经,经色紫黯有块。舌质紫黯或见瘀斑,脉涩结代。

7. 礞石通脉汤

【**基本方**】延胡索 12g　　丹参 15g　　血竭粉 3g^(分冲)　三七粉 3g^(分冲)

法半夏 9g　　浙贝母 12g　　醋乳香 10g　　醋没药 10g

青礞石 15g^(先煎)　　　　　　　生牡蛎 30g^(先煎)

【**功效**】化痰活血,通络止悸。

【**主治**】房颤证属痰瘀互结证。

【**方证要点**】痰是人体津液不归正化的产物,瘀血是人体血液运行不畅或离经之血,二者是人体最为常见的病理产物,其最大的特点是均因气血运行不畅而产生,产生后又易于影响气血的正常运行。"脾为生痰之源","脾主运化",当脾运化水液能力下降时,便会产生痰饮,而其中质黏稠者为痰,质清稀者为饮。而从房颤发生发展的整个病理过程来看,病理性"痰"的产生也是像之前论述的"血瘀"一样,是一个必然的病理过程。由于"肝气郁结"是房颤前期的主要病机特点,因此"木克脾土""肝郁脾虚"即是其发展的下一阶段,"土被木克",其运化失司则病理性"痰"成为一个必然产物,而这种病理产物有这样一个特点:《医学准绳六要》说"痰饮变生诸症,形似种种杂病",迁延难愈、易与他合,其中最易与"血瘀"相合。"气为血帅",血瘀更是贯穿房颤整个疾病过程的重要病理产物之一。"痰"与"瘀"易于相合为病,究其原因主要有三方面:其一,痰和瘀是机体功能失调的病理产物,同时又是某些疑、难、怪症的发病原因,因痰和瘀均属阴,同出一源,异名而同类,故有"痰瘀同源"之说;其二,"气"病可成痰,亦可至瘀;其三,津病成痰,血病成瘀,而二者又以"气"为枢纽,互为因果。可见在以"肝气郁结"为初始的房颤发展中、末期阶段,"痰"与"瘀"相合而病是其必然的病理特点。我们看到"痰瘀"转换的枢纽是"气",故在"化痰活血"的治疗中一定要求本。

【**方药解析**】活血必先行气,乃因"痰瘀"的转换枢纽是"气",因此仍以能行血中气滞、气中血滞而专治一身上下诸痛的延胡索为君药。丹参,味苦,微寒,归心、肝经,长于活血祛瘀,通经止痛,清心除烦,是一味广泛用于心系疾病血瘀证治疗的要药。目前,丹参已经在多种上市中成药中作为主药被临床运用多年。《本草汇言》曰:"丹参,善治血分,去滞生新,调经顺脉……补血生血,功过归地,调血敛血,力堪芍药,逐瘀生心,性倍芎䓖。"青礞石,味甘、咸,性平,归心、肝、肺经,功能坠痰下气,平肝镇惊。《本草经疏》曰:"礞石禀石中刚猛之性,体重而降,能消一切积聚痰结,消积滞,坠痰涎,诚为要药。"其善于治疗引起房颤反复发作的顽痰胶结,与丹参相伍,一个治痰,一个治血,共为臣药。乳香、没药、三七作为重要的化瘀角药与另一树脂类活血药血竭共为佐药,以增强丹参活血化瘀的药力,可以很好地治疗房颤日久、血瘀难化的血瘀证。而浙贝母、半夏、牡蛎三药专长治疗癥瘕积聚,为治疗肿瘤的常用药物,其软坚散结化痰的作用可辅佐青礞石,在不同层次上消积滞,豁顽痰。

【加减用药】气滞重者,症见胸胁胀闷,或咽中如物梗阻,吞吐不利,或见颈项瘿瘤,情志抑郁,腹部积聚,走窜疼痛,舌紫黯,脉弦涩结代,加柴胡、甘松、佛手以疏肝理气;血瘀重者,症见心悸怔忡、胸痹心痛、面色紫黯或黧黑,唇、舌、爪甲紫黯,或皮下、舌上有瘀点瘀斑,加水蛭、地龙二者与血竭共为角药可破血通络;顽痰坚结胶固,吐咯难出,脉见沉牢结代者,加僵蚕,与礞石、浙贝母为角药增加化痰之力;痰郁化热者,加竹茹、胆南星、瓜蒌以清热化痰。然礞石攻击太过,性复沉坠,如脾胃虚弱者需减量。浙贝母味苦性寒,不宜与乌头、附子同用。

【临床应用】痰瘀互结证多见于房颤日久的持续性房颤或永久性房颤,其中包括多次射频术后效果不佳仍为房颤心律者,患者多合并多发腔隙性脑梗死或脑栓塞,或并见冠心病心绞痛、外周动脉栓塞、心力衰竭、扩张性心脏病等,血栓风险评分较高。患者症见心悸反复持续不解,胸闷气短,或有心胸憋闷喘促、倦怠懒言、活动后喘促症状明显,或有口唇青紫等症状,或伴颈前肿大,情绪激动易怒或咽中如有异物咯之不出、咽之不下等,或伴咳嗽咳痰、痰中带血、夜间不可平卧等。舌紫黯有瘀斑、苔腻、脉弦涩结代。

8. 甲枣宁脉汤

【基本方】
| 炒枣仁 30g | 百合 12g | 盐知母 9g | 地骨皮 15g |
| 麦冬 12g | 僵蚕 12g | 青蒿 12g | 醋鳖甲 10g(先煎) |

【功效】养阴清热,安神定悸。

【主治】房颤证属阴虚火旺证。

【方证要点】肝气郁结,郁而化热,最易煎熬心阴肝血,阴血不足,虚火上炎,心失所养而直接引起房颤发作。阴虚火旺是心房颤动发展至后期的常见证候之一,"汗为心之液",快速型心房颤动患者,自汗频频是最常见临床症状,汗出日久必会心阴不足,阴不足则心阳偏亢,心神不宁,房颤持续而不止。此证候辨证施治过程中应滋补阴津与清退虚热共进。

【方药解析】该方组方借鉴治疗温病之青蒿鳖甲汤,房颤阴虚火旺病位主要在心、肝。故重用酸枣仁为君药,枣仁味甘、酸,性平,归心、肝、胆经,功可养心补肝,宁心安神,敛汗,生津。《本草汇言》说:"敛气安神,荣筋养髓,和胃运脾。"现代药理学研究亦发现酸枣仁除了已知安眠、镇静、抗惊厥的作用外,还有很好的抗快速性心律失常、增强心肌收缩力以及抗血小板聚集的作用。因此以枣仁为君,滋养被肝火煎熬引起的心阴不足、肝血不足。方中鳖甲咸寒,直入阴分,滋阴退热;青蒿苦辛而寒,其气芳香,清热透络,引虚热外出。两药相配,滋阴清热,内清外透,使阴分伏热宣泄立解,共为臣药。即如吴瑭自释:"此方有先入后出之妙,青蒿不能直入阴分,有鳖甲领之入也;鳖甲不能独出阳分,有青蒿领之出也。"百合甘寒,清心安神,滋补肝阴;知母苦寒质润,滋阴降火,共助枣仁、鳖甲以养阴清热为佐药。并佐以枸杞的根皮——地骨皮,其味辛苦性凉,善于泻血中伏火,王好古言其"泻肾火,降肺中伏火,去胞中火,退热,补正气。"《本草述》谓其"主治虚劳发热,往来寒热,诸见血证……虚烦,悸,健忘,小便不通",可助青蒿清虚热。僵蚕,如前所述为风药,"凡风气之疾,皆能治之,盖借其气以相感也"。因房颤的发作与"风"关系最为直接,因而僵蚕能引领诸药直达病所。

【加减用药】心阴不足者,症见口干、眼干、怔忡气短,可加太子参、麦冬、五味子滋补心阴;肝血不足者,症见面色萎黄、口干、眼花、耳鸣、肢颤,女子月经量少,可加生地黄、当归、山萸肉以补肝血;心肝火旺偏实者,症见心悸、心烦、大便闭结、小便色黄短少,可加黄连、炒栀子,与知母伍为角药以清热;心肝火旺偏虚者,症见心烦、口渴、不寐、五心烦热可加牡丹皮、桑白皮以助地骨皮、青蒿退虚热。

【临床应用】阴虚火旺证可见于发作频繁的阵发性房颤或持续性房颤,以中青年患者多见,女性多于男性,也是女性围绝经期发生房颤的主要证候。患者往往合并糖尿病、高血压、焦虑症以及其他类型的快速性心律失常。症见心悸,五心烦热,颧红,失眠,盗汗,口燥咽干,口苦,眩晕耳鸣,夜寐多梦;或面红,目干涩痛,或骨蒸潮热,颧红,伴头昏,腰酸乏力等,男子遗精,甚则阳强易举,女子梦交,小便短赤,大便干结。舌红少苔、脉细数或脉弦结代。

9. 僵蝉交泰丸

【基本方】

黄连 6g	肉桂 3g	炒枣仁 30g	僵蚕 12g
蝉衣 12g	怀牛膝 12g	山萸肉 9g	葎草 12g
莲子心 3g			

【功效】补肾清心,宁神定悸。

【主治】房颤证属心肾不交证。

【方证要点】心肾不交是指心与肾生理协调失常的病理现象,是房颤发展到终末期常见的一种证候类型。房颤反复发作引起心房结构变化,心室律绝对不齐导致心室电活动不同步引起心室肌结构异常,并最终引起心脏功能不全,心脏泵功能不全,则会引起肾脏功能障碍,即所谓心肾综合征。中医则认为这是因心火偏亢,失于下降,肾阴亏损,阴精不能上承,因而所致。心在上焦,属火;肾在下焦,属水。心肾相交对应卦象为:乾位配属离卦,坤位配属坎卦。离坎二卦相交,形成离南坎北流动行走的状态,通过后天返先天的形式而达到体用的结合。这样就形成了"心肾相交"的原始理论基础。《中藏经》曰:"火来坎户,水到离扃,阴阳相应,方乃和平。"《格致余论》曰:"人之有生,心为火居上,肾为水居下,水能升而火有降,一升一降,无有穷已,故生意存焉。"心中之阳下降至肾,能温养肾阳;肾中之阴上升至心,则能涵养心阴。在正常情况下,心火和肾水就是互相升降,协调,彼此交通,保持动态平衡。如肾阴不足或心火扰动,两者失去协调关系,称为心肾不交。

【方药解析】僵蝉交泰丸取交泰丸及升降散的组方要义,治疗重点在于心,以心悸、心烦失眠为主症,还可见健忘或腰膝酸软,或男子滑精等,舌尖红,苔少,脉细数。治病必求于本,当以清心降火,引火归原为主要治法。方中黄连,其性味大苦大寒,入心、肝、胃、大肠经,善于泻心火,功可泻火解毒,清心除烦。凡火热炽盛或心火炽盛,而见烦热神昏,或心烦不寐等,皆为治疗之要药。黄连主入心经,清泻心火效佳,但不入肾经,故方中少用肉桂,其味甘辛大热,主入肾经,性主下行,功可引火归原。肉桂性虽辛热,但于本方中用量小,非但无助火之弊,又可制约黄连苦寒伤阳之性,兼温肾阳。黄连与肉桂相伍,一清一温,重在清心降火,一主入心,一主归肾,相反相成,使心肾相交,水火既济,则心神得安,心悸自除,在此方中共为君药。僵蚕、蝉蜕为"升降散"中的双升。僵蚕,味咸、辛,平,微温,无毒,入心、肝、脾、肺、胃经,辛平气轻且浮而升阳,出以从化,具清热解郁、活络通经、祛风开郁、化痰散结、解毒定惊之功。蝉蜕,咸甘,寒,无毒,气轻平,入肝、脾、肺三经。其性寒气轻,善于宣肺开窍、散热透疹、定惊解痛。两者同用能宣畅卫、气、营、血,共为臣药。萆草,甘、苦,性寒,能清热解毒,利尿通淋;莲子心,专入心经,清心热。两者同为佐药,可加强君药黄连清心除烦之力。怀牛膝滋补肾精,山萸肉敛肾阴,酸枣仁补益肝血,三者合力取"壮水之主,以制阳光"之意以养肾水为佐药。

【加减用药】心火亢盛重者,症见心中烦热,焦躁失眠,口舌糜烂疼痛,口渴,舌红绛,脉数者加炒栀子、知母配伍黄连以清心火;肾水不足重者,症见头晕耳鸣、腰膝酸痛、失眠多梦、潮热盗汗、五心烦热、咽干颧红、齿松发脱、形体消瘦、小便短黄或大便干结、舌红少津、脉细数结代,加生地黄、山药,配伍山萸肉以滋补肾水。脾胃虚弱者及孕妇,应酌情去莲子心。

【临床应用】心肾不交证主要见于各类型房颤合并心力衰竭的患者,或接受肾脏透析治疗且合并房颤的患者,亦可见于长期焦虑症合并房颤患者。临床症见心悸怔忡,心烦失寐,眩晕,耳鸣,健忘,五心烦热,盗汗,咽干口燥,腰膝酸软,遗精带下。舌红,脉细数结代等症。

10. 参英定悸汤

【基本方】党参 12g   茯苓 15g   制远志 9g   炒枣仁 30g
　　　　浮小麦 15g   郁金 12g   僵蚕 12g   蝉衣 12g

人工牛黄 0.3g^(分冲)　　　　　　紫石英 15g^(先煎)

【功效】补益心气,安神定志。

【主治】房颤证属心胆气虚证。

【方证要点】心主神志,胆主决断,心对人体精神活动起主宰作用,而胆主决断,某些精神活动又取决于胆。两者在神志上相辅相成,相互为用。先天不足、后天虚损、饮食不节、七情损伤均可损伤心胆之气,导致心虚胆怯的形成。明代《医学正传》指出:"惊悸怔忡之候……或因悸气入胆……"《济生方·惊悸论治》言:"惊悸者,心虚胆怯之所致也。"《灵枢·形气脏腑病形》曰:"胆病者……心下澹澹,恐人将捕之。"心虚胆怯,神无所主,虑无所定,故可见心悸不宁,善惊易恐,恶闻恶声,坐卧不安,不寐多梦等诸症。西医学认为胆怯实际是迷走神经张力不够、交感神经张力相对亢盛所导致,而迷走神经张力不足与房颤发生关系密切。因此房颤心胆气虚证治疗的重点是调节神经支配的不协调。

【方药解析】党参为补气之主药,由于心气不足是心胆气虚证的主要矛盾,故该方以党参为君。麦冬为补心阴的专药,也是补心气的关键药物,炙甘草汤、生脉饮、甘麦大枣汤、天王补心丹等经典方剂中均有该药,取"阴阳互根,无阴则阳气不生"之义。其味甘,微苦,微寒,归心、肺经,用于心阴不足之心悸易惊及热病后期热伤津液之证,或肺胃阴虚,症见津少口渴、干咳、咯血等。方中麦冬与党参组成对药,共为君药。酸枣仁可养心补肝,宁心安神,敛汗,生津。浮小麦,味甘,性凉,归心经,能除虚热,止汗。"汗为心之液",汗出过多,则气随液脱,出现心气不足,故敛汗则能补心气、敛心阴。故酸枣仁、浮小麦共为臣药。紫石英,《神农本草经》言其"味甘,温"。《汤液本草》认为其"入手少阴、足厥阴经"。能镇心,安神。《名医别录》云其"补心气不足,定惊悸,安魂魄,镇下焦,止消渴,除胃中久寒,散痈肿"。其既辅佐党参以补气,又可辅佐枣仁以安神镇心。远志,苦、辛、温,归心、肾经,能安神益智,解郁,《名医别录》言其"定心气,止惊悸,益精,去心下膈气"。郁金行气解郁,清心凉血。远志、郁金为常用对药出现在经典名方菖蒲郁金汤、远志郁金饮中,两者同用,可清心安神定悸为佐药。牛黄,孙思邈认为其可"益肝胆,定精神,除热,止惊痫,辟恶气",常用于治疗小儿惊厥或夜啼,实为治疗胆怯的要药。其味苦甘,性凉,归心、胆经,可清心,利胆,镇惊。西医学认为其有很强的镇静、抗惊厥作用,可以治疗各种快速性心律失常,广泛用于各类心脑血管疾病的治疗,在麝香保心丸、安宫牛黄、安脑丸等中成药中均有此药。方中该药与紫石英一起镇心安神定悸。僵蚕、蝉蜕,"双升"轻清宣畅,房颤发病以"风邪"为先导,二药均为风药,与病气相同,一可清心安神,二可引诸药直达病所。

【加减用药】气虚甚者,症见心悸,气短,自汗,胸闷不舒或痛,面色苍白,体倦乏力,舌质淡,舌体胖嫩,苔白,脉弱结代,加黄芪、肉桂与党参形成角药以补益心气;心阴不足者,症见心悸、怔忡、虚劳、不寐、盗汗,舌红、脉弦细结代,加太子参、麦冬、五味子以补心阴;心烦不寐者,加生龙骨、生牡蛎、珍珠母以镇心安神。

【临床应用】心胆气虚证多见于阵发性房颤或多次射频术后仍反复发作患者,女性多于男性。患者常合并甲状腺功能减退、心脏功能不全、抑郁症,或合并其他缓慢性心律失常。患者症见心悸、怔忡,不寐多梦,易于惊醒,胆怯恐惧,遇事易惊,心悸气短,倦怠,小便清长,或虚烦不寐,形体消瘦,面色㿠白,易疲劳,或不寐心悸,虚烦不安,头目眩晕,口干咽燥。舌质淡或红,苔薄白,脉弦细或弦弱、结代。

11. 枣芍珍珠汤

【基本方】
炒枣仁 30g	生地黄 12g	白芍 9g	百合 12g
玄参 12g	玉竹 12g	五味子 9g	灵芝 9g
珍珠粉 0.3g^(分冲)			

【功效】滋养心阴,息风定悸。

【主治】房颤证属心阴不足证。

【方证要点】"汗为心之液",房颤患者心悸频发,则汗出不止,久而久之则会出现心阴耗伤,多为心胆气怯或心脾两虚发展而来。心阴不足,心失所养则怔忡时作;心阴不足,心阳偏亢则心悸频发。《黄帝内经》谓"燥胜则干",阴虚则燥,燥则生风,易于出现"阴虚风动",可导致房颤持续不缓解,故应滋补心阴,养阴息风。

【方药解析】方中酸枣仁主入心、肝二经,养心阴,补肝血,安神,敛汗;白芍,养血调经,敛阴止汗,柔肝平肝。二药同用有很好的"敛汗"之功,敛汗即为敛心阴,是治疗心阴不足心悸怔忡的关键,故二者皆为君药。百合、生地黄配伍,取《金匮要略》百合地黄汤之要义,主治心阴虚内热,百脉失和,症见心神不安及饮食行为失调者。阴虚内热,扰乱心神,故沉默寡言,欲卧不能卧,欲行不能行,如有神灵;情志不遂致脾失健运,故意欲饮食复不能饮食,时而欲食,时而恶食;阴虚生内热,故如寒无寒,如热无热,口苦,小便赤;舌脉亦为阴虚有热之象。治宜养心润肺,益阴清热。方中百合色白入心、肺,养肺阴而清气热;生地黄色黑入心、肾,益心营而清血热。二药同用取"金水相生",生的即是心液,故二药共为臣药。玄参甘、苦、咸,微寒,归脾、胃、肾经,可清热凉血,滋阴降火;玉竹为百合科植物玉竹的根茎,性味甘、寒,归肺、胃经,有养阴润燥、生津止渴的作用。玄参、玉竹最易滋养后天之本,后天之本乃水谷精微运化为气血阴阳的根本,二药同用辅佐百合地黄以滋心阴养肝血。五味子,味酸、甘,性温,归肺、心、肾经,可收敛固涩,益气生津,补肾宁心。其酸收之力甚强,无论是治疗心气涣散的方剂如生脉饮中,还是治疗肺气不敛的方剂如小青龙汤、五味子细辛汤中,或是治疗肾气不固的方剂如五味子丸中,均有使用。其可助枣仁、百合收敛心气,敛汗养阴。珍珠粉甘咸,寒,入心、肝经,可镇心安神,养阴息风。《本草纲目》记载"珍珠,镇心安魂魄";灵芝味甘,性平,归心、肺、肝、肾经,能补心血、益心气、安心神,故可用治气血不足、心神失养所致心神不宁。二药均可养心安神、息风止悸,为佐使。

【加减用药】心阴虚重者,症见心悸频频,手足心热,午后潮热,自汗、盗汗,颧红。舌红少津,脉细数结代,可加太子参、麦冬与五味子伍为角药。如汗出不止者,可加山萸肉,以助五味子酸收敛汗。阴虚风动者,症见悸动不安、手足震颤、蠕动,肢体抽搐、眩晕耳鸣,口燥咽干。舌红苔燥,脉弦细结代,可加人工牛黄、羚羊角粉,配合珍珠母清肝息风止悸。

【临床应用】心阴不足证多见于发作频繁的阵发性房颤或持续性房颤以及部分射频术后复发的房颤患者,患者多合并甲亢、高血压、糖尿病、高尿酸血症,亦见于病毒性心肌炎恢复期患者。患者症见心悸、怔忡、眩晕耳鸣,口燥咽干、失眠多梦,五心烦热,潮热颧红,形体消瘦,甚者手足震颤、蠕动,肢体抽搐,舌红少津,脉细数结代。

12. 芪珀生脉汤

【基本方】生黄芪 30g　　北沙参 12g　　麦冬 12g　　五味子 12g
　　　　　炒枣仁 20g　　僵蚕 12g　　　蝉蜕 12g　　玄参 30g
　　　　　丹参 20g　　　琥珀粉 3g^(分冲)

【功效】益气养阴,宁心定悸。

【主治】房颤证属气阴两虚证。

【方证要点】心主血脉,藏神,气血是人体进行生理活动的物质基础。《长沙方歌括》言:"无阳以宣其气,更无阴以养其心,此脉结代、心动悸所由来也。"心阴、心气亏虚,心血耗损,则心主血脉的生理功能不能正常进行,心神失养,则导致房颤发作。气阴两虚是房颤的主要病机,但房颤的证候变化十分复杂。从患者的临床表现来看,单纯表现为气阴两虚者并不多见,多数以虚中有实、虚实夹杂并见。气阴两虚可导致多种病理变化,主要体现两方面:一方面,影响心脏的功能活动,体现于气血的运行;另一方面体现于对其他脏腑功能活动的影响。由于心气不足,气血运行不畅,痰浊、血瘀、水湿、气滞等病邪的形成是本证的一大特点。

【方药解析】益气养阴是治疗气阴两虚型房颤的基本法则。本方取天王补心丹之意,主治心悸气阴两虚证。药用北沙参、五味子、玄参、麦冬以滋阴生津,养心安神。丹参入心,补血凉血活血,清血分之虚热而安神。酸枣仁酸甘质厚,收耗散之心气,敛肝血而藏之,补养心肝以助眠。琥珀粉质重潜镇,活血化瘀,安神定志。风药蝉蜕、僵蚕,味辛,能散能升,宣散上焦郁热,化痰散结、息风止颤。加黄芪者,因"黄芪甘温纯阳,补诸虚不足,一也,益元气,二也,壮脾胃",常用量为30g,以鼓舞心气,补后天之本,益生化之源。该方以补心气、滋心阴为主,兼顾息风、活血、化痰、安神,使心气充沛、心血充盈则血脉鼓动有力,热清痰化血活,则脉道通利,脉清血净而神安。

【加减用药】气虚甚者,症见心悸怔忡,精神萎靡,神思衰弱,反应迟钝,迷蒙多睡,懒言声低,加桂枝、龙眼以温经化气;脾虚重者,症见腹胀纳少,食后胀甚,肢体倦怠,神疲乏力,少气懒言,形体消瘦,或肥胖浮肿,舌苔淡白,加茯苓、砂仁、桂枝以健脾醒脾。

【临床应用】气阴两虚证可见于发作频繁的阵发性房颤、病程较长的持续性房颤,患者多合并冠心病、心力衰竭、睡眠呼吸暂停、肺心病、甲状腺功能减退,房颤并可同时合并其他缓慢性心律失常或合并低血压,临床多表现为心悸怔忡,失眠多梦,头晕健忘,纳差腹胀,神疲乏力,便溏,或见皮下紫斑,女子月经量少色淡、淋漓不尽,面色萎黄。舌淡白,脉细弱结代。

13. **参蟾振心汤**

【基本方】制附子 6g^(先煎)　红参 6g^(另煎)　　炒白术 12g　　　茯苓 30g
生龙骨 30g^(先煎)　　　　　　生牡蛎 30g^(先煎)
蟾酥 0.05g^(分冲)

【功效】温补心阳,镇心定悸。

【主治】房颤证属心阳不振证。

【方证要点】气虚与阳虚为虚寒证之两个阶段,必须严格区分,恪守辨证。一般所说,气虚为阳虚之渐,阳虚为气虚之极,其"渐"其"极"实对寒之程度而言。因而治法上亦区别很大。《黄帝内经》云:"形不足者,温之以气;精不足者,补之以味""劳者温之""损者益之"。因此气虚用药当守甘温,慎用甘热、辛热。而对于阳虚,王冰云"寒淫于内,治以甘热","益火之源,以消阴翳"等,因此阳虚用药常以辛热、甘热、甘温合用。房颤,尤其是快速型房颤,中医认为发病时常会耗散心气,患者常自汗出,或动则汗出,发作频繁时则会气随津脱,久而久之,心气亏耗,失于温煦,患者出现恶寒,则发展到心阳不振的阶段。故此时的治疗则应辛热、甘热、甘温合用。

【方药解析】本方以辛甘大热的附子合以甘温的红参,二药是临床常用药对,类似应用可见于回阳救逆、大补元气的参附汤,温阳祛寒、益脾气的附子理中丸,以及临床用于升压抗休克的参附注射液(以上三方中皆有人参、附子)。现代药理学研究表明,红参有十分明确的抗心衰、抗休克、抗恶性心律失常的作用,附子则有明确的治疗慢性心律失常及抗心衰、抗休克的作用。两者合用温振心阳,大补元气为君药。蟾酥,为蟾蜍科动物中华大蟾蜍或黑眶蟾蜍的耳后腺和皮肤腺体的干燥分泌物,味甘、辛,性温,有毒,外用可治疗痈疽疔疖及一切肿毒,而内用可开窍通痹。现代药理学研究表明其有很强的强心、抗缺血、抗休克、镇静作用,可治疗缓慢性心律失常,又可增加心脏供血。方中蟾酥能很好地增强参附温振心阳的作用,为臣药。苓、术、龙、牡皆为佐使。脾为后天之本,为气血生化之源,饮食水谷之气在此化为心之气血,炒白术、茯苓健脾利湿,脾运健则阳气生;龙骨、牡蛎,甘、涩、平,功能收敛阳气,涩精止汗,镇心安神。

【加减用药】阳虚重者,阳虚则寒,心阳不足,温煦功能减退,症见畏寒喜暖、四肢逆冷等虚寒之象,患者可见心率缓慢,可加细辛以温振心阳提高心率;气虚重者,心主神志的生理功能失去阳气的鼓动和振奋,则精神、意识和思维活动减弱,易抑制而不易兴奋,临床可见精神萎靡、神思衰弱、反应迟钝、迷蒙多睡、懒言声低等,可加黄芪、肉桂以助红参大补元阳;阳虚血瘀者,阳气亏损,瘀血阻滞,症见畏寒肢凉、肢体麻木,或痿废不用,或局部固定刺痛,舌淡胖或有瘀点、瘀斑,脉沉迟而涩结代,加醋乳香、醋没药温阳活血止痛。

【临床应用】心阳不振证可见于长期持续性房颤、永久性房颤及老年患者,多合并缓慢性心律失常、心功能不全、扩张型心肌病、甲状腺功能减退、心肌炎恢复期、射频术后反复发作、肿瘤或接受肾脏透析治疗,症见心悸不安,胸闷气短,动则尤甚,面色苍白,形寒肢冷,精神萎靡,小便不利或清长,大便溏稀,舌淡苔白,脉象虚弱或沉细无力。

14. 苓桂龙蟾汤

【基本方】　茯苓 30g　　　桂枝 9g　　　炒白术 12g　　　桑白皮 15g
　　　　　　　葶苈子 15g　　僵蚕 12g　　地龙 12g　　　蟾酥 0.05g$^{(分冲)}$

【功效】温阳利水,消喘定悸。

【主治】房颤证属水气凌心证。

【方证要点】《证治准绳·杂病·悸》云:"心为火而恶水,水既内停,心不自安,故为悸也。"《金匮要略·痰饮咳嗽病脉证并治》指出,"水在心,心下坚筑,短气,恶水不欲饮";"凡食少饮多,水停心下,甚者则悸,微者短气";"水在肾,心下悸"。可见水饮上凌于心最易引起心悸。《素问·经脉别论》云:"饮入于胃,游溢精气,上输于脾;脾气散精,上归于肺;通调水道,下输膀胱。水精四布,五经并行。"因此,水饮的形成与肺、脾、肾关系最为密切,肺为水之上源、脾主运化水液、肾主水。故治疗水气凌心的基本原则是温阳利水,消喘定悸,悸虽在心,但治疗的病位在肺、脾、肾。

【方药解析】茯苓、桂枝、白术是《金匮要略》温化痰饮的基本方苓桂术甘汤的主要组成。本方中应用茯苓、桂枝、炒白术,取苓桂术甘汤中三药应用之义。茯苓归心、肺、脾、肾经,是治疗水气凌心心悸的专病专药。《本草纲目》云"茯苓气味淡而渗,其性上行,生津液,开腠理,滋水源而下降,利小便";张洁古谓其属阳,浮而升,言其性也;东垣谓其为阳中之阴,降而下,言其功也。桂枝归肺、心、膀胱经,是通阳化气,发汗解表的要药,上能"开鬼门",下能"洁净府",二药为经典药对(如可见于桂枝茯苓丸),可温经通络,散寒利水为君药。炒白术健脾益气、燥湿利水,止汗,能助苓桂利水而定悸为臣药。桑白皮为泻白散君药,葶苈子为葶苈大枣泻肺汤的君药,两者皆可入肺经,泻肺水,同时现代药理学研究证实二药均有明确的强心利尿作用,故两者亦为臣药。地龙可清热定惊、通络、平喘、利尿,为治喘利尿的要药,现代药理学研究认为地龙有很强的抗凝血、溶血栓作用,广泛应用于心脑血管疾病的治疗。在此方中,地龙一可利水平喘,二可镇静安神,三可通经活血,破解"血不利则为水"之弊,是方中重要佐药。僵蚕如前所述取其与病气相投,可"和入诸药,使为乡道"。另是取其配合地龙增加全方抗血栓的作用,亦为佐药。心为火脏,最为恶水,最易被阴霾之邪蒙蔽而致心阳不振,蟾酥味辛性温,取其开窍通痹之功,具有强心、提高心率、抗缺血、抗休克等作用。

【加减用药】肺阳不振,肺失宣发,症见咳嗽,呼吸不畅,胸闷,憋气,小便不利者可加炙麻黄以宣肺气,"开鬼门";心阳不振者,症见心悸怔忡,畏寒喜暖,四肢逆冷,心率缓慢者,可加细辛以温振心阳,提高心率;肾阳不足、气化无力者,症见虚喘气短,咳喘痰鸣,五更泄泻,或便秘,身浮肿,腰以下尤甚,小腹牵引睾丸坠胀疼痛,或阴囊收缩,遇寒则甚,遇热则缓,酌加制附子以温阳化气利水;脾阳不足者,水饮内停心下,症见胃中振水有声,脘腹喜温喜按,胸胁支满,背部寒冷,心悸气短,甚者下肢水肿,按之凹陷不起,小便不利,可加干姜、木香以温阳健脾利湿。

【临床应用】水气凌心证可见于持续性房颤或永久性房颤,以及大部分风湿性心脏瓣膜病患者,房颤持续时间较长,并发症较多。患者大多合并充血性心力衰竭、冠心病、心肌梗死、扩张型心肌病、肿瘤,或接受肾脏替代治疗。临床症见心悸怔忡,头晕目眩,胸闷痞满,咳嗽喘憋,渴不欲饮,小便短少,或下肢浮肿,形寒肢冷,伴恶心,欲吐,流涎。舌淡胖,苔白滑,脉象弦滑或沉细滑结代。

参 考 文 献

[1] 尚志钧.历代中药文献精华[M].北京:科学技术文献出版社,1989:121.

[2] 曹俊娜,王蕾,刘文第.蝎毒素结构与功能研究进展[J].河南中医学院学报,2009,24(3):118-120.

[3] 高婷,尹卫平.基于蛛形纲节肢动物药用价值及抗菌活性成分的研究[D].洛阳:河南科技大学,2012.

[4] 郝晓云,彭延吉,肖长江.全蝎提取液对血液凝固的影响[J].血栓与止血学,2004,7

(4):158-159.

［5］刘丹,曹广尚,司席席,等.黄连中生物碱类成分抗心律失常研究概述［J］.山东中医杂志,2017,36(2):164-166.

［6］HUANG C G,CHU Z L,WEI S J,et al. Effect of berberine on arachidonic acid metabolism in rabbit platelets and endothelial cells［J］. Thrombosis research,2002,106(4-5):223-227.

［7］梅全喜.现代中药药理与临床应用手册［M］.北京:中国中医药出版社,2008:240-241.

［8］国家药典委员会.中华人民共和国药典(2020年版).一部［S］.北京:中国医药科技出版社,2020.

［9］严铸云,李晓华,陈新,等.僵蚕抗惊厥活性部位的初步研究［J］.时珍国医国药,2006,17(5):696-697.

［10］胡鹏飞,王敬平,范荣培,等.僵蚕提取物对小鼠自主活动的影响［J］.时珍国医国药,2005,16(11):1113-1114.

［11］徐婷,曹惠明,金昔陆.延胡索乙素临床应用的研究进展［J］.上海中医药大学学报,2000,14(4):60-36.

［12］孙柳燕,王如伟,熊江波.可达灵心脑血管药理作用研究概况［J］.医药导报,2009,28(5):628-630.

［13］王莹,褚扬,李伟,等.三七中皂苷成分及其药理作用的研究进展［J］.中草药,2015,46(9):1381-1392.

［14］翟旭峰,肖小春,娄勇军,等.生酸枣仁及其炮制品镇静催眠作用及对失眠大鼠脑电图的影响［J］.中药药理与临床,2015,31(6):94-97.

［15］黄宜生,糜小英,熊纭辉.酸枣仁总皂苷对缺血再灌注损伤大鼠心律失常的影响及其机制［J］.内蒙古中医药,2013,(17):45-46.

［16］黄宜生,贾钰华,孙学刚,等.酸枣仁皂苷A对缺血再灌注损伤大鼠心律失常及Bcl-2、Bax表达的影响［J］.中药新药与临床药理,2011,22(1):51-54.

［17］张玮,袁秉样,于晓江.酸枣仁总皂苷对大鼠血液流变学及体外血栓的影响［J］.陕西中医,2005,26(7):723-725.

［18］新生,谭红涛,叶表晖,等.颈部迷走神经干低频刺激对SD大鼠房颤模型的抑制作用［J］.解剖学研究,2020,42(3):214-217,224.

［19］弥少文.慢性心力衰竭伴室性心律失常采用人参果总皂苷治疗的疗效评价［J］.中国疗养医学,2020,(6):659-661.

［20］张俊敏,邱会国.麻黄附子细辛汤联合阿托品治疗冠心病缓慢性心律失常对患者心电图的改善效果分析［J］.实用中医内科杂志,2021,35(1):116-118.

［21］汪顾浩,高继海,陈海媚,等.转录组学探讨附子治疗急性心衰大鼠的作用机制［J］.中国中药杂志,2019,44(1):131-140.

［22］李华,王仁俊,欧阳菲,等.蟾酥对蟾蜍心电活动的影响［J］.吉林师范大学学报,

2014,（3）:142-144.

[23] 刘彦彦.蟾酥药理作用研究进展[J].河南农业,2014,18(9):59-60.

[24] XIA X L,JIN H Z,YAN S K,et al. Analysis of the bioactive constituents of Chansu in rat plasma by high Performance liquid chromatography with mass spectrometric detection[J]. J Pharm Biomed Anal,2010,53(3):646-654.

[25] 蒋洁君,周婧,马宏跃,等.蟾酥对豚鼠心脏电生理的影响[J].中国药理学与毒理学杂志,2011,25(3):307-309.

[26] 郑晓珂,白义萍,张国顺,等.桑白皮有效部位对心衰大鼠心功能的影响[J].中成药,2016,38(10):2093-2098.

[27] 张国顺,白义萍,王小兰,等.葶苈子抗心衰有效组分筛选及其作用机制分析[J].中国实验方剂学杂志,2017,23(4):118-125.

[28] 毕燕芳,马书林.中药地龙中溶栓成分研究进展[J].上海中医药杂志,2004,38(8):60-62.

[29] 彭延古,李露丹,雷田香,等.僵蚕抗凝成分对血小板聚集的抑制效应[J].血栓与止血学,2007,13(2):78-79.

下　篇
房颤临证新说

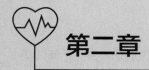

第二章

房颤分类论治经验

第一节　房　颤　前　期

一、概述

中医治疗房颤的理论先进性体现在未病先防方面，即在"治未病"这一中医核心理论及认识论的导向下，提出"房颤前期"的概念。需要明确的是，"房颤前期"并非单指隐匿性房颤、亚临床房颤或无症状房颤，但亦不除外以上三种类型。有房颤高危风险的人群，是"房颤前期"的主体。而这种高危风险，随着心电技术的不断进步，我们有更多的方法去预测，比如目前对于心脏植入式电子设备（cardiac implantable electronic device，CIED）的患者，我们使用"心房高频事件（atrial high rate episode，AHRE）"来预测和评价房颤发生的可能性及危害。同时我们也关注到 P 波宽度及离散度对预测房颤发生的重要性。实际上房颤前期概念的提出需要克服重大的逻辑障碍及固有认识的壁垒。并非说一定是要患者将来监测到了房颤的发生，我们再回顾性地研究其发生前的危险因素。这比如像我们熟知的冠心病危险因素一样，≥3 个危险因素，其罹患冠心病的风险更高。这类尚未发生显著冠状动脉粥样硬化并且具备≥3 个危险因素的患者，我们需要对其进行冠心病一级预防，但是≥3 个危险因素的患者将来并非一定出现冠心病。同理，我们提出"房颤前期"的概念的目的其实就是要通过潜在危险因素的评估，对房颤发病进行一级预防。具体来讲，比如我们认为频繁发作的快速性房性心律失常就是非瓣膜性房颤发生的重要危险因素；频发房性期前收缩，并且 P 波时限及振幅离散度大，以及频发房性早搏并伴有双房增大的患者等等这些亦是非瓣膜性房颤发生的重要危险因素。类似以上这些临床因素均应作为房颤一级预防的干预点，如减少房性期前收缩的发作、缩短 P 波时限及振幅离散度大等。这也就是我们在"治未病"这一中医核心理论及认识论的导向下，提出"房颤前期"的目的所在。

二、病机要点

"肝郁、气滞"是房颤前期的主要病机特点。肝郁化热灼伤心血、肝郁脾虚，心血化源不足，引发心悸。西医学认为，交感神经兴奋可缩短心房肌动作电位时限，增加心房肌自律性，并有助于形成微折返；副交感神经张力不足可缩短心房有效不应期，增加离散度而增加折返的可能性。并且在心脏疾病发生过程中副交感神经优势逐渐丧失，而使得交感神经介导的房颤发生更为常见。而其中肝气是否条畅与肺"主气司呼吸"关系十分密切。呼吸频率可以受到自主意识控制，过多的外界不良刺激及不良压力最易引起呼吸频率的改变，出现呼吸频率加快、频率不协调等问题。而心脏的跳动主要受到自主神经的支配，无论西医学抑或是中医学都认为"一吸四至"，因此当外界出现不良刺激或不良压力时，受自主意识支配的呼吸与自主神经支配的心律之间就会出现不协调，这时就会出现我们讲的"气滞"。随着"肝郁气滞"日久，"房颤前期"最终发展为房颤的核心病机又与"肝风"最为密切。笔者认为"肝风内动"本质为肝脏阴阳相争动荡形成"贼风"妄动于内。足厥阴为肝，手厥阴为心包。心包者，亦包心也，是包绕心君的一个结构，故古称为"心主之宫城"。因此"贼风"最易侵袭心脏，最终引起房颤的发生。

三、治疗总纲

针对"肝郁气滞"的病机要点，治疗总以疏肝理气为大法。《素问·举痛论》曰"怒则气逆"，"思则气结"。当代人由于社会、生理、心理等多方面因素，容易产生焦虑抑郁状态。生气则使气机上逆，在疏肝的过程中应注重平肝降逆，避免理气药物过燥导致孤阳独亢；忧思则使气机停滞，平肝的用药应注重轻灵流动，防治重镇药物导致脾胃呆滞。

四、辨证论治

1. 肝郁气滞

【症状】偶感心悸或无心悸，精神抑郁或焦虑，情绪不宁，胁肋胀痛，痛无定处，脘腹胀闷不舒，不思饮食或暴饮暴食，善太息，偶见胸闷痞满或喉中介介如梗状，大便时干时溏，失眠纳差，女子见月经不调。舌质淡黯，苔薄腻，脉弦或结代。

【病证分析】房颤前期患者大多具备房颤易患的中医体质特点，往往性格内向、敏感，易紧张焦虑，长期睡眠不好或精神衰弱，抑或长期有消化系统疾病。中医认为"肝主情志"，一旦失疏则会出现"肝郁气滞"，这与我们的神经调节是否协调关系密切。肝主疏泄、调畅情志，若肝气郁滞，气机不畅，往往导致情志不舒、焦虑烦躁、睡眠障碍,极易增加交感神经张力并增加房颤形成的可能。这类"房颤前期"患者往往尚未出现心悸感觉或偶感心悸,而由于"气滞"多有善太息,偶见胸闷痞满胁胀,或喉中介如梗状。"肝郁"易致"土郁",患者时见脘腹胀满不舒,大便不调时干时溏。另外,女子以肝为本,房颤前期中青年女性患者常见月经不调。"气为血帅",气滞则舌质黯淡,肝郁则苔腻,脉弦或弦数,偶见结代。

【**治法**】疏肝理气。

【**基本方**】四逆散。

柴胡 9g　　　　　白芍 9g　　　　　枳实 9g　　　　　炙甘草 9g

【**用药特色**】笔者在治疗房颤前期中十分重视柴胡 - 白芍这一经典药对的使用。该药对常作为疏肝解郁、调畅气机、舒畅情志最基本的配伍药对,是多个疏肝解郁疗效明确的复方如《太平惠明和剂局方》逍遥散、《景岳全书》柴胡疏肝散、《伤寒论》四逆散等的基础药物。在方中柴胡作为君药,白芍为臣药。从中医理论讲,柴胡轻清辛散,疏肝解郁;白芍酸寒收敛,养血柔肝。从归经理论讲,两者共同归于肝经;从性味理论讲,二药配伍使用,以白芍之收,牵制柴胡之散;用柴胡之散,又佐助白芍之敛。两者互相依赖,互相促进,互制其短而展其长,为散收配伍的典型代表。现代药理研究提示二药配伍有明确的抗焦虑、抑郁、惊厥及明显的保肝护肝的药理作用。佐以枳实理气解郁,泄热破结,与白芍相配,又能理气和血,使气血调和。使以甘草,调和诸药,益脾和中。笔者认为四药合用紧紧抓住了房颤前期的病机特点,理气、解郁、柔肝、调脾四者缺一不可,多一则显冗余。

【**加减化裁**】肝气郁结重者,症见急躁易怒、两胁胀痛、口苦、妇女可见经期乳房胀痛或痛经者,可加元胡 12g、川楝子 9g 以助疏肝行气;肝阴不足、肝体不柔者,症见口干口苦、双目涩痛、腹中夯闷、失眠健忘、大便干结、脉弦细者,可加玄参 12g、沙参 12g 以助白芍柔肝体、养肝阴;气郁化热者,症见面红目赤、头晕目眩、牙龈肿痛、口气如秽、大便干结、小便黄、苔黄腻、脉弦数者,加黄连 6g、菊花 12g、炒栀子 12g、淡竹叶 10g 以清肝热。肝郁日久脾虚重者,症见面色萎黄,不思饮食,形体消瘦、便溏,舌黯淡、苔白腻、脉细弱者,加炒白术 15g、太子参 12g 以助甘草益脾和中。

2. 肝郁化热

【**症状**】患者偶感心悸或无心悸、精神抑郁,情绪急躁易怒,口苦目赤咽干,头晕目眩,胁肋胀痛,痛无定处,脘腹胀闷不舒,不思饮食,善太息,大便秘结,小便黄赤,心烦失眠,女子见月经不调,舌质淡红,苔薄腻,脉弦或结代。

【**病证分析**】此种证候亦是"房颤前期"最常见证候之一,亦属于房颤的"治未病阶段",青年患者多见,女性多于男性,可合并甲状腺功能异常或结节增生性疾病以及自主神经功能紊乱、高血压等。此类患者拥有房颤发生的中医体质特点，抑或是隐匿性房颤患者。因此，此类患者是中医药防治房颤的优势点，同时也是能够阻断房颤发生的最佳切入点，应得到临床中医医生的重视。相对比肝郁气滞证，肝郁化热证患者往往偏实性体质，肝郁日久，易郁而化热，甚或化热生风，肝风内动。故更易出现头晕目眩，口苦目赤咽干，舌红苔腻，脉弦数或结代等症状。气滞与郁热更为明显，故可偶感心悸发作。此时应理气解郁、清肝息风并重。

【治法】清肝解郁。

【基本方】合欢逍遥散。

柴胡 9g	白芍 10g	枳壳 12g	当归 9g
炒白术 12g	茯苓 15g	炒栀子 9g	合欢皮 12g
鸡血藤 15g	全蝎 3g	羚羊角粉 0.3g$^{(分冲)}$	

【方药解析】首先，在肝郁化热证中"肝郁"是发病之源。肝为藏血之脏，喜条达主疏泄，体阴用阳。七情郁结，则肝失条达，久而久之会出现肝郁脾虚、肝风内动而引起房颤发生。方中柴胡、枳壳疏肝解郁，条达气机为君；当归、合欢皮、白芍、鸡血藤养血活血，柔肝解郁为臣。《本草分经》曰："柴胡升阳气下陷，引清气上行，而平少阳厥阴之邪热。宣畅气血，解郁调经，能发表，最能和里。"枳壳行气消痰、散结消痞，配合柴胡则疏肝之力更宏。而肝之阴血不足，首当配以白芍、当归、合欢皮以达到养肝血、敛肝阴之目的。其中柴芍为伍，借柴之疏散使补而不滞，凭芍之收敛使疏而不散，可谓疏肝柔肝之最佳组合，可见于逍遥散、柴胡疏肝散等方剂。《神农本草经》认为合欢皮"主安五脏，和心志，令人欢乐无忧"。合欢皮和血下行，入肝经的同时又入心经，既可解郁又可安神，乃治疗虚烦不安、心悸怔忡、调心安神之佳品。又当归配合鸡血藤是中医伤科的经典配伍药对，功主养血活血。《本草正》云："当归，其味甘而重，故专能补血，其气轻而辛，故又能行血，补中有动，行中有补，诚血中之气药，亦血中之圣药也。"鸡血藤归肝经，活血补血，调经止痛，舒筋活络。两者配伍，补血活血行血，一能养肝体、补肝用，二能生肝血、荣心血而安神定悸。

其次，"热极生风"是核心病因。羚羊角是牛科动物赛加羚羊的角，最早记载于《神农本草经》，有着 2 000 多年的药用历史，性寒，味咸，归肝、心经，具有平肝息风、清肝明目、凉血解毒、解热镇静的作用。《本草纲目》记载："入厥阴肝经甚捷，肝主风，在合为筋，其发病也，小儿惊痫，妇人子痫，大人中风搐搦，及筋脉挛急，历节掣痛，而羚羊角能舒之。"它是治疗肝郁热生风、肝风内动的一味要药。羚羊角粉佐以全蝎，更能增加平定"贼风"的作用。全蝎是一种具有毒性的动物类中药，《本草求真》认为："全蝎专入肝。味辛而甘。气温有毒。色青属木。故专入肝祛风。"如前所述，蝎毒素有明确的强心作用，并可抑制血小板聚集,减少纤维蛋白原含量及缩短优球蛋白溶解时间。因此羚羊角、全蝎配伍是方中重要佐药。叶天士《临证指南医案》认为"内风,乃身中阳气之变动",肝风乃肝气郁结,郁热耗伤阴血而内风起,羚羊角粉佐以栀子,能更好地清肝之郁热,热邪祛则阴阳平定而风自灭。栀子苦寒,归心与三焦,清心除烦之要药,《本草经疏》认为"栀子,清少阴之热,则五内邪气自去,气降则火降,火降则血自归经。"

最后,"木郁乘土"是重要发病基础。肝郁木旺最易克伐脾土,脾土素虚则肝木反侮,最终都会导致肝郁脾虚。脾虚生化乏源,气血两亏,心气不足则心胆怯,心血不足则心神失养,为房颤的发生奠定了物质基础,也是房颤早期的重要基础病因。治疗上应健脾化湿,调畅气机。方中以茯苓、白术健脾化湿为佐使,《本草正》言茯苓"能利窍去湿,利窍则开心益智,导浊生津;去湿则逐水燥脾,补中健胃;祛惊痫,厚肠脏,治痰之本,助药之降"。白术苦甘而温,苦燥湿,甘补脾,温和中,故补脾燥湿健运,实土以御木乘,《本草汇言》指出:"白术,乃扶植脾胃,散湿除痹,消食除痞之要药。脾虚不健,术能补之,胃虚不纳,术能助之。"

【加减化裁】风重者,症见头晕目眩悸动剧烈,步履不正,行走飘浮,摇摆不稳,可加珍珠母 15g$^{(先煎)}$、牛黄 0.3g$^{(分冲)}$配合羚羊角三者形成角药,平肝息风;热重者,症见急躁易怒,头晕胀疼,面红目赤,口苦,咽干,不寐,妇女乳房胀痛,月经不调,加黄连 6g、知母 12g 配合栀子形成角药,可清热解郁;湿重者,症见面色萎黄,四肢不温,神倦乏力,足跗时肿,舌淡,苔白或腻,脉弱结代,加桂枝 12g,配合白术、茯苓形成角药,温阳化饮;气滞重者,症见胁肋胀痛,胸闷,饮食减少,疼痛部位走窜不定,时痛时歇,得嗳气则痛胀见宽,情绪波动则疼痛加剧,脉弦结代,加甘松 12g、佛手 12g 配合柴胡形成角药,疏肝理气;血瘀者,症见胸胁胀满疼痛,可并癥瘕积聚,加川芎 9g,配合当归、白芍形成角药,养血活血;神不宁者,症见心中烦躁,精神不安,加酸枣仁 30g,配合合欢皮、鸡血藤形成角药,养血安神;脾阳不足者,症见阴寒内生,腹胀腹痛、便溏,原方去栀子;血热妄行或妇女正值经期者,鸡血藤、当归、合欢花宜减量。

3. 气滞痰阻

【症状】偶感心悸或无心悸,胸胁胀闷,走窜隐痛,或伴颈前肿大、伴有情绪激动易怒或咽中如有异物咯之不出、咽之不下等,或急躁易怒,胁下痞块,胸膈满闷,或咳或呕,或有倦怠懒言,活动后喘促痰多,大便黏腻不畅,心烦失眠。舌苔白润或白滑,脉弦缓或弦滑或结代。

【病证分析】"痰"是人体津液不归正化的病理产物,是人体最为常见的病理因素之一,是贯穿房颤整个疾病病程中的重要病理产物,亦是"房颤前期"常易出现的病理产物,肝郁气滞容易直接导致痰阻的病理环节。其最大的特点是因气血运行不畅而产生,产生后又容易影响气血的正常运行。"脾为生痰之源","脾主运化",当脾运化水液能力下降时,便会产生痰饮,而其中质黏稠者为痰,质清稀者为饮。由于"肝气郁结"是房颤前期的主要病机特点,因此"木克脾土""肝郁脾虚"即是其发展的下一阶段,"土被木克"运化失职则病理性"痰"的产生成为一个必然产物,而这种病理产物也有其特点:《医学准绳六要》认为"痰饮变生诸症,形似种种杂病",迁延难愈,易与他合。患者可见咳吐痰涎,可见形体组织的癥瘕包块,如甲状腺结节、皮下纤维脂肪瘤、乳腺结节、下颌淋巴结节等。这些结节反过来可以进一步影响机体气血运行或激素水平,加重肝气郁结的程度。

【治法】理气化痰。

【基本方】半夏厚朴汤。

| 法半夏 9g | 茯苓 12g | 厚朴 9g | 生姜 9g |
| 苏叶 6g | | | |

【方药解析】半夏厚朴汤出自《金匮要略》,书中记载:"妇人咽中如有炙脔,半夏厚朴汤主之。"系由痰气互结咽喉,肺胃宣降失常所致。每因情志不畅,肝气郁结,肺胃失于宣降,聚津为痰,痰气交阻,互结咽喉,故咽如物阻,咯吐不出,吞咽不下,胸膈满闷等。气不行则郁难开,痰不化则结难散,而且痰凝可加重气滞,气滞又可促进痰结。治宜两者兼顾,法当行气解郁,化痰散结。方中半夏苦辛温燥,化痰散结,降逆和胃为君。厚朴苦辛而温,行气开郁,下气除满,助半夏以散结降逆为臣。两药为伍,一行气滞,一化痰结。茯苓甘淡渗湿健脾,助半夏以化痰;生姜辛散温行,助半夏和胃而止呕,共为佐药。苏叶芳香疏散,宣肺疏肝,助厚朴行气宽胸,宣通郁结之气,为使药。综观全方,辛苦合用。辛可行气散结,苦能燥湿降逆,共奏行气散结,降逆化痰之功。

【加减化裁】气滞重者,症见胁肋攻窜胀痛,或痛处可扪及包块,舌质紫黯,脉涩结代,可加川楝子 9g、延胡索 12g、醋鳖甲 12g 以破气解郁;痰湿重者,症见心悸气短,咳嗽咳痰,胸憋气促,痰涎壅盛,大便溏,脉弦滑,舌苔白腻者,可加苍术 15g、石菖蒲 12g、远志 12g 以燥湿化痰;脾虚重者,症见乏力倦怠嗜卧、下肢或面部肿胀,或面色萎黄、大便溏稀,舌胖大水滑,脉滑弱或濡,加炒白术 15g、茯苓 15g、党参 12g、陈皮 9g,砂仁 6g 以健脾运湿。

4. 痰热内扰

【症状】偶感心悸发作,或心悸发病突然,常突发突止,头晕目眩,急躁易怒,肢体困重,胸脘痞闷,呕恶吐痰,惊悸不安,口苦咽干,头痛头重,言语杂乱,或反复梦魇,心烦失眠,肢体强急,或咳或呕,痰多而黏,口苦,大便秘、小便赤。舌红、苔黄腻,脉弦滑数或结代。

【病证分析】"痰热"是房颤发作的夙根,是"房颤前期"与房颤之间的桥梁。历代医家对于"痰热"致悸亦有较详细的论述。《丹溪心法》提出："时作时止者,痰因火动。"因心五行属火,痰火致病,则最易扰心神,对此吴注《黄帝内经·素问》有"心……在五行为火……则同气相求,必归于心,心引而动,名曰心掣"的论述。清代吴澄《不居集·怔忡惊悸健忘善怒善恐不眠》载:"心者,身之主,神之舍也。心血不足,多为痰火扰动。"《素问玄机原病式·火类》中明确指出因火作悸,强调了痰火在心悸中的致病作用。

【治法】清热化痰。

【基本方】黄连温胆汤。

黄连 6g	竹茹 12g	枳实 6g	法半夏 6g
陈皮 6g	甘草 3g	生姜 6g	茯苓 10g

【方药解析】黄连温胆汤出自《六因条辨》,由黄连、半夏、竹茹、生姜、枳实、甘草、茯苓和陈皮组成。《金匮要略》可以窥见雏形,其由橘枳姜汤及橘皮竹茹汤演变而来。方中以半夏配黄连,半夏辛开,黄连苦降,为开气结、燥湿热的绝妙配伍对药;枳实配竹茹清热、化痰、降气,《本草衍义补遗》述"枳实泻痰……滑窍泻气之药",故加枳实以泻之;竹茹不仅可降逆化痰,又能理气;陈皮亦有理气燥湿祛痰之功,恰如朱震亨所述:"善治痰者不治痰而治气,气顺则一身之津液随气而顺矣。"

【加减化裁】痰火较甚者,火热最易血结致瘀者,症见口舌生疮,咽喉肿痛,头晕目眩,舌红绛,苔黑黄,脉弦数者合用凉血化瘀之法,加琥珀粉 3g^(分冲)、丹参 15g 最宜。《本草经疏》言:"琥珀,专入血分……故能消瘀血也……则行血破血……利窍……镇心安神。"火热不甚,痰蒙神窍者,症见头重如裹,昏昏欲睡,舌红,苔黏腻,脉滑数,加石菖蒲 15g、远志 12g 开窍化痰;痰火致悸兼少阳枢机不利,见口苦咽干、眩晕、胸闷者,合小柴胡汤。兼见烦躁、大便不通者,合柴胡加龙骨牡蛎汤之意,加生龙骨 30g^(先煎)、生牡蛎 30g^(先煎)、大黄 9g 以镇静安神,泻热通便;后期痰火渐减,伤阴之象者,加西洋参 6g^(另煎)、枇杷叶 12g。痰火已清,症状不显者,不忘健脾祛痰以巩固疗效,加炒白术 12g、生薏苡仁 15g、白扁豆 12g。

五、验案精选

张某,女,60 岁,2020 年 4 月 27 日初诊。

【病史】间断胸闷、心慌 6 年,伴左肩背痛 6 个月。6 年前劳累后出现胸闷、心慌,诊断为"冠心病",予保守治疗后症状改善。其间每有胸闷、心慌时,自行服用益安宁丸,未系统诊治。6 个月前无明显诱因出现左侧肩胛骨及后背疼痛,伴左上肢疼痛,劳累后胸闷明显,休息后可缓解。来诊症见:口干苦,左肩胛区疼痛,伴左上肢疼痛,双下肢轻度可凹陷性水肿,劳累后心慌;纳可;眠差,难以入睡;小便夜频,5 次 / 晚;大便可。查体:心率 70 次 /min,血压:140/70mmHg,双肺听诊(−);心脏听诊(−)。舌红黯,苔薄黄,脉弦滑。否认糖尿病、高血压史。母亲冠心病史。辅助检查:2021 年 4 月 6 日心超:①左房增大:41mm;②左室舒张功能减低;③二尖瓣反流、三尖瓣反流;④主动脉瓣反流;⑤主动脉窦及升主动脉增宽,室间隔厚度 13mm。

【西医诊断】冠心病;脂肪肝。

【中医诊断】胸痹心痛。

【辨证分型】气滞痰阻,肝郁化热。

【治法】理气化痰,清肝解郁。

【方药】半夏厚朴汤合欢逍遥散化裁。

法半夏 9g	茯苓 15g	厚朴 9g	全瓜蒌 12g
柴胡 9g	炒白芍 12g	枳壳 12g	当归 12g
炒白术 12g	合欢皮 12g	鸡血藤 15g	丹参 15g

7 剂,水煎服,日 1 剂,分两次服。

二诊:患者服上方后胸闷减轻,左肩胛及左上肢疼痛减轻,心慌亦改善,睡眠改善;但仍觉口干苦,情绪激动、劳累及活动后心慌明显。考虑气滞与郁热明显,故上方减鸡血藤、炒白芍等,加延胡索 12g、黄连 6g、水牛角粉 15g^(分冲)。继服 14 剂。

三诊:患者服上方后,胸痛未有发作,心慌、口干苦等症状得到缓解。但诉近 1 周食肉过多,现脘腹胀满,纳少,大便黏腻,排便费力。舌黯红,苔白腻,脉弦细。考虑肝经郁热已除,痰湿阻滞之证明显。故上方去黄连、水牛角粉等,调方如下:法半夏 9g,全瓜蒌 12g,穿山龙 30g,炒白术 12g,茯苓 30g,泽泻 12g,桑白皮 15g,丹参 15g,延胡索 12g,伸筋草 12g,白芷 15g,生薏苡仁 30g,水煎 14 剂服用。

四诊:患者服药后胃脘部胀满症状消失,胸闷、心慌未发作,症状大为改善,患者精神亦佳。故原方继服 7 剂,巩固疗效。

【按语】患者中年女性,间断胸闷、心慌 6 年,伴左肩背痛 6 个月,冠心病 6 年,临床以纯实证多见。患者平素性格敏感,易紧张焦虑。患者有冠心病基础病史,左心房增大,长期致情志不舒、焦虑、睡眠障碍,增加交感神经张力,极易导致房颤形成。患者平素焦虑进一步损伤脾气,脾虚生湿,痰湿内居,气郁、痰湿日久化热,致心脉挛急出现心慌。因患者冠心病病程较长,心慌是其伴随症状,结合舌黯红等,综上很大程度上考虑为房颤前期,中医辨证考虑气滞痰阻,肝郁化热。气滞痰阻是房颤前期的根源所在,后期肝热生风是其发作病机。故首诊治疗理气化痰为主,兼以清肝解郁,因患者情绪负担较重,口干苦等症状缓解不显,故加清心肝火之药黄连、水牛角粉等。三诊患者肝经郁热已解,饮食不当致脾胃受损,中焦失运、气机不畅则腹部胀满,肠道不畅,进而影响上焦心气、心神。故以健运脾气,化痰祛湿,使得脾胃升降相因,气机和畅,才可使心气充沛、心神安定。

第二节　阵发性房颤

一、概述

阵发性房颤是指房颤持续时间≤7天(通常不超过48小时),可自行终止的一类房颤。处于房颤病程的初期阶段,具有发病突然、时发时止、发无定时、止无常数的特点。阵发性房颤急性发作期多因心室率的突然加快,患者多伴有心悸、胸闷、头晕、乏力、汗出等明显不适,严重者可伴有胸痛、喘憋、晕厥、四肢冰冷等心绞痛、心衰或休克的表现。重症表现者多见于器质性心脏病,心室率过快,房颤持续时间长和发作频繁的患者。阵发性房颤可归属中医心悸范畴,因其发病急骤、止无定律,笔者临证多从风立论,治疗上善用息风止颤之法,效如桴鼓。

二、病机要点

阵发性房颤以发病急骤、突发突止、心率加快、脉搏增速为突出特点。这与中医风邪致病起病急、主动而善变的规律相似。笔者认为风邪是阵发性房颤的关键病理要素。阵发性房颤急性发作期可归属于"风动"范畴。阵发性房颤内风的产生以实证为多,实风多源于肝郁日久化热,火盛生风,或肝郁气滞、血行不畅、瘀血内停、瘀久化热生风,或痰湿久居,蕴热生风所致,肝火、痰热、瘀血是实风产生的病理根源,多见于中青年、未合并器质性心脏病的阵发性房颤患者。虚风的产生多源于机体之心气、心阴不足,日久心脉失养、虚风内动。虚风多见于老年人、合并器质性心脏病、病程冗长的患者。

三、治疗总纲

对于中青年、未合并器质性心脏病的阵发性房颤患者,多以邪气实为主,根据邪实的不同多施以清肝泻火息风、清热化痰息风、理气活血息风之法。对于老年、合并器质性心脏病的阵发性房颤患者多为虚实夹杂、因虚致实之证。急性发作期仍以泻实为主,兼以补虚,主张七分泻、三分补。缓解期则以补虚为主,祛邪为辅。补虚则以补心气、滋心阴为法。泻实多采用养血活血、通络息风、健脾祛湿、化痰息风之法,主张七分补、三分泻,使正气充足,病邪渐退且不能复生,则疾病向愈。

四、辨证论治

1. 肝郁化火，火盛生风

【症状】心悸，头胀头晕，胸胁胀满，喜长叹息，口干多饮，口苦，急躁易怒，失眠多梦，大便干结，小便黄赤。舌红苔薄黄、脉弦数。

【病证分析】此型多见于无器质性心脏病的中青年女性阵发性房颤患者，多因长期情怀不遂、精神紧张或忧思恼怒，致肝气郁结，日久肝郁化火，火盛生风，上扰心神而发心悸。病机要点为肝经实火，热郁风动。火热上行则头晕头胀，肝火内炽，则急躁易怒、口苦、小便黄赤、失眠多梦。肝气不舒则胸胁胀满、善太息，热盛伤阴则见口干多饮、大便干结之象。舌红苔薄黄、脉弦数均为肝火炽盛之象。

【治法】清肝泻火、息风止颤。

【基本方】羚夏清肝汤加减。

丹参 15g	夏枯草 15g	牡丹皮 9g	当归 9g
生地黄 15g	白蒺藜 12g	僵蚕 12g	白芍 15g
炒栀子 8g	羚羊角粉 0.3g^(分冲)		

【用药特色】肝为刚脏，体阴而用阳，喜柔喜和，不耐攻伐，肝火亢逆无制化风，不宜苦寒直折，当以苦辛清散之品，因势利导，使郁火有透散之路。羚羊角、白蒺藜、僵蚕是笔者常用的清肝息风止颤角药。羚羊属木，其角入厥阴肝经甚捷，同气相求，羚羊角生于头部，既降且升，具有发表之力，又性凉解毒，能清肝火，又能息风阳。白蒺藜、僵蚕质轻辛散之品，主入肝经，助羚羊角平肝息风之力。针对肝火上炎，笔者常用夏枯草，该药苦辛寒之品，质轻清上浮，宣散肝热，寒降之力又泻肝火，善清气分之肝热。阵发性房颤以促脉、数脉多见，为热侵血脉、营分郁热不得宣发所致。笔者常用丹参、丹皮、炒栀子清血分之肝热。火盛易灼伤阴血，合当归、生地黄、白芍养肝阴、补肝血。该方辛清苦降、气血同调，使肝火从气血两清，火降则风息，风息血净则心悸自止。

【加减化裁】心火亢盛，口舌生疮、小便灼热者，合用黄连 6g、炒栀子 9g 清心除烦利尿。头晕甚者，合用天麻 15g、钩藤 15g 以平肝潜阳，息风止眩。肝火犯胃，烧心泛酸者，合用海螵蛸 15g、浙贝母 15g 以收敛制酸。气滞日久，瘀血内停，胸胁刺痛，肢体麻木者，合用延胡索 15g、郁金 12g、川芎 9g 理气活血。大便干结者，合用生大黄 9g、火麻仁 15g、生地黄 15g 润肠通腑。

2. 痰湿久郁，痰热生风

【症状】心悸，胸闷如窒，形体肥胖，肢体困重，口黏、大便溏而不爽，失眠多梦，打鼾。舌红，苔黄腻、脉滑数。

【病证分析】此型多见于无器质性心脏病的中青年男性阵发性房颤患者，

多因长期饮食不节、饥饱失常、劳倦过度、过于思虑或疏于锻炼损伤脾气,脾气虚弱,痰湿内生,痰湿久居化热,热盛风动,痰火借风势而上升,扰动心神而心悸。病机要点是痰热生风的纯实证。痰湿盘踞胸中,气机不畅,故见胸闷。痰湿困脾,脾虚失运,湿浊内盛于外故见形体肥胖。脾主四肢,脾虚四肢不得禀水谷之气,则肢体困重无力。舌红苔黄腻、脉滑数均为痰热内盛之象。

【治法】清热化痰,息风止颤。

【基本方】连蒌胆星汤加减。

黄连 6g	法半夏 9g	胆南星 6g	全瓜蒌 15g
竹茹 15g	枳实 12g	茯苓 15g	郁金 9g
远志 12g	苦参 9g	僵蚕 9g	陈皮 9g

【用药特色】痰热合邪,如油入面,胶着难解,病程缠绵,热势虽盛,但不甚苦寒,因痰为阴邪,得温则化。痰热生风,当苦寒清解与辛温开化并举。喜用黄连、半夏、枳实、陈皮等辛开苦降之品燥湿化痰。配合竹茹、瓜蒌辛凉质润之品,清热化痰而不伤阴。痰热胶着,热可速清,痰湿难解,流窜经络,伺机而动,笔者喜用胆南星、僵蚕搜剔经络之风痰、顽痰。痰湿浊邪,蒙蔽心窍,笔者常用郁金、远志,二药主入心经,善清心经痰热,具有化痰解郁、宁心安神之功。现代药理研究证实黄连、苦参有抗心律失常作用,是笔者治疗痰热型阵发性房颤的常用药对。对于脾胃虚弱、不耐凉物、便溏者多配合豆蔻 6g、生姜 9g 温胃和中,防止苦寒败胃。

【加减化裁】心烦惊悸明显者,常合用生龙骨 30g$^{(先煎)}$、生牡蛎 30g$^{(先煎)}$增强化痰定惊安神之力。痰湿致瘀,瘀血明显,症见胸背痛,唇舌紫黯者,合用三七粉 3g$^{(分冲)}$、地龙 12g、丹参 15g 以活血化瘀通脉。痰湿日久损伤阳气,见畏寒肢冷、尿少、下肢浮肿者,合用五苓散以温阳化气利水。

3. 气滞血瘀,瘀久生风

【症状】心悸,胸闷,胸背痛,胸胁胀满,肢体麻木,面色晦暗,唇紫甲青。舌黯,有瘀点或瘀斑、苔少,脉沉细涩。

【病证分析】此型多见于冠心病或糖尿病合并阵发性房颤的患者,以房颤发作频繁、转复时间延长为突出特点。多因长期情怀不遂,肝气郁结,血行不畅、瘀血阻脉、心脉不通,挛急而风动,血瘀又可致气滞,两者互为因果,促进病情进展。此外瘀血日久化热,热迫血行,血流加速,无制亦可动风。临床上以纯实证为主,气郁为因、血瘀、瘀热为果,其中瘀血是关键病理要素。若不及时截断病势,该型极易向持续性房颤转化。

【治法】理气活血,凉血息风。

【基本方】延丹理脉汤加减。

延胡索 12g	丹参 15g	鸡血藤 15g	全蝎 6g

| 丹皮 12g | 玫瑰花 9g | 代代花 9g | 白芍 12g |
| 佛手 9g | 三七粉 3g^(分冲) | | |

【用药特色】 气滞血瘀者,虽然气滞在先,但瘀血是阵发性房颤的关键病理环节,治疗当以活血化瘀为要。因瘀滞经络,经脉挛急而风动,当以全蝎虫类药物以活血通络、息风止颤。延胡索入血分,善解血分之气滞,气分之血滞。白芍,酸入肝,养肝阴缓肝急,二药长于解痉,助全蝎息风止痉之力。瘀久化热,热伏血分,当凉血活血,但血为阴邪,血脉挛急,得温则舒,当凉血活血药丹参、丹皮与温经活血药鸡血藤、三七粉并用,使热清脉舒则瘀化,瘀化则血脉通利。气滞为瘀血之因,瘀血加重气滞,必用理气之品,使气行则血行。但理气药物不宜用走窜、温燥之品,笔者喜用佛手、玫瑰花、代代花等轻柔质润之品。

【加减化裁】 瘀热日久伤阴,症见口干喜饮,五心烦热,盗汗,舌红少津者,常合用玄参 15g、麦冬 12g、生地黄 15g 以滋养肝肾之阴。腰膝疼痛者,多合用盐杜仲 15g、怀牛膝 15g、续断 15g 补益肝肾。病程迁延致心脾气虚,症见声低气怯、乏力懒言、自汗者,多合生黄芪 30g、太子参 15g、灵芝 12g 以补益心脾。

4. 心气亏虚,虚风内动

【症状】 心悸怔忡,每遇劳累容易诱发,胸闷,气短,乏力懒言,自汗,口淡无味,脘痞腹胀,尿频,排便无力。舌质黯、舌体淡胖,有齿痕,脉沉涩。

【病证分析】 多因先天禀赋不足、年老体衰、久病伤正致心脾气虚,津液和血液运行无力,津聚为湿、血缓致瘀,痰瘀阻滞脉道,心脉不畅、挛急刚劲而风动。心脾气虚是风动的内在病理基础,痰湿、瘀血是正虚的病理产物,同时又作为新的致病因素进一步损伤心气,日久伤及心阳。病性属因虚致实、虚实夹杂之证。若不及时治疗往往向持续性房颤转化。临床多见于老年男性阵发性房颤患者,多合并器质性心脏病。

【治法】 健脾补气养血,化痰活血息风。

【基本方】 参英定悸汤加减。

生黄芪 15g	党参 12g	炒白术 15g	茯苓 15g
陈皮 9g	丹参 15g	炒枣仁 30g	鸡血藤 15g
当归 9g	炙甘草 6g	紫石英 15g^(先煎)	浮小麦 15g
僵蚕 12g	蝉衣 12g		

【用药特色】 脾胃为气血生化之源,心气不足,当求之于脾胃。笔者常用归脾汤补脾益气,滋养心血,脾气健旺则心血生化有源。另外强调补虚勿忘治实,邪去则补得力,此型正虚为主、邪实为辅,临床主张"七分补、三分泻",祛邪宜不可过于峻猛以免损伤正气。脾虚生湿,习用陈皮、白术、茯苓健脾祛湿。血虚致瘀,习用当归、丹参、鸡血藤养血活血,通络息风。对于心血不足、心神失养之虚证失眠,习用酸枣仁、紫石英以养心除烦、宁心安神。僵蚕、蝉衣息风

定悸。

【加减化裁】脾虚痰湿重,症见胸闷、痰多、苔腻者,合用瓜蒌薤白半夏汤以化痰散结、通阳宣痹。畏风怕冷、自汗者多合用桂枝汤以温阳散寒、固表止汗。腰重脚弱者,多合用苓姜术甘汤以温化寒湿。

5. 心阴不足,络风内动

【症状】心悸怔忡,遇劳累或情绪波动诱发,口干喜饮,潮热盗汗,腰膝酸软,视物模糊,头晕耳鸣,五心烦热,小便频数,大便干结。舌黯红少苔、脉细数。

【病证分析】该型临床多见于老年女性阵发性房颤患者,多合并器质性心脏病。多因年老体衰、五志过极化火伤阴、操持烦劳日久致肝肾阴亏,或久病阴津损伤,导致心阴不足。心之阴液不足,心络失于濡养而拘挛生风,加之阴虚生内热,热灼血液,则血运不畅,血瘀日久,化热生风而见心悸、怔忡。心阴不足是风动的内在病理基础,虚热、瘀血是阴虚的病理产物。阴虚阳亢是其病机特点。

【治法】滋阴潜阳,养血活血息风。

【基本方】枣芍珍珠汤加减。

炒枣仁 30g	白芍 9g	生地黄 12g	百合 12g
玄参 12g	麦冬 12g	丹参 15g	炙甘草 9g
珍珠粉 0.3g$^{(分冲)}$	太子参 15g	醋鳖甲 9g$^{(先煎)}$	全蝎 6g

【用药特色】阴虚内热,本质乃阴虚为本、虚热为标,非苦寒药物能解,主以甘寒、咸寒之药滋补肝肾之阴液,方可滋阴以制阳。玄参、生地黄咸寒入肾,善补肾之阴液,百合、麦冬入心经,善补心阴。白芍,味酸入肝,养肝阴,敛浮阳。笔者强调养阴之品质多阴柔,静而乏动,常需配合太子参、炙甘草甘温补气之品,使阴得阳升则泉源不竭。阴虚风动,常夹杂血虚、虚热与血瘀,故加丹参,一药多能,养血活血,清虚热,安心神。鳖甲质重灵动之品,既能填补肝肾之阴,使心阴得养,引浮阳下潜至本位,又能引诸药通达全身络脉,搜风通络止颤,使余邪无容身之所。炒枣仁养心肝而除烦安神;珍珠粉,质润略坚、善清心肝之火兼能养阴,平心肝定惊悸而不伤阴,两者配伍尤其适用于阴虚阳亢之心神不安者。

【加减化裁】阴虚夹湿,症见口干口黏,大便不爽,苔白腻者,合用炒白术15g、茯苓 15g、猪苓 12g 以健脾祛湿。胃阴不足,症见胃脘隐痛,口咽干燥,嘈杂不舒者,合用北沙参 12g、石斛 12g 以益胃生津。潮热盗汗者,合用女贞子15g、旱莲草15g 滋补肝肾。视物昏花者,合用枸杞子15g、石斛15g、菊花12g补肾养肝明目。

五、验案精选

周某,男,55 岁,2020 年 11 月 9 日初诊。

病史:阵发心慌1年。患者1年前劳累后出现心慌、头晕、乏力,于北京某三甲西医院查心电图提示房颤,自行转复,现每周发作2~3次心慌,大约7~8小时自行缓解,影响其正常工作,一直于家中休养。冠脉CTA:前降支近段狭窄30%,其余冠脉血管未见明显异常。长期口服阿司匹林100mg qd、匹伐他汀2mg qn、苯磺酸氨氯地平5mg qd、索他洛尔40mg bid治疗。既往高血压、高脂血症病史。来诊症见:心悸,胸闷,气短乏力,心烦易怒,口干喜饮,自汗,入睡困难,小便黄赤,大便不爽。唇舌紫黯,舌苔白略腻、脉弦涩。

【西医诊断】阵发性房颤、高血压。

【中医诊断】心悸。

【辨证分型】肝郁化火,痰热内扰、心脉挛急。

【治法】清热化痰,息风止悸。

【方药】连蒌胆星汤合丹栀逍遥散加减。

黄连6g	竹茹15g	胆南星3g	全瓜蒌15g
法半夏9g	丹皮9g	炒栀子12g	赤芍15g
远志9g	丹参15g	郁金12g	三七粉3g (分冲)
炒枣仁30g	生龙牡各30g (先煎)		

7剂,水煎服,日1剂,分两次服。

二诊:患者服上方后心悸1周内只发作1次,持续时间从8小时减少到2小时。心烦、口干、失眠诸症缓解明显,但觉乏力、气短、汗出、下肢困重。考虑病久耗气伤阴,心之气阴不足所致,故上方加太子参15g、麦冬9g、五味子6g益心气、滋心阴、固表敛汗。继服14剂。

三诊:患者服上方后,心悸未有发作,气短、乏力、汗出等症状得到缓解。但诉呃逆、嗳气,不耐凉物、脘腹胀满,午后和夜间尤甚。考虑肝火已除,血分热清、脾胃虚弱、湿阻气滞之证明显。故上方去牡丹皮、炒栀子、黄连、竹茹、胆南星之苦寒之品,加厚朴9g、生姜9g、豆蔻6g以温中行气化湿。继服14剂。

四诊:患者服药后胃脘不适症状明显缓解,又能胜任其出差工作,继续上方加减调理巩固2个月后停药。后续随访3个月,患者心悸未再发作,生活和工作一如常人。

【按语】患者中年男性,阵发性房颤1年,且未合并器质性心脏疾病,临床以纯实证多见。因长期处于焦虑、紧张、高压的工作环境当中,多情怀不遂,病起肝郁,木旺克土,外加过劳、过思进一步损伤脾气,脾虚生湿,痰湿内居,气郁、痰湿日久化火,肝火、痰热相合为患,热势鸱张,火盛动风,心脉挛急发为心悸。因患者病程超过1年,且房颤发作频繁,转复时间延长,结合唇舌紫黯,考虑为气滞血行不利,痰湿阻滞脉道,瘀血内停所致。肝火、痰热、瘀血是邪气盛行生风的根源,故首诊治疗当清肝火、化痰热、化瘀血三管齐下,并配合镇心养心,安神定志之品,获得良效。二诊时患者邪实以去十分之七,其恰逢中年,本之气阴不足,加久病耗损正气,故稍加益气养阴之品,但用量均以小量开始,以免过于温补滋腻,助热生湿,敛邪不得外出。三诊时患者热邪已解,湿邪留恋难除,可少佐温药以健运脾胃、行气化湿,旨在恢复中焦枢纽之职,中焦健运、气机调畅则心气充沛、心血有源、脉道通利而心神自安。

第三节　持续性房颤

一、概述

持续性心房颤动(简称持续性房颤)是指持续 7 天或更长时间后通过药物或直流电复律终止的心房颤动。长程持续心房颤动是指当决定采用节律控制策略时,持续≥1 年的持续性心房颤动。持续房颤发作初期多见心室率增快,患者常自觉有心慌伴有乏力、汗出,严重者伴有低血压或者黑矇;随着房颤时程的延长,机体的代偿适应,心室率会逐渐回落,但会出现心房扩大,心房重构纤维化,心室充盈受限,甚至导致心室扩大伴射血分数降低,所以后期常有胸闷、喘憋等心功能不全的症状。中医多以虚为本,夹杂痰、瘀、火之邪而发病。

二、病机要点

1. "本虚生风"为发病的根本内因

持续性房颤多发于中老年人群,一方面年老体弱导致元气亏虚,可出现心气不足,心阴受损;另一方面久病伤正,导致肺吸入清气与脾胃运化生成水谷精微功能受损,后天之气宗气受损,精血渐亏。元气虚衰,必影响元阴和元阳。元阴亏虚,不能滋养五脏之阴,水不涵木,又不能上济于心,可导致心肝火旺,耗伤心阴,心脉失于濡养,因阴虚生风,风动而心悸颤;元阳虚衰,不能鼓舞五脏之阳,可致心阳不振,血脉失于温运,心脉痹阻不通,因阳虚生风,风动而心悸;元气与宗气亏虚,阴阳失调,风动而心悸动不止。

2. "痰、瘀、火"为发病之邪

痰瘀之邪由何而来? 劳逸失度,邪从内生。过度劳累,耗气伤阴,致使脉络失养,气血运行迟缓,导致心络瘀阻不畅。饮食失调,损伤脾胃,致脾阳虚衰,运化失司,津液停聚,易发痰瘀。最后七情内伤,毒邪内滞,煎灼五脏,导致气血津液运化失司,亦会变生痰瘀。火邪由何而来? 虚火多为阴虚而致的心、肝、肾虚火,耗伤心阴,化心风而颤;实火多源于痰、瘀内结直接化为心火,或者痰瘀内停留滞而致肝气郁结,肝郁而化心火,最后均可生心风而悸动。

三、治疗总纲

治疗总以固本息风为大法,兼顾化痰、祛瘀、清火。《素问·阴阳应象大论》曰:"年六十,阴痿,气大衰",人体正气随年龄增长而不断衰减,而持续性房颤多见于老年人群。因此治疗应重视补虚扶正固本,依据五脏阴阳气血虚实之不同而调之。针对风、痰、瘀、火等病理因素在房颤中发挥的作用,固本之余兼顾攻邪,使邪去而正自安。

四、辨证论治

1. 气阴两虚

【症状】心悸,怔忡,气短,体倦乏力,少寐多梦,心烦,自汗盗汗,口干,神疲头晕、颧红。舌质红少苔,脉细数无力。

【病证分析】此证型多见于持续性房颤合并糖尿病的患者,多因年老而致阴气亏虚,心气不足,心阴受损;再加上后天五劳七伤,忧愁思虑耗伤心气,再加上饮食不节,睡眠紊乱耗伤阴血;患者平素体质虚弱,心气怯弱,使心神不能自主,心气受损,故气短懒言、神疲乏力;气虚卫表不固,故见汗出。气阴两虚,虚而生风,发为心悸、心颤不止;病机要点为"气阴两虚,气虚风动"。心气虚则气短,体倦乏力,自汗,少寐多梦,心阴虚则盗汗,口干,神疲头晕、颧红,心烦。舌黯红,苔少苔,脉细数无力,均为心气、心阴不足之象。

【治法】益气养阴,息风止悸。

【基本方】芪珀生脉汤加减。

生黄芪 30g	丹参 30g	炒枣仁 30g	生地黄 12g
百合 12g	玄参 30g	玉竹 12g	五味子 9g
僵蚕 12g	蝉衣 12g	紫石英 15g^(先煎)	琥珀粉 3g^(分冲)

【用药特色】此合方以黄芪为君,黄芪为补气之主药,酸枣仁可养心补肝,宁心安神,敛汗,生津。"汗为心之液"汗出过多,则气随液脱,出现心气不足,故敛汗则能补心气、敛心阴。百合、生地黄配伍,方中百合色白入心、肺,养肺阴而清气热;生地黄色黑入心、肾,益心营而清血热。二药同用取"金水相生",生的即是心液,故二药共为臣药。玄参、玉竹最易滋养后天之本,后天之本乃水谷精微运化为气血阴阳的根本,二药同用辅佐百合、地黄以滋心阴、养肝血。紫石英味甘、温,入手少阴、足厥阴经,其为心经要药,能镇心、安神,既辅佐黄芪以补气,又可辅佐酸枣仁以安神镇心。僵蚕、蝉蜕,"双升"轻清宣畅,房颤发病"风邪"为先,二药均为风药与病气相同,一可清心安神,二可引诸药直达病所。五味子可助酸枣仁、百合收敛心气,敛汗养阴。琥珀粉可镇心安神,养阴息风。

【加减化裁】气虚甚者,加党参、肉桂与黄芪形成角药以补益心气;心阴不足者,心烦不寐者,加生龙骨 30g^(先煎)、生牡蛎 30g^(先煎)、珍珠母 15g^(先煎)以滋阴镇惊安神;心阴虚重者,可加太子参 12g、麦冬 12g 与五味子 9g 伍为角药。如汗出不止者,可加山萸肉 15g,以助五味子酸收敛汗。阴虚风动者,患者见悸动不安、手足震颤蠕动、肢体抽搐,可加人工牛黄 0.3g^(分冲)、羚羊角 0.3g^(分冲),清肝息风止悸。

2. 痰火扰心

【症状】心悸,胸闷、面赤气粗,吐痰色黄,痰多或喉间痰鸣,烦躁不寐,口干,尿赤便秘,身体倦怠。舌黯红苔黄腻,脉滑数、结代。

【病证分析】此证型多见于持续性房颤合并高血压的患者,多因五志化火,燔灼于里,炼液为痰,上扰心窍所致。热势亢盛,故见面红目赤、心悸、心烦;痰热互结,故见痰多或喉间痰鸣,身体倦怠,尿赤便秘。痰火扰心,痰、火之邪而生风,发为心悸、心颤不止;病机要点为"痰火扰心,化风心悸"。邪热灼津,故痰液色黄稠,痰火扰心,心动悸,心颤不止,严重可致心神昏乱,狂躁谵语。舌黯红苔黄腻,脉滑数、结代,均为痰火内盛之象。

【治法】清热化痰,息风止悸。

【基本方】连蒌胆星汤加减。

黄连 6g	法半夏 9g	胆南星 6g	全瓜蒌 15g
竹茹 12g	枳壳 9g	茯苓 15g	郁金 9g
远志 12g			

【用药特色】方中黄连、瓜蒌、半夏乃经方小陷胸汤之角药,其中全瓜蒌甘寒,清热涤痰,宽胸散结而通胸膈之痹,黄连苦寒泄热除痞,两者共为君药。半夏辛温化痰散结,南星清热化痰定悸,南星配伍连、蒌、夏,既能化痰降逆,又能息风通络与半夏共为臣药;佐以竹茹清热化痰,除烦止呕;枳壳苦辛寒,降气化痰而消痞;茯苓健脾利湿,以杜生痰,二味相合增强理气化痰之力为佐药;远志性味苦、辛、温,归心、肾、肺经,可养心血定心气,镇惊止惊悸,散痰涎。配伍郁金为经典药对,可清热祛痰,宁心安神定悸。

【加减化裁】痰盛者,加青礞石 15g^(先煎)、浙贝母 12g、僵蚕 12g,以增化痰散结开窍之力;热盛者,或神志狂乱,或喉痹,音哑,加炒栀子 12g、知母 9g,与黄连为伍则清火更强;心神不安,心烦神扰,失眠多梦,加生龙骨 30g^(先煎)、生牡蛎 30g^(先煎)、琥珀粉 3g^(分冲)以镇心安神;痰瘀互结者,胸闷气短、四肢麻木、疼痛,舌紫黯或有瘀斑,加延胡索 12g、丹参 15g 与郁金 12g 为伍成角药化痰活血、定悸。

3. 痰瘀互结

【症状】心悸,胸闷痛,形体肥胖,痰多气短,伴有倦怠乏力,纳呆便溏,口黏,恶心,咯吐痰涎。舌质淡紫或紫黯,苔白腻,脉弦滑、结代。

【病证分析】此证型多见于冠心病合并持续性房颤患者,首先心为君主之官,主血脉,津液凝聚为痰,痰浊停滞于心脉,痹阻脉络,心血运行不畅,积蓄而为瘀血,所谓由津血同源而导致痰瘀互结;另外心与脾胃有脉络相通,两者互相影响。过食肥甘冷饮,嗜好烟酒,脾虚不运,湿滞不化,酿生痰浊,肾主水,水泛则为痰。湿浊阻于胸中,留于心脉,痰瘀互结心脉痹阻而成病。故“痰之化无不在脾,而痰之本无不在肾”“痰瘀互结,心脉痹阻”而生风,发为心悸、心颤不止。病机要点为“痰瘀互结,心脉痹阻”。痰瘀阻塞心脉则胸闷痛,体倦乏力,痰多气短,纳呆便溏,口黏,恶心,咯吐痰涎。舌质淡紫或紫黯,苔白腻,脉弦滑、结代,均为痰瘀互结之象。

【治法】化痰活血,通脉止悸。

【基本方】礞石通脉汤加减。

延胡索 12g	丹参 15g	血竭粉 3g^(分冲)	三七粉 3g^(分冲)
青礞石 15g^(先煎)	法半夏 9g	浙贝母 12g	生牡蛎 30g^(先煎)
醋乳香 10g	醋没药 10g		

【用药特色】延胡索行气活血,专治一身上下诸痛为君药,气行则血脉畅通;丹参味苦、微寒,归心、肝经,“一味丹参功同四物”,其善治血分,去滞生新,调经顺脉。《本草汇言》指出:“其补血生血,功过归、地;调血敛血,力堪芍药;逐瘀生新,性倍芎䓖。”青礞石,味甘、咸,性平,归心、肝、肺经,功能坠痰下气,平肝镇惊,礞石禀石中刚猛之性,能消一切积聚痰结,消积滞,坠痰涎,其最善治引起房颤反复发作的顽痰胶结,与丹参一味治痰,一味治血,共为臣药。乳香、没药、三七作为重要的化瘀角药,与另一类活血药血竭共为佐药,增强丹参的活血化瘀的药力,可以很好地治疗长程房颤日久难化之瘀血。且浙贝母、半夏、牡蛎三药专长治疗癥瘕积聚,其软坚散结的化痰作用可辅佐青礞石,在不同层次上消积滞,豁顽痰。

【加减化裁】气滞重者,症见胸胁胀闷,或咽中如物梗阻,吞吐不利,或见颈项瘿瘤,情志抑郁,腹部积聚,走窜疼痛,舌紫黯,脉弦涩结代,加柴胡 12g、甘松 12g、佛手 12g 以疏肝理气;血瘀重者,症见心悸怔忡、胸痹心痛、面色紫黯或黧黑,唇、舌,爪甲紫黯,或皮下、舌上有瘀点瘀斑,加水蛭 3g、地龙 12g,两者与血竭共为角药可破血通络药;顽痰坚结胶固,吐咯难出,脉见沉牢结代者,加僵蚕 12g,与礞石、浙贝母为角药增加化痰之力;痰郁化热者,加竹茹 12g、胆南星 6g、全瓜蒌 15g 以清热化痰。然礞石攻击太过,性复沉坠,如脾胃虚弱者需减量。

4. 心血瘀阻

【症状】心悸,胸闷,胸痛阵发,痛无定处,时欲太息,遇情志不遂时容易诱发或加重,或兼有脘胀闷,得嗳气或矢气则舒。唇舌紫黯,苔薄或腻,脉细弦涩、结代。

【病证分析】此证型亦多见于冠心病合并持续性房颤患者。心血的正常运行,有赖于心气的推动,若气行不畅,无法行血,则血停而瘀生矣。"盖气者,血之帅也,气行则血行,气止则血止,气温则血滑,气寒则血凝,气有一息之不运,则血有一息之不行。"气滞、血瘀互为因果,气滞导致血瘀,血瘀又加重气滞。多由情志郁结诱发而加重,心络血脉郁阻不畅最终导致心血瘀阻。心脉气血运行不畅,甚则可见血凝气滞、瘀血阻闭、心脉不通为基本病理变化,以心悸怔忡,惊恐万状、心胸憋闷、刺痛,甚则怔忡、暴痛欲绝为特征。血瘀而生风,发为心悸、心颤不止。病机要点为"心脉痹阻,血瘀风动"。

【治法】活血通脉,息风止悸。

【基本方】延丹理脉汤加减。

延胡索 12g	丹参 15g	血竭粉 3g^(分冲)	三七粉 3g^(分冲)
土鳖虫 10g	蜈蚣 6g	郁金 12g	醋乳香 12g
醋没药 12g			

【用药特色】方中以延胡索为君药,延胡索即元胡,味辛、苦,性温归肝、脾经,功能行气、活血、止痛。能行血中气滞,气中血滞,故专治一身上下诸痛,延胡索温则能和畅,和畅则气行;辛则能润而走散,走散则血活。因此延胡索在全方中作为君药。丹参活血祛瘀,通经止痛,清心除烦;郁金活血止痛,行气解郁,清心凉血,归心、肝二经,延、丹、金三者共为角药,在此方中为君药;土鳖虫又名土元,味咸性寒,有小毒,归肝经,功能破瘀血,续筋骨,用于癥瘕痞块,瘀血经闭,破血力强。蜈蚣,味辛性温,归肝经,功能息风镇痉,通络止痛,攻毒散结,与土鳖虫配伍能活血通络散结,息风定悸止颤,共为臣药。佐以血竭、乳香、没药,其中血竭,甘、咸,平,归心、肝经,能活血定痛,化瘀止血,敛疮生肌。乳香与没药为常用药对,二药均味辛、苦,性平,归心、肝经,功能散瘀定痛,消肿生肌。佐以三七,其性温,味辛,具有显著的活血化瘀、消肿定痛功效。为临床最为常用的活血化瘀药物,并与乳香、没药共为角药。

【加减化裁】血瘀重者,症见心胸憋闷疼痛,痛引肩背,并可循手少阴心经向左上肢放射,口、唇、爪甲青紫,舌质黯红,或有瘀点、瘀斑,脉涩或结代,可加水蛭 3g、地龙 12g,与血竭配伍共为角药以破血通络;气虚者可加黄芪 15g、肉桂 3g、党参 12g 以补心气;气滞者,症见胸胁胀闷,走窜疼痛,性情急躁或抑郁,加柴胡 12g、甘松 12g、佛手 12g 以疏肝理气。过敏体质者应慎用土鳖虫、蜈蚣等虫类药物。此方破血力宏,孕妇禁用。

5. 阴虚火旺

【症状】心悸,心烦,失眠多梦,潮热盗汗,五心烦热,口苦口干,尿赤便秘,少寐多梦,颧红。舌红少津,脉细数、结代。

【病证分析】此证型多见于持续性房颤合并甲亢的患者。阴分的主要功能,除了滋养、濡养各脏腑组织外,还负责制约阳气,以免阳气外露。阳气是以热、动、升为特点,阴分则以寒、静、降相对应。若阴分亏虚,无力制约阳气,人体会出现阳气偏盛的虚热状态,所谓"阴虚则生内热"。随着年纪增长,或热病之后,或房事不节等,均易耗损真阴。阴虚火旺属虚火,多由精亏血少,阴液大伤,阴虚阳亢,则虚热虚火内生。多因年老而致阴气自半,热病损耗心阴;再加上饮食不节,睡眠紊乱耗伤阴血;阴虚而火旺,虚而生风,发为心悸、心颤不止。病机要点为"阴虚火旺,阴虚风动"。

【治法】养阴清热,息风止悸。

【基本方】甲枣宁脉汤加减。

| 炒枣仁 30g | 百合 12g | 盐知母 9g | 地骨皮 15g |
| 醋鳖甲 10g(先煎) | 麦冬 12g | 僵蚕 12g | 青蒿 12g |

【用药特色】甲枣宁脉汤组方借鉴治疗温病之青蒿鳖甲汤,房颤阴虚火旺病位主要在心、肝,故重用酸枣仁为君药。酸枣仁味甘、酸,性平,归心、肝、胆经,功可养心补肝,宁心安神,敛汗,生津。以酸枣仁为君,滋养因肝火煎熬引起的心阴不足、肝血不足。方中鳖甲咸寒,直入阴分,滋阴退热;青蒿苦辛而寒,其气芳香,清热透络,引虚热外出。两药相配,滋阴清热,内清外透,使阴分伏热宣泄立解,共为臣药。百合甘寒,清心安神,滋补肝阴;知母苦寒质润,滋阴降火,共助酸枣仁、鳖甲以养阴清热为佐药。并佐以枸杞的根皮——地骨皮,其味辛苦性凉,入肺、肾经,最善泻血中伏火,可助青蒿清虚热。僵蚕,如前所述为风药,"凡风气之疾,皆能治之,盖借其气以相感也。"因房颤的发作与"风"关系最为直接,因而僵蚕最能引领诸药直达病所。

【加减化裁】心阴不足,患者口干、眼干、怔忡气短可加太子参 12g、麦冬 12g、五味子 9g 滋补心阴;肝血不足者,患者面色萎黄、口干、眼花、耳鸣、四肢颤动,女子月经量少可加生地黄 15g、当归 12g、山萸肉 15g 以补肝血;心肝火旺偏实者,患者心悸、心烦、大便闭结、小便色黄短少,可加黄连 6g、炒栀子 12g,与知母伍为角药以清热;心肝火旺偏虚者,患者心烦、口渴、不寐、五心烦热可加牡丹皮 12g、桑白皮 15g 以助地骨皮、青蒿退虚热。

6. 心脾两虚

【症状】心悸,怔忡,气短,头晕乏力,面色不华,腹胀纳呆,大便溏泄。舌淡苔薄白,脉细弱、结代。

【病证分析】此证型多见于持续性房颤合并肥胖或糖尿病的患者,心属火,脾属土,五行为母子关系,劳神思虑过多而伤心神心血,损耗脾气,出现腹胀、食少、乏力等病症,所谓"母病及子"。脾虚不能运化,运化生成水谷精微功能下降,精微物质也相对减少,血化生无源,而致心无所养,就会出现心慌,心悸,失眠,多梦等等这样的心血不足的病症,所谓"子病及母"。本证多由饮食不节,劳倦伤脾,或思虑过度暗耗阴血,或久病失调及慢性出血等,导致心血耗伤,脾气亏虚。本证病位主要在心、脾,多为心血不足,脾气亏虚,病情发展严重时,可致气虚血脱的危急重证。心脾两虚,虚而生风,发为心悸、心颤不止;病机要点为"心脾两虚,化风心悸"。

【治法】补益心脾,息风止悸。

【基本方】藤银归脾汤加减。

生黄芪 15g　　　西洋参 9g^(另煎)　　炒白术 12g　　灵芝 9g

五味子 6g　　　　炒枣仁 30g　　　鸡血藤 15g　　萆草 12g

银耳 9g

【用药特色】该方一是心脾同治,重点在脾,使脾旺则气血生化有源,方名归脾,意在于此;二是气血并补,但重在补气,意即气为血之帅;三是注重养阴安神,避免过于甘温而生郁热。方中以黄芪为君,黄芪、白术、西洋参甘温之品补脾益气以生血,用西洋参而不用人参乃因房颤患者出现心脾两虚多是因"肝郁脾虚",故用人参易郁而化热加重心悸,西洋参味苦、微甘,性凉,归心、肺、肾经,能滋阴补气、生津止渴、除烦躁、清虚火、扶正气。炒白术性温,味甘、苦,归脾经、胃经,能健脾、益气、燥湿利水、止汗、安胎,属健脾补气类。灵芝味甘,性平,归心、肺、肝、肾经,可入心经,能补心血、益心气、安心神,故可用治气血不足、心神失养所致心神不宁。西洋参、白术、灵芝,合用养阴补气、健脾补气、气血双补,从不同角度加强黄芪补气之力共为臣药。银、藤、萆草、枣仁、五味为佐使。银耳又称白木耳,味甘、淡,性平,无毒,归肺、胃、肾经,既有补脾开胃的功效,又有益气清肠、滋阴润肺的作用,是一味药食同源的健脾益气、滋阴润燥之药,并能养阴润燥息风。心主血脉,心脉以通为用,故无论补心气抑或是滋心血,均应补中予通。萆草味甘苦,性寒,归肺、肾经,主瘀血,止精,溢盛气,"溢盛气"即补气之意,而又可活血、利小便,利小便可通心阳;而鸡血藤可活血补血,补益心肝血虚的同时,又有活血之功,补心血而不致郁,活血之功,尤善治因"郁"而生的房颤。两者皆为补中寓通。酸枣仁与五味子为房颤心气虚时的常用药对,意在酸敛心液,使涣散之心气得以收敛,同时又可补肝血安神志。

【加减化裁】气虚甚者,加生黄芪 15g、党参 12g 形成角药以补益心气;阳气不足者加桂枝 12g、龙眼肉 9g 以温经化气;脾虚重者,腹胀纳少,加茯苓 15g、炒白术 12g、陈皮 12g 以健脾醒脾。兼见血虚肝肾不足者面色萎黄、眼花、耳鸣、四肢颤动,女子月经量少可加生地黄 15g、当归 12g、山萸肉 15g 以滋补肝肾、养心血。

五、验案精选

张某某,男,62 岁,2015 年 5 月 12 日初诊。

【病史】主因"间断心慌 1 年余"入院。患者于感冒后出现心慌,2014 年 6 月 18 日查心电图提示心房颤动,心率 117 次 /min,超声心动图提示 LA 40mm,LV 46mm,LVEF 42%,诊断为"心房颤动",予地高辛、阿替洛尔、盐酸地尔硫䓬治疗,为行射频消融术于阜外医院查超声心动图提示 LA 45mm,LV 50mm,LVEF 40%,双房增大,左室壁运动异常,左室收缩功能减低。心脏食管超声示室间隔运动异常,左心耳血栓形成;心脏 CT 示左房内径增大。考虑左心耳血栓形成,未行射频手术,应用静脉和口服盐酸地尔硫䓬后心率降至 80~100 次 /min,仍提示房颤,嘱其进一步抗凝,出院后口服华法林钠片 3mg/d、单硝酸异山梨酯片、托拉塞米片、门冬氨酸钾镁等药物。2015 年 5 月 12 日收入我科。入院症见:偶有心慌,乏力,汗出较多,纳眠可,小便调,大便日一次。既往 2013 年于阜外医院行冠脉 CTA 示:前降支起始部混合斑块,管腔狭窄 50%,左房增大,前后径 53mm,诊断为冠心病,入院查体:BP120/60mmHg,心率 130 次 /min,律绝对不齐,各瓣膜听诊区未闻及杂音,双肺(-),双下肢无水肿。中医望、闻、切诊:神色自如,形态良好、自如,语声轻,气息平,舌黯红,苔薄白,脉细数。辅助检查:全血肌钙蛋白、肌酸激酶、肌酸激酶同工酶、D- 二聚体、全血细胞分析(-),B 型尿钠肽(BNP)2 360pg/ml,弥散性血管内凝血(DIC)初筛试验:国际标准化比值(INR)1.68,生化:尿酸 434μmol/L,钾 4.5mmol/L;心电图:心房颤动,心率 129bpm,ST-T 改变(Ⅱ、Ⅲ、aVF、V_5、V_6);24 小时动态心电图:心房颤动,总心搏数 132 656 次,心率 80~138bpm,平均心率 106bpm。

【西医诊断】冠状动脉粥样硬化性心脏病,稳定型心绞痛,心律失常,持续性房颤,心脏扩大,心功能Ⅱ级(NYHA),高尿酸血症。

【中医诊断】心悸。

【辨证分型】气阴两虚,心血瘀阻。

【治法】益气养阴,活血通脉。

【方药】芪珀生脉汤合延丹理脉汤加减。

生黄芪 30g	丹参 30g	炒枣仁 30g	生地黄 12g
百合 12g	玄参 30g	玉竹 12g	五味子 9g
僵蚕 12g	蝉衣 12g	紫石英 15g (先煎)	琥珀粉 3g (分冲)
延胡索 12g	醋乳香 12g	醋没药 12g	

14 剂,水煎服,日 1 剂,分两次服用。

二诊:患者经治疗后心室率降至 75~100 次 /min,仍房颤,心慌明显减轻,选用藤银归脾汤合延丹理脉汤加减,取心脾同治,重点在脾,使脾旺则气血生化有源,归脾意在于此;取气血并补,但重在补气,意即气为血之帅;注重养阴安神,避免过于甘温而生郁热。如水蛭、蜈蚣、土鳖虫、血竭等药能够抗凝、抑制血栓形成,作用堪比肝素;考虑到与华法林之间的作用因此未选用此类药物,同时服药期间密切监测 INR 值。

生黄芪 15g	西洋参 9g^(另煎)	炒白术 12g	灵芝 9g
五味子 6g	炒枣仁 30g	鸡血藤 15g	葎草 12g
银耳 9g	延胡索 12g	丹参 15g	郁金 12g

14 剂,水煎服,日 1 剂,分两次服用。

经中西医结合治疗 2 周后心室率稳定在 60~75 次 /min,无明显心慌,乏力汗出症状改善,出院后门诊随访良好。

【按语】患者平素体质虚弱,心气怯弱,使心神不能自主,发为心悸;气虚不能推动血脉,瘀血阻络,气虚而缓滞导致血瘀,血瘀又加重气滞而心脉痹阻,故见心慌;肺气受损,故气短懒言、神疲乏力;气虚卫表不固,故见汗出。气阴两虚而生风,心络血脉郁阻不畅最终导致心血瘀阻,发为心悸、心颤不止;病机要点为"气阴两虚,心脉痹阻,气虚血瘀风动"。患者心率快,心脏扩大,射血分数低,中医认为此属气血两虚,不能濡养心神,《严氏济生方》认为"夫怔忡者,此心血不足也",《丹溪心法·惊悸怔忡》指出"怔忡者血虚,怔忡无时,血少者多,有思虑便动,属虚"。《景岳全书书·杂证谟·怔忡惊恐》曰:"怔忡之病,心胸筑筑振动,惶惶惕惕,无时得宁者也。……此证惟阴虚劳损之人乃有之,盖阴虚于下,则宗气无根,气不归源,所以在上则浮撼于胸臆。"因患者口服华法林所以活血通脉药物酌情使用丹参和延胡索,未使用虫类活血或者破血药物。

第四节 永久性房颤

一、概述

永久性房颤是指持续时间大于一年,不能终止或止后又复发,无转复愿望或对电复律抵抗的房颤。若不能及时恰当治疗,会出现心功能不全,心室率紊乱、进而引起栓塞、脑卒中等严重并发症,影响患者生活质量,甚至威胁生命。据流行病学调查,永久性房颤的平均患病率为 3.19%,且呈逐年上升的趋势。目前西医对该病治疗以抗凝、控制心室率、预防心室重构和控制房颤上游因素为主,重点针对疾病本身。中医认为永久性房颤病程冗长,多久病致虚,正虚邪恋,以心气阴不足为本,痰瘀阻络为标,治疗上可标本兼顾,扶正以祛邪,治病与治人相结合。在缓解房颤症状、提高生活质量,预防并发症、延长生存期等方面有很大优势。

二、病机要点

永久性房颤的病机为本虚标实,其中本虚为气阴两虚、标实为痰瘀阻络。永久性房颤病程较长,日久消耗人体正气,加之患者逐渐衰老,阴气逐渐衰退,故而呈现气阴两虚的证候。在疾病发展的过程中,加之患者久病、劳累、情志不调、饮食不当、寒暑失宜,导致脏腑功能逐渐衰弱,中焦脾气运化输布不利,久而聚湿生痰;肝脏失去条达,气机郁滞,不能行血,加之心气虚、血运不利,故而出现血瘀的病理产物,痰瘀日久阻塞脉络。在永久性房颤疾病的后期,多脏器功能日下,气阴损耗日剧,阴损及阳,则会出现阴阳两虚的证候,临床表现为缓慢型心律失常,可出现黑矇、晕厥等症状。

三、治疗总纲

永久性房颤的中医治疗应标本兼顾,本虚应从调节五脏着手,注重心、脾、肾三脏。调整气血阴阳,补其不足、损其有余。针对证候的不同致病因素,选用相应的治法方药。

四、辨证论治

1. 气阴不足,痰瘀互结

【症状】心悸、怔忡,胸闷、气短,胸痛,形体肥胖,疲倦乏力,少气懒言,五心烦热,自汗、盗汗,面部潮红,口干口渴,失眠多梦,尿赤、便秘。舌质红或紫黯少苔,或剥苔,或伴有苔腻、或伴有瘀斑,脉细数、或弦、或涩、或滑、或弱。

【病证分析】本证主要表现为心之气阴两虚之候,心气不足,固摄无力,阴气不足,心失所养,则出现心悸、怔忡、乏力、胸闷、气短等症状。汗为心液,气阴不足则自汗、盗汗。舌质红、少苔、脉细数则为典型阴虚舌脉,剥苔则为气阴两虚之象。胸痛、舌质黯、瘀斑、脉弦滑或涩为痰瘀之象。阴气不足,阴不敛阳,则出现失眠、多梦。

【治法】益气养阴,祛痰化瘀。

【基本方】芪珀生脉汤加减。

生黄芪 30g	党参 12g	玄参 15g	炒酸枣仁 30g
麦冬 12g	百合 12g	生地黄 12g	三七粉 3g^(分冲)
丹参 15g	浙贝母 12g	法半夏 9g	琥珀粉 3g^(分冲)

【用药特色】方中黄芪,味甘温,入脾肺经,补中益气;配伍党参,增强黄芪补气之功。麦冬入中焦,补胃阴;玄参、生地黄入肾经,滋肾阴;方中百合养阴安神润燥,入肺经。酸枣仁、琥珀粉养血安神。三七、丹参活血化瘀;浙贝母、

法半夏化痰;永久性房颤患者病程日久,在处方用药尤其兼顾脏腑功能的恢复,从而扶正祛邪。全方补阴贯穿上、中、下三焦。补气着重补脾气。笔者认为,在增强脾肾之力的基础上化瘀、化痰之剂可发挥最佳效力。

【加减化裁】气虚乏力重者可加炒白术 15g、灵芝 9g 以补气。阴虚较重者可加石斛 15g、北沙参 12g 以养阴。血瘀重者加川芎 9g、鸡血藤 15g 以活血化瘀。痰浊重者可加菖蒲 10g、远志 10g 以化痰。便秘者加瓜蒌 15g 以润肠通便。失眠重者可加首乌藤 15g、合欢花 15g 以养心安神。

2. 心肾不交,瘀血阻滞

【症状】心悸不宁,胸部刺痛,思虑心烦,手足心热,失眠梦多,头晕目眩耳鸣,腰膝酸软,遗精。舌红或黯红有瘀斑、苔薄黄,脉细数或涩。

【病证分析】心与肾之水火、阴阳动态平衡失调,即心肾不交,笔者认为,房颤久病伤及肾阴,思虑情志过度,气机郁结日久,故而出现心悸不宁、心烦、手足心热等心之虚火上炎的表现。诸风掉眩皆属于肝,肾阴不足,则肝风引动,出现头晕、目眩等症状;病程迁延,久病入络,心脉受损,鼓动无力,血液运行失常,故而血瘀,出现胸部刺痛、舌黯红瘀斑、脉涩等症状。

【治法】交通心肾,活血化瘀。

【基本方】僵蝉交泰汤加减。

黄连 6g	肉桂 3g	怀牛膝 12g	炒枣仁 30g
制乳香 12g	制没药 12g	全蝎 6g	白芍 12g
茯苓 30g	僵蚕 12g	蝉衣 12g	

【用药特色】黄连、肉桂取交泰丸之意,黄连清中上二焦之火,肉桂引火归原、导龙入海;怀牛膝引血下行,同时具有活血化瘀之力,兼具补益肝肾之功。重用酸枣仁至 30g,安神除烦,酸甘化阴。乳香、没药、全蝎活血化瘀,祛经络之死血而生新。笔者善用僵蚕、蝉衣平肝息风,抑制妄动之肝风,改善头晕目眩以及失眠多梦的症状,临床每每获效,白芍敛肝,茯苓化饮,止惊悸。

【加减化裁】虚火妄动,遗精腰膝酸软较重者,可加芡实 10g、黄柏 6g 以清虚火、益肾精;虚烦不寐明显,加炒栀子 10g、淡豆豉 9g 除胸中之烦热。阴虚血瘀夹热者,可加牡丹皮 10g、生地黄 15g、知母 10g、丹参 10g 以清热活血散瘀。胸部刺痛明显者,可加赤芍 10g、川芎 10g、红花 10g、桃仁 9g 等药以活血行气止痛。

3. 阴阳两虚,痰瘀互结

【症状】心悸怔忡,胸闷气短、胸痛,自汗,胸脘痞满,渴不欲饮,形寒肢冷,口干、口渴,失眠眩晕,小便短少,便溏。舌淡伴有瘀斑,苔滑,脉沉细无力或脉虚弱伴有脉涩。

【病证分析】笔者认为,本证是永久性房颤发展的终末阶段,病程日久,耗伤阳气,心火不能下温肾水,肾水不能化气,上凌于心,心阳虚,温煦推动乏力,出现心悸、胸闷、气短。加之脾肾虚衰,运化水湿运化无力,聚而为痰,阳气虚,不能温煦四末则形寒肢冷,气化不利则小便短少。痰邪聚于中焦,则胃脘痞满,上扰清窍,则眩晕。瘀血阻滞,不通则通,故胸痛。

【治法】调和阴阳,化痰活血。

【基本方】补肾通脉汤。

制附子 9g^(先煎)　　肉桂 3g　　　　生地黄 10g　　　山萸肉 9g

茯苓 15g　　　　　陈皮 9g　　　　薏苡仁 15g　　　三七粉 3g^(分冲)

丹参 15g　　　　　生龙骨 30g^(先煎)　　生牡蛎 30g^(先煎)

【用药特色】该病症阶段应注重协调肾之阴阳,本方以《金匮要略》金匮肾气丸为基本方,以调补肾之阴阳为基本思路。在此基础上,针对痰瘀之邪针对性地用药。方中茯苓利水湿,陈皮、薏苡仁、生牡蛎化痰,三七、丹参活血化瘀。笔者认为,协调阴阳还需要同时要注意收敛,故方中生龙骨、生牡蛎以收敛阴阳之气。

【加减化裁】寒冷甚者,加桂枝 12g、干姜 6g、人参 12g^(另煎)以温阳补气。水饮重者加猪苓 12g、桂枝 10g、泽泻 12g通阳利水。瘀血重者加桃仁 9g、红花 10g以活血化瘀。

4. 阴血两虚,痰瘀互结

【症状】心悸、胸闷、胸痛、刺痛为主,呕吐痰涎,手脚心发热,面色无华或萎黄。舌淡,无苔,脉细数。

【病证分析】永久性房颤患者,尤其是高龄患者,抗凝、出血风险均较高,但长期使用抗凝药物,常伴随不同程度的出血性疾患,该类患者往往伴有阴虚、血虚的证候,血虚无力推动血液运行,故因虚致瘀。痰瘀同源,瘀血阻滞经络,水液代谢输布失调,故聚而生痰。痰瘀之邪,伴随房颤疾病的始终。

【治法】滋阴补血,化痰活血。

【基本方】滋心通脉汤。

生地黄 10g　　　阿胶 6g^(烊化)　　麦冬 15g　　　　炒酸枣仁 30g

玄参 15g　　　　丹参 15g　　　　三七粉 3g^(分冲)　浙贝母 12g

法半夏 9g　　　僵蚕 12g　　　　生牡蛎 30g^(先煎)

【用药特色】生地黄、麦冬、玄参组成增液汤,三药滋补阴气。阿胶补血,酸枣仁酸甘化阴。丹参、三七化瘀。浙贝母、法半夏化痰。僵蚕平肝息风止悸,生牡蛎化痰散结,镇惊安神,敛阴血不足之虚热外越之象。

【加减化裁】血虚较重,可予生黄芪 30g、当归 6g以益气生血。阴虚症状重可予石斛 15g以养阴。出血倾向者可以生地榆 12g、茜草 10g以止血。

五、验案精选

闫某某,女,74 岁,2019 年 1 月 31 日初诊。

【病史】"胸闷心悸 3 年,加重 2 周"来诊。3 年前胸闷、心悸,就诊当地医院诊断为"房颤",口服利伐沙班、富马酸比索洛尔治疗。2 周前胸闷心悸加重,伴有头晕乏力来诊。来诊症见:胸闷心悸,气短,活动后明显,伴有头晕,头胀,头部震颤,心烦急躁,颈肩酸痛,周身乏力,下肢水肿怕冷,纳眠可,夜尿 2~3 次,大便调。既往高血压、腔隙性脑梗死、高脂血症病史。查体:语言欠流利,心率 98 次 /min,心律绝对不齐,各瓣膜听诊区未闻及杂音。舌红黯、脉细滑促、苔黄腻。辅助检查:心脏彩超:左心房增大、左室舒张功能减低。心电图:心房颤动。

【西医诊断】永久性房颤、脑梗死后遗症期。

【中医诊断】心悸。

【辨证分型】心肾不交,痰瘀互结。

【治法】交通心肾,化痰活血。

【方药】僵蝉交泰汤加减。

黄连 8g	柴胡 10g	白芍 12g	丹参 15g
茯苓 30g	僵蚕 12g	法半夏 9g	元胡 12g
蝉衣 12g	苍术 15g	炒白术 12g	肉桂 3g
生龙骨 30g^(先煎)	生牡蛎 30g^(先煎)		

7 剂,水煎服,日 1 剂,早晚分服。

二诊:服上方后胸闷、气短减轻,仍头晕、头颤,口干,心烦脸红,腹胀、排气多,尿频减轻。上方去元胡、苍术,加陈皮 9g、天麻 12g。继服 7 剂。

三诊:服药后胸闷,头晕减轻,下肢水肿、尿频明显缓解。但诉气短,喜叹息,乏力,腰腿酸痛,上方加甘松 12g、怀牛膝 12g。继服 14 剂。

【按语】患者老年女性,永久性房颤,病程较久,病损及肾,肾水不足,心火无制,扰动心神,发作心悸。女性多虑忧思之体,平素长期情志不畅,肝气横逆犯脾,脾气亏虚,水湿运化失司,痰湿内聚,泛溢肌肤则水肿,痰湿上泛,清阳不升则头晕。痰湿阻滞脉道,血行不利,瘀血内停,心脉不通,加重胸闷心悸。综合四诊,该患者虽已病久,但邪气实为主,故治疗中以化痰活血为主。根据患者的疾病发生原因,针对病因予以行气化痰活血之剂。方中黄连、肉桂交通心肾,柴胡、延胡索、丹参疏肝行气,活血化瘀,法半夏、苍术、白术、茯苓健脾祛湿,蝉衣、僵蚕平肝息风止颤,龙骨、牡蛎重镇安神定悸。全方共奏理气活血,化痰定悸之效。

第五节　射频消融术后复发房颤

一、概述

射频消融虽可暂时根除心脏异常电传导通道或异位搏动点,改善心房电重构,但无法改变心脏结构性病变及其他易诱发恢复"房颤记忆性"的危险因素,因此面临易复发的窘境。一项基于 3 120 例射频消融术患者的回顾性研究显示,751 名患者(24.1%)发生了早期复发。早期复发的患者存在左心房增大、左心耳血流动力学较差等特点,其非阵发性房颤和心力衰竭的发病率均较无复发患者增高。且在经历早期复发的患者中,69.6% 的患者最终晚期复发。复发时需再行消融,造成心肌累积性损伤。同时消融后心肌组织及其周围区域形成的无电活动区及缓慢传导区,又为房颤的复发提供了新的基质。且射频消融术后至少 3 个月内需行抗栓抗凝治疗及抗心律失常药物治疗,以防止血栓栓塞及维持窦性心律。而临床中存在大量无法耐受抗栓抗凝治疗的患者,如复发风险本就很高的老年人,且术后常用的抗心律失常药物胺碘酮,因其对肺、甲状腺、肝及 Q-T 间期的负性影响,致使具有以上相关原发疾病的房颤患者胺碘酮使用受限。因此,针对以上临床瓶颈问题,中药干预恰可发挥其治疗优势。对于射频消融术后复发房颤患者,笔者于临证中均辨析房颤复发的病因,探寻病机本质,把握其疾病发展趋势,突出中医个体化、动态化治疗的优势,精准遣方用药。通过标本兼顾、扶正祛邪,减少射频消融术后房颤的复发概率、延长窦性心律时间。

二、病机要点

1. 气阴两虚是射频消融术后复发房颤的病理基础

目前认为房颤射频消融术后复发的危险因素有年龄(>65 岁)、持续性及永久性房颤、左心房内径增大、存在左心房瘢痕等。其中年龄与房颤发生的相关性早已得到证实。且临床发现射频消融术后复发房颤多发生于房颤病程长,合并心房结构异常,心房肌发生纤维化的患者,属久病致虚。加之射频消融术使引发房颤的心肌发生凝固性坏死,属外来金刃损伤,破坏心脉之气血,造成气阴耗伤,损之又损,加重本虚。因此,射频消融术后复发房颤以气阴两虚为本,本虚是射频消融术后复发房颤的病理基础,治疗勿忘益气养阴固本。

2. 热、痰、瘀是射频消融术后复发房颤的促发机制

心居胸中,为火脏,以阳气为用。《灵枢·阴阳系日月》曰:"心为阳中之太阳。"因邪气致病的易趋性,在发病学上,心脏易受外来温热等邪气影响而病

热,故《素问·宣明五气》曰:"心恶热"。用于射频电消融的是一种具电手术干燥效应的射频电流,可在手术局部组织产生阻抗性热效应,使细胞内水分蒸发、干燥,形成凝固性坏死。心脏组织一般在40℃以下无明显损伤,40~49℃则有可逆性损伤,而高于70℃则可能发生坏死。虽然随着温控导管电极的出现,可减少阻抗的增高,控制损伤范围的大小,但仍不可避免地会造成心肌损伤与损伤后炎症反应。因此射频消融术具火热属性,可猝伤心脏气血阴津,使血热肉腐为脓,煎熬阴血阴津,瘀血、痰浊内生。手术产生的邪热与瘀血、痰浊胶着,实热内盛,进一步耗损气阴,虚热亦生,共致热扰心神。因此,笔者认为热、痰、瘀是射频消融术后复发房颤的促发机制,易引起房颤的早期复发,且增加远期复发的发生率。

综上,笔者认为射频消融术后复发房颤的病机以气阴两虚为本,消融虽或可使房颤转复,但手术操作致使本虚进一步加重,热、痰、瘀诸邪内盛,机体处于失稳态环境,属正不胜邪之时,恰为房颤复发之机。因此中医治疗需以调理脏腑、益气养阴为主,兼顾祛邪清热、化痰散结、活血通络之法,方能缓解复发房颤症状,减少房颤发作次数,延长窦性心律时间。

三、治疗总纲

治疗注重益气养阴,兼顾清热、化痰、逐瘀。考虑术后气阴两伤,治疗仍应以补虚为主,祛邪为辅。

四、辨证论治

1. 阴虚火旺

【症状】心悸心烦,心中惕惕,不能自主。伴失眠多梦,躁扰不宁,颧红,自觉身热,五心烦热,或潮热盗汗,口渴,小便频数、大便干结。舌红少苔,脉弱而促。

【病证分析】该型临床多见于老年女性射频消融术后房颤患者,多合并器质性心脏病。因年老久病,肾精亏损,肾水无法上制心火,心火独亢,扰乱心神。加之射频消融术具邪热属性,蒸灼津液,损伤心脉之气血,造成阴精耗伤,更加重阴虚,使虚热内生,阴虚火旺,扰乱心神。

【治法】养阴清热,宁神定悸。

【基本方】甲枣宁脉汤加减。

炒枣仁30g	青蒿12g	醋鳖甲10g(先煎)	盐知母9g
地骨皮15g	百合12g	麦冬12g	僵蚕12g

【用药特色】甲枣宁脉汤组方借鉴具养阴透热功效的温病治疗方——青蒿鳖甲汤。重用酸枣仁为君药,以养心宁心安神,且敛汗,生津,补养射频消融

术造成的津液耗损。方中鳖甲咸寒,直入阴分,滋阴退热;且除滋阴潜阳外,鳖甲尚可软坚散结,解心悸发生之基。青蒿苦辛而寒,气味芳香,清热透络,引虚热外出。两药相配,滋阴清热,内清外透,使阴分伏热宣泄立解,即如吴瑭自释:"青蒿不能直入阴分,有鳖甲领之入也;鳖甲不能独出阳分,有青蒿领之出也。"共为臣药。知母苦寒质润,滋阴降火;合枸杞的根皮——地骨皮,泻血中伏火,共助酸枣仁、鳖甲养阴清热为佐药。麦冬除可滋阴,尚能降心火而安悸,除烦安神。百合甘寒,可清心安神,定惊益志。僵蚕清热祛风通络,宁脉定悸。

【加减化裁】以心悸、心烦、失眠、多梦为主要表现的心阴亏虚、虚火扰神明显者,可加北沙参12g、玄参15g、生地黄15g滋养心阴;配伍柏子仁10g、夜交藤12g以安神定志止悸。腰膝酸痛、头晕耳鸣等肾阴不足症状显著者,加女贞子15g、旱莲草15g以补益肾阴。

2. 痰热内扰

【症状】术后心悸反复发作,迁延难愈,常突发突止,伴见头晕目眩,心烦易怒,口苦口黏,痰多而黏,大便秘、小便赤。舌红、苔黄腻,脉弦滑结代。

【病证分析】常见于体胖、酗酒史、持续性或永久性房颤射频消融术后患者。中老年男性患者多见。"痰浊内伏"是房颤反复发作的夙根。患者常因饮食不节、过食肥甘膏粱厚味,致脾失健运,水湿内停,痰浊内生,滞于血脉,成为引发房颤的潜在病理因素。且火热属性的射频消融术可灼伤心之津液,炼液为痰,更加重痰浊内盛。痰浊与邪热胶着,酿生痰热,而热痰最易蒙蔽、扰乱心神,使"心主血脉"功能失用,从而出现心中悸动,脉结代。

【治法】清热化痰,养心安神。

【基本方】连蒌胆星汤加减。

黄连 6g	全瓜蒌 15g	胆南星 6g	法半夏 9g
竹茹 12g	枳壳 9g	郁金 9g	茯苓 15g
远志 12g			

【用药特色】连蒌胆星汤中,黄连、瓜蒌、半夏出自小陷胸汤,乃经典角药。其中黄连清热燥湿除烦,治胸中有热;全瓜蒌清热涤痰、宽胸散结;半夏辛温化痰散结,与全瓜蒌合用,共解胶着热痰。胆南星清热化痰定悸,配伍连、蒌、夏,既能化痰降逆,又能通络息风,止心脉悸动。佐以竹茹清热化痰,枳壳降气化痰,茯苓健脾利湿,以杜生痰之源,三味相合,增强理气化痰之力为佐药。远志、郁金除功专解郁安神,亦具祛痰之力。全方清热化痰、燥湿化痰、健脾化痰、行气化痰、解郁化痰,以房颤复发的病理基础——"痰浊"郁热生风为靶向,多角度合力涤痰,使痰化、热清、风息而悸止。

【加减化裁】痰盛著者,症见胸脘痞闷,喉间痰鸣,房颤反复难愈,加青礞石15g、浙贝母15g、僵蚕12g,以增强化顽痰之力。热盛著者,症见惊悸失眠,身热面赤,心烦口渴,尿黄便结,加炒栀子 12g、黄芩 10g。心神不安较著者,见心中烦躁,精神不安,失眠多梦,加生龙牡各 30g、琥珀粉 3g 以镇心安神。

3. 气滞血瘀

【症状】心悸,多呈阵发性。伴胸闷不舒,心痛时作,情绪抑郁不畅或易激动,胸胁或少腹胀闷窜痛,口苦,嗳气泛恶,纳食减少,或妇女乳房胀痛,月经不调,面色紫黯,唇甲青紫。舌质紫黯或有瘀斑,舌下脉络迂曲,脉涩或结。

【病证分析】此型多见于情绪易于焦虑、抑郁,或射频消融前房颤病史较长,且合并器质性心脏病的射频消融术后复发房颤患者。以房颤发作频繁、转复时间较长为突出特点。多因长期情怀不遂,肝气郁结,血行不畅、瘀血阻脉、心脉不通,挛急而风动,血瘀又可致气滞,两者互为因果,促进病情进展。此外因病情复杂,使患者在射频消融术中需在局麻清醒状态下接受更长时间的手术,对患者造成很大的心理压力,加重其术后气滞血瘀。

【治法】理气活血,养血定悸。

【基本方】延丹理脉汤加减。

延胡索 12g	丹参 15g	鸡血藤 15g	全蝎 6g
甘松 12g	玫瑰花 9g	代代花 9g	三七粉 3g^(分冲)
血竭粉 3g^(分冲)	炒酸枣仁 30g		

【用药特色】本证应行气活血并用,方中延胡索活血、行气为君药;丹参活血祛瘀通经;鸡血藤活血通络。合代代花、甘松、玫瑰花理气开郁,配合活血药物行气通络。血竭配伍三七粉,以增强活血化瘀之力,是房颤各类原因导致血瘀的治疗专药。全蝎息风通络散结,在活血通络的同时能够发挥息风止颤的功用。重用炒酸枣仁养心肝阴血定悸。

【加减化裁】气滞重者,症见胸胁胀闷,走窜疼痛,性情急躁或抑郁,加柴胡 10g、佛手 12g,与甘松为角药,以增加疏肝理气之功。血瘀重者,症见心悸怔忡、胸痹心痛、面色紫黯或黧黑,唇、舌、爪甲紫黯,或舌面、舌下、皮下有瘀点瘀斑,加乳香 10g、没药 10g 与三七共组角药,以增强活血逐瘀之力。

4. 气阴两虚

【症状】心悸怔忡,多久病心脏心体受损,持续心悸,心中惕惕,不能自主。伴气短,精神疲倦,或自汗懒言,头晕,多梦健忘,或失眠多梦,颧红。舌红少苔,脉细弱而结、促。

【病证分析】该证型多见于久病年老的射频消融术后患者。因年龄、久病为房颤射频消融术后复发的独立危险因素,年老先后天之气均渐次而衰,脾气亏虚则脾失运化,气血生化乏源,导致心血虚,心神失养,无法协助心主血脉,出现房颤。老年肾精亏损,精不生血,可导致心血亏虚。而持续性及永久性房颤伴左心房结构改变患者多久病致虚。同时射频消融术因使心体产生热效应,属火热为病,可猝伤心脏气血阴津,更加重气阴两伤。

【治法】益气养阴,安神定悸。

【基本方】芪珀生脉汤加减。

生黄芪 30g	炒酸枣仁 30g	丹参 30g	玄参 30g
生地黄 12g	百合 12g	玉竹 12g	五味子 9g
僵蚕 12g	蝉衣 12g	紫石英 15g^(先煎)	琥珀粉 3g^(分冲)

【用药特色】该证以临床治疗房颤气阴两虚型的经验方芪珀生脉汤为基础加减化裁。方中重用生黄芪补气益中,酸枣仁养阴血安神。合丹参、玄参、生地黄、百合、玉竹等滋阴养血凉血之品,在补益射频消融术所耗伤之阴血阴津外,尚清解血分之热而助宁脉定悸,正适合用于射频消融术后早期气血阴津耗伤且邪去热留之时。其中丹参补血活血凉血,清血分之虚热;玄参滋阴降火,清热凉血,解毒散结,二药与生地黄合用入营血,共解术后的血分阴伤虚热。百合养阴而清心安神。玉竹清补阴津,养阴而不碍邪。以上益气养阴之品合五味子相须为用,是以五味子酸性收敛,辅助生津安神的同时可坚其益气养阴之效,使效专力宏。琥珀活血祛瘀,合紫石英安心神止惊悸。僵蚕除具镇静作用外,配合蝉衣可息风止颤、安神定悸。

【加减化裁】失眠重者,方中加柏子仁 10g,或加生龙牡各 30g、灵磁石 30g 以重镇安神。偏于心气不足,症见心中不能自主、气短乏力者,加用西洋参 9g、红景天 15g 以补益心气。偏于阴血虚者重用生地黄 30g、北沙参 15g、阿胶 10g 以滋阴心血。

五、验案精选

李某,女,60 岁,2021 年 4 月 27 日初诊。

【病史】因"心悸 3 年余"来诊。患者 3 年余前因"上呼吸道感染"于医院就诊,行 ECG 提示房颤,心率 130 次 /min。后于北京某三甲西医院行射频消融术 2 次(2018 年 3 月、2019 年 3 月),术后心悸仍然间断发作,持续 4~5 小时,心率约 120 次 /min 左右,先后服胺碘酮、普罗帕酮抗心律失常,达比加群酯抗凝,现仍服用盐酸普罗帕酮片 1 片 /d,仍有心悸发作,查 Holter 示(2020 年 11 月 30 日于某中西区结合医院):房性期前收缩,短阵房性心动过速,室性期前收缩。ECG 示(2021 年 4 月 23 日):房颤、不完全性右束支传导阻滞。来诊症见:心悸频发,持续 4~5 小时,双下肢凹陷性水肿,偶胸闷气短,呃逆频繁,纳可,二便调。否认冠心病、高血压等慢性病病史。查体:HR 104 次 /min,心律不齐,心音强弱不等,未闻及明显心脏杂音。舌体胖大,舌红,苔薄白稍腻,脉滑代。辅助检查:BNP:1 102pg/ml;心脏彩超:EF 67%,左心增大。

【西医诊断】永久性房颤　房颤射频消融术后　心功能不全　心功能 Ⅱ

级（NYHA 分级）。

【**中医诊断**】心悸。

【**辨证分型**】气滞血瘀湿阻，化热扰心。

【**治法**】行气活血，清热利湿，安神定悸。

【**方药**】延丹理脉汤加减。

延胡索 12g	丹参 15g	甘松 12g	柴胡 10g
僵蚕 12g	蝉衣 12g	茯苓 30g	泽泻 15g
黄连 6g	桑白皮 30g	生龙牡各 30g（先煎）	

7 剂，水煎服，日 1 剂，分两次服用。

二诊：患者服药后心悸减轻，双下肢水肿较前缓解，仍胸闷、呃逆，舌胖大，苔白腻，脉滑代。继服上方，加枳壳 10g、旋覆花 15g，继服 14 剂复诊。

三诊：诸症明显缓解，仍偶有活动后心悸、胸闷，舌胖大，苔白腻，脉滑代。上方去旋覆花，加党参 15g、生黄芪 15g，继服 14 剂复诊。

【**按语**】患者中老年女性，房颤病史 3 年，先后行 2 次射频消融术后，出现房颤复发，合并心脏结构改善及心功能衰竭。其因久病本已阴阳俱虚，心体受损，影响心主血脉之功，水湿血液瘀滞于心脉，影响心神。且久病损脾，脾失健运，水痰湿渐生，阻滞气机，致使胸中大气不行，气机升降失司，且气不行则滞，气滞致血液失运，化生瘀血，且痰浊、气滞、血瘀久郁化热，共扰心神。该患者因久病正虚而生标实，故急则治其标，治以理气活血，交通气机，行气活血利水以宁心安神，方用延丹理脉汤加减行气活血。予僵蚕、蝉衣为取升降散之意，合柴胡、桑白皮共调气机升降，交通气机。而柴胡合龙骨、牡蛎化裁于柴胡加龙骨牡蛎汤，达和解清热之功，且以龙骨牡蛎安神镇心；丹参、甘松活血兼以行气，泽泻辅助茯苓利水，全方共奏活血理气，交通气机，行气活血利水、宁心安神之功。

第六节　孤立性房颤（特发性房颤）

一、概述

美国心脏学会（American Heart Association，AHA）/美国心脏病学会（American College of Cardiology，ACC）/欧洲心脏病学会（European Society of Cardiology，ESC）2006 指南将孤立性房颤（lone atrial fibrillation，LAF）定义为：年龄 <60 岁、无心肺疾病并排除高血压后的心房颤动。LAF 不具有器质性疾病，发生的主要直接机制是电生理异常，肺静脉和左心房后壁异位局灶的释放是主要的发生和维持因素。部分出现心房纤维化、心肌数量减少。同时，部分患者心房

微血管功能紊乱,表现为孤立的心房肌灌注异常和冠状动脉血流储备受损。LAF 患者脑钠肽水平高于窦性心律者;心房肌细胞有严重的空泡样变形和原纤维溶解的超微结构证据,邻近的坏死肌细胞有单核细胞和淋巴细胞浸润,循环中出现炎症因子水平升高,可能通过旁路激活引起心房组织损伤,或与磷酸胆碱共同作用,改变离子转运方式,导致房颤;LAF 患者脂肪炎症因子艾帕素(apelin)显著降低,与心脏 - 体液轴功能紊乱密切相关;在迷走神经张力增强时更易于发病。目前发现 LAF 的相关危险因素主要包括:性别、肥胖、应激及其他社会因素、睡眠呼吸暂停综合征、耐力运动、亚临床性动脉粥样硬化、药物、胃食管反流病、遗传。临床多表现为反复出现的阵发性房颤。LAF 虽无显著器质性疾病,但从中医角度常常合并指向性的临床表现,如症状、舌脉等,但特点各异,需要临床辨证论治。该类情况是中医药辨治的优势所在。

二、病机要点

本病发作于 60 岁以下人群,尤以中青年为多见,年少气盛,有余化火,成心肝火旺之象;劳倦过度,暗耗心肾,失于交通,成心肾不交之象;或饮食不节、饥饱失常、损伤脾胃,因此痰浊内生,上蒙清窍。蕴久化热生风,上扰心神致悸。部分群体亦可见热象不明显,可纯以痰浊论治;此外中青年群体常见思虑过度、情绪波动、作息不规律,肝失疏泄,暗耗心肝阴血,久则耗伤肾精,肝风合虚,而成内风,扰动心神。LAF 多不合并器质性疾病,临床虽可虚实并见,但程度相对轻浅,病性偏实,核心仍在于内风之形成。

三、治疗总纲

因本病多属实证,治疗以攻邪为主要思路。临床可见心肝火旺、心肾不交、肝郁气滞、瘀血内阻等,根据证候偏重的不同,随证治之。然而治疗过程中需要始终关注"内风"的核心病机,始终贯穿息风法的运用。运用清热化痰之法时,需要明辨蕴热之程度,如热象并不明显,则需酌情减少清热泻火或清热化痰药的运用。另外虽然本病多在气分,痰浊久蕴易致瘀,久病之时若见瘀象,则可加入清心活血之品。交通心肾之法则需要关注心肾亏耗多少之别,决定用药剂量。该类患者常常合并焦虑状态,可酌情加入疏肝解郁安神之品。

四、辨证论治

1. 心肝火旺

【症状】心悸头晕,面目红赤,脾气暴躁,口干舌燥,口苦,双目干涩,入睡困难,小便短赤,大便干结。舌红苔黄厚,脉弦数。

【病证分析】肝郁结日久,郁久化热,肝火亢盛,则极易生变,出现热郁风动,从而形成房颤发作的最直接病理机制。《素问·至真要大论》:"诸风掉眩,皆属于肝。"而此实证最常见的即是肝火亢盛证。《临证指南医案·肝风》:"血燥生热,热则风阳上升,窍络阻塞,头目不清,眩晕跌仆,甚则瘈疭痉厥矣。"肝阳化风,热极生风乃肝风内动的实证,可谓"火越亢,风愈大"。此证候虽为心肝火盛,但实则为热极生风之弊,而成房颤。

【治法】清泻心肝,息风止悸。

【方药】清心定风汤加减。

黄连 6g	地骨皮 30g	茯苓 15g	炒栀子 6g
法半夏 9g	玄参 15g	郁金 12g	蝉衣 12g
珍珠母 15g（先煎）	桑白皮 15g	夏枯草 15g	羚羊角粉 0.3g（分冲）

【用药特色】本方心肝同清,釜底抽薪,火去风息,羚羊角粉能清肝热、息肝风,黄连能清心火,泻烦热,共为君药。珍珠母平肝潜阳,能潜镇息风;郁金清心凉肝,通心经窍阻,解肝经郁结;炒栀子泻火除烦;气分火热,须防热入营血,急宜透热转气,玄参清营养阴,共为臣药。地骨皮退虚热;蝉衣息内风;半夏、茯苓顾护中焦,防苦寒伤胃,又能祛痰湿,共为佐药。

【加减化裁】热盛者,症见目赤、易怒、头痛、胁痛、口苦、吐血、咯血、脉弦而促,可配伍黄芩 10g、夏枯草 15g、川楝子 10g 以清肝热;侧重心火亢盛者,症见心中烦热,焦躁失眠,口舌糜烂疼痛,可加淡竹叶 12g、知母 10g 以清心火;风盛者,症见眩晕欲仆,步履不稳,头摇肢颤,语言謇涩,甚至突然昏仆,口眼歪斜,半身不遂,可配伍蝉衣 12g、地龙 12g,与方中僵蚕形成角药以息肝风。

2. 心肾不交

【症状】心烦失寐,心悸不安,眩晕,耳鸣,健忘,五心烦热,咽干口燥,腰膝酸软,遗精带下。舌红,脉细数。

【病证分析】本证患者多见生活节律紊乱,合并焦虑状态,心火偏亢,失于下降,肾阴亏损,阴精不能上承,《格致余论》曰:"心为火居上,肾为水居下,水能升而火有降,一升一降,无有穷已"。心火上炎,热扰心神,故见心烦不寐、心悸;热极生风,发为房颤;耗伤心阴,故见咽干口燥、五心烦热;肾水不温,故见眩晕耳鸣健忘、腰膝酸软、遗精带下;舌红脉细数均是心肾不交,风邪内动之象。

【治法】交通心肾,息风定悸。

【基本方】僵蝉交泰汤加减。

黄连 6g	肉桂 3g	炒枣仁 30g	僵蚕 12g
蝉衣 12g	怀牛膝 12g	山萸肉 9g	葎草 12g
莲子心 3g			

【用药特色】僵蝉交泰汤取法交泰丸及升降散组方要义,其中心火,以清

心引火归原为主要治法。方中黄连擅泻心火,清心除烦,主入心经,少用肉桂甘辛大热入肾,引火归原。两者相反相成,使心肾相交,水火既济,则心神得安,心悸自除,共为君药。僵蚕、蝉蜕为"升降散"中的双升。僵蚕辛平气轻且浮而升阳,能清热活络通经,祛风化痰散结;蝉蜕性寒气轻擅于宣肺开窍、从表散风,共为臣药。萆草性寒,清热解毒,利尿通淋;莲子心,专入心经,清心热。两者同为佐药,可加强君药黄连之力。怀牛膝滋补肾精,山萸肉敛助肝肾,酸枣仁补益肝血,三者滋补肝肾,乙癸共济,滋肾之余,更助摄风,共为佐药。

【加减化裁】心火亢盛者,患者惊悸失眠,身热面赤,心烦口渴,尿黄便结,或神志狂乱,或喉痹,音哑,舌质红,苔黄腻,脉滑而促,加炒栀子12g、知母12g以清心泻火;肾水不足重者,见头晕耳鸣、腰膝酸痛、失眠多梦、潮热盗汗、五心烦热、咽干颧红、齿松发脱、形体消瘦、小便短黄或大便干结、舌红少津、脉细数结代,加生地黄10g、山药30g,配伍山萸肉以滋补肾水。

3. 肝郁气滞

【症状】心悸胸闷,胸胁苦满,急躁易怒,喜叹息,胸胁少腹胀痛或窜痛。或自觉咽中有物吐之不出,咽之不下;或喜悲伤欲哭,入睡困难。舌淡红,苔薄白或白腻,脉弦滑。

【病证分析】"肝气郁滞"是 LAF 的重要特点之一,青年人情绪波动,怒气藏肝,发为本证。肝郁化热灼伤心血、肝郁脾虚,心血化源不足,引发心悸。西医学认为,交感神经兴奋可缩短心房肌动作电位时限,增加心房肌自律性,并有助于形成微折返;副交感神经可缩短心房有效不应期,增加离散度而增加折返的可能性。并且在心脏疾病发生过程中副交感神经优势逐渐丧失,而使得交感神经介导的房颤发生更为常见。中医学认为肝主疏泄、调畅情志,与我们的神经调节是否协调至关重要。若肝气郁滞,气机不畅,往往导致情志不舒、焦虑烦躁、睡眠障碍,极易增加交感神经张力并增加房颤形成的可能。其中的核心病机与"肝风"最为密切。厥阴以阴阳错杂为主证,但其本气为风,乃主阴血之脏,阴血不足,热邪内蕴,或肝郁生热,风即随之妄动。"肝风内动"本质为肝脏阴阳相争动荡形成"贼风"妄动于内。足厥阴为肝,手厥阴为心包,互为表里,因此"贼风"最易侵袭心脏,引起房颤的发生。

【治法】疏肝行气,息风止悸。

【基本方】疏肝柔脉汤加减。

醋柴胡 10g	炒枳壳 12g	白芍 15g	佛手 10g
郁金 12g	醋元胡 12g	全蝎 6g	玫瑰花 9g
炒酸枣仁 30g			

【用药特色】肝为藏血之脏,喜条达主疏泄,体阴用阳。七情郁结,则肝失条达,久而久之会出现肝郁脾虚、肝风内动而引起房颤发生。《本草分经》曰:

"柴胡升阳气下陷,引清气上行,而平少阳厥阴之邪热。宣畅气血,解郁调经,能发表,最能和里。"方中柴胡、枳壳疏肝解郁,条达气机为君。炒酸枣仁、白芍养血活血,柔肝解郁为臣。柴芍为伍,借柴之疏散使补而不滞,凭芍之收敛,使疏而不散;《本草求真》认为:"全蝎专入肝,味辛而甘,气温有毒,色青属木,故专入肝祛风。"全蝎能搜剔肝经余风共为臣药;佛手、玫瑰花、郁金、元胡能通行气血,泻有余之肝气,共为佐药。

【加减化裁】肝木克土,脾虚纳差,面色萎黄,四肢不温,神倦乏力,舌淡,苔白或腻,脉弱结代,加炒白术 12g、茯苓 30g 健脾益气;血瘀者,患者胸胁胀满疼痛,可并癥瘕积聚等病证,加川芎 10g、当归 10g 养血活血;心中烦躁,精神不安,加合欢皮 12g、夜交藤 15g 解郁养血安神。

4. 心气不足,瘀血阻滞

【症状】心悸气短、动者尤甚、神疲无力、恶风自汗,伴有胸闷、心前区隐痛、面色苍白、少气懒言、语声低微、唇舌淡紫,苔薄白,脉弱。

【病证分析】心主神志,对人体精神活动起主宰作用。本证多见于学生群体,劳倦思虑,损伤心脾,导致心气不足的形成。《济生方·惊悸论治》言:"惊悸者,心虚胆怯之所致也。"故可见心悸不宁,善惊易恐,恶闻恶声,坐卧不安,不寐多梦诸症等。西医学认为胆怯实际是迷走神经张力不够、交感神经张力相对亢盛所导致,而迷走神经张力不足与房颤发生关系密切。心气不足日久,无力推动血行,而成血瘀,血滞亦可生风。

【治法】益气活血,息风定悸。

【基本方】芪丹通心汤加减。

生黄芪 30g	炒白术 12g	党参 12g	茯苓 15g
丹参 15g	全蝎 6g	三七粉 3g^(分冲)	蝉衣 12g
炒酸枣仁 30g	葎草 12g		

【用药特色】本方以生黄芪、党参、丹参为君,参芪为补心气之主药,丹参为调心血之要药;故共用为君。炒白术、茯苓助运脾胃,心气不足多半血虚,酸枣仁、三七养血活血,气血皆调则心悸自除。全蝎、蝉蜕通络息风,共为佐药。房颤发病"风邪"为先,本方以益气活血为本,正气充足则风邪自去。

【加减化裁】心阴不足者,症见心悸、怔忡、虚劳、不寐、盗汗、舌红、脉弦细结代,易党参为太子参 20g,加麦冬 15g、五味子 9g 以补心阴;心烦不寐者,加生龙骨 30g^(先煎)、生牡蛎 30g^(先煎)、珍珠母 15g^(先煎)以镇心安神。

五、验案精选

尹某,男,50 岁,2021 年 6 月 27 日初诊。

【病史】"偶发心慌胸闷 4 个月余"来诊。2021 年 2 月 4 日无明显诱因出现心慌胸闷,伴气短,于某中医院查 ECG 提示心房颤动,予盐酸胺碘酮注射液静脉滴注后症状缓解。其间就诊于某三甲西医院,未做特殊处理。2021 年 5 月 7 日于我院门诊服用中药汤剂治疗后症状缓解,自觉房颤持续时间较前缩短。2021 年 6 月 22 日再次因心慌发作持续 10 小时于某西医医院静脉滴注胺碘酮,症状缓解。现为求进一步诊治来诊。刻下症:偶有胸闷心慌,伴气短、乏力,易疲乏,叹息后缓解,无咳嗽咳痰,无烧心泛酸,纳眠可,小便调,大便不成形,质黏,1 次 /d。否认其他病史。查体:呼吸音清,心率 60bpm,律齐,心音可,未闻及杂音。舌黯红,边有齿痕,苔白腻,脉滑缓。查 ECG:大致正常心电图。

【西医诊断】心律失常,孤立性房颤。

【中医诊断】心悸。

【辨证分型】痰浊扰心。

【方药】

法半夏 9g	炒白术 12g	天麻 12g	延胡索 12g
丹参 15g	茯苓 30g	泽泻 15g	砂仁 6g$^{(后下)}$
僵蚕 12g	甘松 12g	蝉衣 12g	桑白皮 30g

7 剂,水煎服,日 1 剂,早晚分服。

二诊:服药一周后未见胸闷心慌,疲乏感较前稍缓解,仍气短明显,大便较前成形。舌黯红,边有齿痕,苔白略腻,脉滑缓。上方加苍术 15g,7 剂。

三诊:偶有胸闷心慌,气短较前稍减轻,偶有疲乏,大便成形,舌黯红,齿痕较前减少,苔薄白,脉缓。上方去丹参,加生黄芪 30g,14 剂。

四诊:2 周来未见胸闷心慌,气短明显减轻,疲乏消失,余未诉明显不适。巩固治疗月余,未见胸闷心慌复发。

【按语】本案患者初诊痰湿内盛,兼见气虚之象,若急于甘温补虚,则痰湿愈甚。当先以化痰宁心为主,使邪去正自安。二诊见痰湿犹在,时逢夏季暑湿,守方为主,加苍术增其燥性。三诊则湿去大半,重用生黄芪以益气扶正。本案特点:一者不拘泥于证型,痰湿壅盛则宜随证治之;二者治有主次,先化痰湿,后益中气,暗合张仲景"先治其卒病,后乃治其痼疾"的要旨。

第七节　老老年房颤

一、概述

房颤的发病与年龄密切相关,流行病学资料显示 >75 岁的老人房颤的发生率高达 10%,随着我国人口老龄化的加剧,老老年房颤患者的数量日益增多。老老年人作为房颤的特殊群体,目前研究相对匮乏,治疗上尚无统一的标准可参考。临床上老老年房颤病程较长,共患病多且存在生理性器官衰老、血栓高风险与出血高风险并存、心率快慢不一,增加了治疗的难度和不确定性,西医在老老年房颤的治疗上面临很多困难。传统中医药坚持以人为本,病证结合,能够实现双向调节、标本同治和精准化治疗,且疗效确切,副作用小,在老老年房颤的治疗上优势更为突出,值得临床推广应用和进一步的深入研究。

二、病机要点

老老年房颤病损在心,根源在肾。心居胸中,属阳,主火,其性主动,肾居腹中,属阴,主水,其性主静。正常状态下,心火下降于肾,与肾阳共同温煦肾阴,使肾水不寒。肾水则上济于心,与心阴共同涵养心阳,使心火不亢。两者水火既济的关系是维持心肾两脏生理功能的枢纽,而这种正常关系维持则是以心肾的阴阳升降动态平横为前提。耄耋之年,肾精亏虚,肾阴生化乏源,肾阴不足,不能上济于心,导致心火偏亢,热扰心神则心悸怔忡。肾藏精,心主血,精血是维持人体生命活动的必需物质,肾精心血之间可相互滋生,相互转化,年迈体虚,肾中阴精自亏,不能充养心血,心血不足,神失所养,复因虚火灼津,必致血液黏稠,运行不畅,瘀阻心脉,心脉不通亦可致悸。肾阴为肾阳之根,肾精不足,久则肾阳必衰,肾失气化,津液代谢紊乱,而成痰饮水湿之证,心为火脏,火独恶水,水饮上逆扰心,故令心悸。肾虚为老老年房颤的发病之本,肾之阴阳精血亏虚是起病之源,心之阴血不足,心神失养,痰湿瘀血内停,心脉不畅是受病之所。疾病初期多肾阴虚心火旺的心肾不交之证,中期多心肾精血亏虚,因虚致瘀之证,后期以心肾阳虚,水饮凌心之证多见。病性总属本虚标实。

三、治疗总纲

对于老老年房颤的治疗笔者主张从肾论治,强调补肾为本,推崇滋肾填精之法。肾精是心血的补充,同时能制约心阳偏亢,肾之阴精充足,则心君自能安于本位,心神收敛。肾之阴精亦是肾气、肾阳化生的物质基础,肾精充足则肾气肾阳生化无穷,故强调补阳勿忘滋阴。老老年房颤临床多因虚致实、虚实夹杂之证,治虚勿忘泻实。在滋补肾阴基础上,常根据病邪兼夹的不同分别施以活血化瘀或化痰利湿之法。

四、辨证论治

1. 肾阴虚,心火旺

【症状】心悸怔忡,心烦失眠,盗汗,眩晕耳鸣,腰膝酸软,大便干结,小便黄赤,舌红苔薄黄、脉弦数。

【病证分析】此型常见于老老年女性,阵发性房颤伴有快速心室率者,往往合并高血压、糖尿病等基础疾病。因年迈体虚,久病不复,忧思郁怒,致肾阴亏于下,不能上济心火,导致心火亢盛、虚火扰动心神,心神不安令心悸发作。

【治法】滋肾清心,息风定悸。

【基本方】僵蝉交泰汤加减。

黄连 6g	肉桂 3g	炒酸枣仁 30g	僵蚕 9g
蝉衣 9g	山萸肉 9g	熟地黄 30g	远志 9g
玄参 15g	麦冬 12g		

【用药特色】此型以肾阴不足为本,心火亢逆无制为标,滋水降火当为追本溯源之法,水足则能纳阳。然火炎于上,心悸不已,有化风之势,邪气嚣张,急当清火以息风,火灭风自息。治当滋水与清火并施,方可阻遏病势,固本培元。方中僵蚕、蝉衣质轻,辛能升能散,畅达胸中气机,使郁热顺势透达于外而解,凉能清解,郁热得寒则清,风势渐息,则心动止。黄连清心火、肉桂温补肾阳以蒸腾肾水上济于心,两者一升一降,促使心肾相交。熟地黄、山萸肉、玄参、麦冬滋补肾阴以壮水,其中熟地黄用量至少 30g。远志宁心安神,交通心肾。诸药合用上清心火,下滋肾水,水火相济,心肾相交,心悸自已。

【加减化裁】胃胀纳呆者,加炒麦芽 15g、炒神曲 15g 以健脾助运。胸闷苔腻者,加陈皮 12g、法半夏 9g、茯苓 15g 以燥湿化痰。大便干结者,常生地黄 30g 易熟地黄,加火麻仁 15g 润肠通便。

2. 肾阴虚血瘀

【症状】心悸怔忡,头晕目眩,腰膝酸软,耳鸣,健忘,五心烦热,舌黯红少苔,有瘀斑,脉细涩数。

【病证分析】该型以老老年女性多见,持续性房颤为多,伴有快速心室率。临床多合并冠心病、脑梗死或血管狭窄疾患。多因年老肾亏,肾中阴精不足,心血无以充养,不能温养心神则心悸。心血不足,血行缓慢滞而为瘀,瘀血阻络,心脉不通,进一步加重心悸。阴精亏虚为本,心脉瘀阻为标。

【治法】补肾填精,活血通脉止悸。

【基本方】左归丸加减。

熟地黄 30g	山萸肉 15g	枸杞子 15g	黄精 15g
当归 12g	茯苓 15g	延胡索 12g	三七粉 3g^(分冲)
珍珠粉 0.3g^(分冲)	怀牛膝 15g		

【用药特色】"精不足者,补之以味",故选用熟地黄、山萸肉、黄精、枸杞子等味厚之品以补肾填精。古稀之年,脾胃衰弱,填精药物不可过于滋腻沉重,防止中焦气壅生湿。精血属阴,阴亏于下,则阳浮于上,怀牛膝引心君浮游之火下行。延胡索、三七粉活血化瘀,畅通心脉,使瘀去脉通则血活。全方补中寓通,静中有动,补而不滞,通而不伐,使肾精充足,心血得养,心脉充盈畅通,心神安宁则心悸自止。

【加减化裁】失眠心烦者,加酸枣仁 30g、柏子仁 15g 养心安神。心火上炎、口舌生疮者,加黄连 6g、肉桂 3g 交通心肾,滋水降火。腰膝冷痛,加盐杜仲 15g、巴戟天 15g、淫羊藿 15g 补肾阳强腰膝。头晕、气短、乏力脾气亏虚者,加生黄芪 30g、党参 15g、炒白术 12g 以健脾益气。

3. 肾阳虚水停

【症状】心悸怔忡,甚则咳喘不能卧,面色㿠白,形寒肢冷,水肿尿少,舌淡黯,舌体胖大,脉沉弦促或结代。

【病证分析】此型多见于老老年男性,永久性房颤多见,常合并结构性心脏病,已进入到心衰阶段,心室率多缓慢。多因高龄或久病,损伤阳气,肾阳不足,蒸腾气化无力,水液代谢失常,停而为饮,心属火而恶水,水饮犯心则心悸。水为阴邪,饮邪弥漫上焦,心阳不振,心神失于温养则怔忡,痰饮阻肺,肺气上逆,则咳喘难以平卧。

【治法】温补心肾,化饮止悸。

【基本方】真武汤合桂枝甘草龙骨牡蛎汤加减。

制附子 9g^(先煎)	茯苓 30g	干姜 9g	桂枝 12g
白芍 12g	炒白术 15g	炙甘草 12g	生龙牡各 30g^(先煎)

【用药特色】肾阳为五脏阳气之根,心阳失于肾阳的温煦,亦常不足。水邪弥漫,更伤心阳,心肾阳气俱不足,温心阳和补肾阳当并举。附子、干姜温补肾阳、桂枝甘草汤振奋心阳。茯苓、白术健脾利水化饮,白芍制约温阳药物燥热之性。龙骨、牡蛎潜镇心神。诸药合用,使胸中阳气大振,阳运则水消,犹如离照当空,阴霾自散。水邪开化,阳气运转,脾胃纳运有流动之象,则加生黄芪 30g、党参 15g 补气以助阳。

【加减化裁】胸背痛,唇舌紫黯,瘀血明显者,合用丹参 15g、川芎 9g、桃仁 9g 以活血化瘀。胸胁胀满者,加陈皮 12g、佛手 12、香橼 12g 以行气解郁。咳嗽、痰多者,为寒饮伏肺,加细辛 3g、五味子 9g 温阳化饮。

五、验案精选

张某某,女,81 岁,2021 年 4 月 30 日初诊。

病史:头晕心慌 5 年,加重 3 个月。5 年前出现头晕、心慌,就诊于北京某三甲西医院,诊断为"阵发性房颤"。平时规律服用盐酸普罗帕酮 100mg tid。房颤仍间断发作,大约 1~2 周一次,每次持续 4~12 小时可自行转复。既往有腰椎间盘突出、颈动脉硬化斑块。来诊症见:阵发心慌,心中发紧,发作时出现头晕、胸闷乏力、怕热、自汗、喜叹息,口中和,咳嗽无痰,大便干燥成球状,小便正常。舌淡黯,舌体胖大,苔薄黄略腻,脉弦滑。

【西医诊断】阵发性房颤、高脂血症。

【**中医诊断**】心悸;眩晕。

【**辨证分型**】肾阴虚心火旺,脾阳虚,痰湿内阻。

【**治法**】滋肾阴降心火,健脾温阳化饮。

【**方药**】僵蝉交泰汤合苓桂术甘汤化裁。

黄连 6g	肉桂 3g	僵蚕 9g	蝉衣 9g
陈皮 12g	瓜蒌 30g	枳实 15g	生地黄 30g
玄参 15g	麦冬 12g	茯苓 15g	桂枝 12g
炒白术 15g	炙甘草 9g	泽泻 30g	法半夏 9g

7剂,水煎服,日1剂,分两次服用。

二诊:患者服上方后心悸未发作,头晕胸闷减轻,大便畅通,但诉潮热、汗出,上方加女贞子 15g、旱莲草 15g。继服 14 剂。

三诊:服上方后心悸、头晕、潮热汗出明显减轻,诉口干,乏力,咳嗽,上方去半夏,加太子参 15g。继服 14 剂。

四诊:患者心悸头晕消失,上方继服 28 剂,巩固疗效。

【**按语**】

患者为老老年女性,患有阵发性房颤伴快速心室率,临床多为阴虚火旺之证。其以肾阴虚为本、心火旺为标,治疗当滋水降火。方中玄参、麦冬、生地黄滋肾水,水足则阳潜于下。火郁有动风之势,取僵蚕、蝉蜕轻清上浮透发郁热以息风。黄连为清心火圣品,肉桂温肾阳,助肾水蒸腾气化于上制约君火。操持烦劳有年,复年迈体虚,脾气亏虚,痰湿内停,痰湿随气机升降无处不到,痰湿蒙蔽脑窍则头晕,痰湿凌心则心悸,取苓桂术甘汤以温脾化饮。痰湿为有形之邪,易阻气机,则胸闷喜叹息。加陈皮、生姜、枳实以行气祛湿消胀。

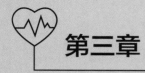

第三章

非瓣膜性房颤辨病论治经验

第一节　冠心病合并房颤

一、概述

冠心病合并房颤是因冠状动脉粥样硬化性心脏病导致的冠状动脉供血不足，进而引发心房结构、功能及电生理改变所引起的房颤。房颤的发病种类中，非瓣膜性房颤占有较高比例，其中冠心病合并房颤发病率呈逐年上升趋势。目前，冠心病合并房颤的西医治疗主要是在改善心肌缺血的基础上，应用抗心律失常药物、抗凝药物、射频导管消融及外科手术治疗，但其在疗效、安全性及医疗费用等方面有一定的局限性。冠心病合并房颤，属中医学胸痹、心痛、心悸等范畴，其病机多为本虚标实之证，治疗上多采用补虚泻实之法，临床疗效确切。与西医相比，中医药坚持"以人为本，标本兼治，病证结合"，在该病的治疗中可以全程介入，不仅能够缓解临床症状，改善生活质量，延长生存期，减轻长期服用抗凝血药、利尿剂、他汀类药物带来的不良反应，且安全性高，医疗费用相对较低，更值得临床推广应用。

二、病机要点

冠心病合并房颤主要是心脉不畅导致心失所养或心神受扰所致。故其辨证以虚实为纲，虚者为主要为年迈素体虚弱，或久病体虚所致，"年四十，而阴气自半也"，气虚无力推动血液运行，阴虚无以养血，以致心失所养，心神动摇，发为房颤。实者多由痰浊、郁热、瘀血而致心神受扰，心神不安。病程日久，气阴耗损加重，气虚乃阳虚之始，阳虚乃气虚之渐，加之阴损及阳，久病及肾，出现肾阳亏虚、阴寒偏盛、寒凝心脉。冠心病合并房颤病位主要在心，其发病与肝、脾、肾密切相关，病性多属虚实夹杂。

三、治疗总纲

冠心病合并房颤以本虚标实为多见,故治疗时常以固本为主,兼以攻邪。固本则常用益气养阴温阳,并配合养心安神之品;攻邪则根据具体的痰、瘀甚则郁久化热等情况,采取化痰、祛瘀、清热等治法,并应配合重镇安神之品。另外,冠心病合并房颤虽病位主要在心,但与肝、脾、肾脏腑关系密切,因此,在补心气、补心阴、温心阳、清心热的基础上,佐以疏肝理气、健脾和胃、温补肾阳之品,诸脏共治,方能效如桴鼓。

四、辨证论治

1. 气虚血瘀,心神失养

【症状】心悸,气短,胸闷,乏力倦怠,头晕,失眠,可伴有头痛、胸痛,肢体麻木。唇舌紫黯或舌有瘀点、瘀斑,脉细涩促或结。

【病证分析】此型冠心病合并房颤多因久病气虚,运血无力而渐致瘀血内停所致。心气虚,心脏鼓动无力,无法推动血液正常运行,血行瘀滞于心,心神失养,发为心悸。气短,倦怠乏力皆为气虚之症;血瘀于头胸,不通则痛,故见头痛、胸痛。心悸、失眠为心神失养之症。血瘀于四肢,经络闭阻,故见四肢麻木;唇舌紫黯或舌有瘀点、瘀斑,脉细涩皆为气虚血瘀、心神失养之象。

【治法】益气活血,养心安神。

【方药】芪丹通心汤加减。

生黄芪 30g	丹参 15g	炒白术 12g	当归 12g
穿山龙 30g	元胡 12g	党参 15g	鸡血藤 15g
葎草 15g	三七粉 3g^(分冲)	茯苓 15g	

【用药特色】冠心病合并房颤之气虚血瘀、心神失养证的用药在于健脾益气为基础,重用生黄芪,大补心脾之气,意在气旺则血行,瘀去络通。故用黄芪、党参、白术、茯苓健脾益气。另外气虚血瘀、心神失养是以虚为主,虚实夹杂,故活血药用当归、丹参、鸡血藤等养血活血之品,且补气量多或过用活血温燥之品或血瘀日久皆易化热,故除用丹参凉血活血外佐以葎草清热消瘀。

【加减化裁】气虚见气短、乏力症状较重者,加太子参 15g 大补元气;痰浊见头晕、胸闷者,加远志 10g、石菖蒲 10g、郁金 10g 以祛痰利窍;心阳虚见畏寒、肢冷者,加桂枝 9g、炙甘草 9g 以振奋心阳;血瘀重见胸痛、肌肤甲错、唇舌紫黯者,加莪术 10g、水蛭 6g、地龙 9g 破血通络。

2. 气阴两虚,瘀阻心脉

【症状】心悸,胸闷,气短,乏力,口干,心烦,面色少华或潮红,或伴胸痛,眠差。舌黯红,少津,苔少,脉沉细促或结。

【病证分析】此型冠心病合并房颤患者多由素体亏虚或病程后期耗伤正气所致。气虚则无力推动血液运行,血行不畅致瘀阻心脉,脏腑功能亦无法正常运转;阴虚则无以化气血,无以制阳,阴虚火旺则进一步耗伤气血,脏腑失养。故气阴两虚使心脏功能受损,瘀阻心脉,心失所养,发为心悸、胸痛。气虚日久为阳虚,心阳不振,故可见胸闷。阴虚致使阳不入阴,可见眠差;气阴两虚,则可见气短,乏力,口干,心烦,面色少华或潮红。舌黯红、少津,苔少,脉沉细促或结皆为气阴两虚、瘀阻心脉之象。

【治法】益气养阴,活血化瘀。

【基本方】芪珀生脉汤加减。

生黄芪 30g	太子参 15g	麦冬 12g	玄参 15g
炒酸枣仁 30g	三七粉 3g^(分冲)	萹草 12g	丹参 20g
五味子 9g	茯苓 30g	琥珀粉 3g^(分冲)	甘松 12g
僵蚕 12g	蝉衣 12g		

【用药特色】冠心病合并房颤之气阴两虚、瘀阻心脉的病机以虚为主,虚则易"外泄",如气虚则血、津失于固摄而外溢;阴虚则阳浮于外而不入阴。故用药宜补虚为主,使祛瘀而不伤正,如黄芪、太子参益气补虚,麦冬、五味子、炒酸枣仁滋阴敛阴安神,琥珀粉潜浮越之虚阳;另益气活血多温燥伤阴之品,故用药加萹草、丹参、玄参等凉血之品;另加僵蚕、蝉衣息风止颤。

【加减化裁】阳虚者而汗出肢冷,脉结或代者,加肉桂 3g、干姜 6g 以温心脾之阳;阴虚甚者见口干、咽干者,加玉竹 10g、北沙参 10g 以养阴利咽;汗多者,加麻黄根 9g、浮小麦 15g 益气敛汗固脱。

3. 痰瘀互结,郁热扰心

【症状】心悸,多伴胸闷胸痛,形体肥胖,脘腹痞闷,口黏,咯吐痰涎,烦躁,失眠,口苦。舌黯红,有瘀斑,苔白腻或白滑,脉弦促涩或滑。

【病证分析】此型冠心病合并房颤患者多由长期嗜食肥甘厚味,或素体多痰多湿,痰湿瘀阻脉络,血行不利,致使血瘀,与痰浊胶着于心,郁而化热,热扰心神所致。痰瘀痹阻于内,可见胸闷胸痛、脘腹痞闷;郁热扰心,可见心悸,烦躁,失眠,口苦等症;舌黯红,有瘀斑,苔白腻或白滑,脉弦涩滑促皆为痰瘀互结,郁热扰心之象。

【治法】化痰祛瘀,清心安神。

【基本方】连蒌胆星汤加减。

黄连 6g	法半夏 9g	全瓜蒌 15g	僵蚕 12g
蝉衣 12g	丹参 15g	元胡 12g	青礞石 15g^(先煎)
茯苓 30g	竹茹 15g	胆南星 3g	石菖蒲 10g

【用药特色】冠心病合并房颤之痰瘀互结,郁热扰心病机以因痰致瘀为

主,故用药以化痰为主,尤其加青礞石以祛顽痰,胆南星、竹茹以祛热痰;另因冠心病合并房颤多痰瘀痹阻于心之脉络,故用虫类药僵蚕、蝉衣息风化痰止颤,丹参活血祛瘀,去除局部脉络之痰瘀。

【加减化裁】气滞血瘀见胸胁胀痛者,可加郁金 10g、川芎 9g 理气活血;脾虚见气短、乏力、倦怠懒言者,常配黄芪 30g、党参 12g、山药 15g 以健脾益气。

4. 心肾阳虚,寒凝心脉

【症状】心悸,胸闷胸痛,气短,自汗,动则更甚,神倦怯寒,腰膝酸软,面色㿠白,四肢欠温或肿胀,小便不利。舌质黯淡,苔白腻,脉沉细迟或结。

【病证分析】此型冠心病合并房颤患者多因疾病迁延日久导致心阳虚衰,病久及肾,肾阳亦虚,阴袭阳位,寒凝心脉所致。阳气虚衰,胸阳不振,心脏鼓动无力,且寒凝致使气机痹阻,血行瘀滞于心,发为心悸。胸阳不振、寒凝心脉、气机痹阻,则见胸闷胸痛;肾阳虚衰,气化失司,水湿内停,外泛肌肤,甚则水气凌心,故见面色㿠白,肢体浮肿,小便不利。心肾两脏阳虚,形体失于温养,脏腑功能衰退,故神倦形寒,腰膝酸软。舌质黯淡,苔白腻,脉沉细迟或结皆为心肾阳虚、寒凝心脉之象。

【治法】温补心肾,安神定悸。

【基本方】温肾舒心汤加减。

制附子 9g(先煎)	红参 6g(另煎)	淫羊藿 12g	细辛 3g
当归 12g	白芍 12g	炒酸枣仁 30g	夜交藤 15g
僵蚕 12g	蝉衣 12g	薤白 12g	

【用药特色】冠心病合并房颤心肾阳虚之核心病机为阳微阴弦,上焦阳气虚弱,下焦寒饮亢盛,上袭阳位所致。故治以红参、薤白温通心阳,附子、淫羊藿温补肾阳,细辛散寒止痛。阳复则心神自安。另加酸枣仁、夜交藤养心安神,僵蚕、蝉衣息风止颤,以增强疗效。

【加减化裁】若阳虚寒凝而致气滞血瘀见胸胁刺痛者,可选用桂枝 9g、延胡索 10g、醋乳香 10g、醋没药 10g 温阳理气活血;若水气凌心见心悸、气促、喘憋者,可用五加皮 9g、葶苈子 15g、大腹皮 15g 利水消肿;阳虚甚见四肢厥冷者,可用四逆汤回阳救逆。

五、验案精选

田某,男,69 岁,2021 年 5 月 30 日初诊。

【病史】患者 2 年前无明显诱因出现心悸,2019 年 7 月于友谊医院体检,心电图示心房颤动,未予药物治疗。2019 年 9 月于阜外医院行 Holter 诊断为"心房颤动",予酒石酸美托洛尔片(倍他乐克)12.5mg bid 口服治疗,症状缓解不佳,后间断服药至今。既往有慢性支气管炎病史 30 年,冠心病病史 10 年。来诊症见:心悸,乏力,气短,头晕,偶有咳嗽咳痰,痰色黄,腹胀,夜间偶有泛酸烧心,纳可,眠欠安,多梦,大便不爽。舌黯红,舌体胖大,边有齿痕,苔干黄,脉弦滑促。

【**西医诊断**】持续性房颤,冠心病。

【**中医诊断**】心悸。

【**辨证分型**】痰瘀阻滞,心脉挛急。

【**治法**】化痰祛瘀,息风定悸。

【**方药**】连蒌胆星汤加减。

桑白皮 15g	法半夏 9g	生龙骨 30g$^{(先煎)}$	生牡蛎 30g$^{(先煎)}$
僵蚕 12g	黄连 6g	茯苓 30g	丹参 15g
延胡索 12g	穿山龙 30g	甘松 12g	青蒿 15g

7 剂,水煎服,日 1 剂,早晚温服。

二诊:患者服上方一周后,心悸减轻,仍有头晕,偶有咳嗽,痰色黄,腹胀,纳可,眠欠安,二便调。原方加天麻 12g 祛风通络,浙贝母 12g 化痰止咳。继服 14 剂。

三诊:患者心悸较前明显减轻,仍有腹胀,去青蒿,穿山龙,加莱菔子 12g 降气化痰,消食除胀,蝉衣 12g 息风止痉。继服 14 剂。

四诊:患者无明显不适,夜寐安,守原方加减治疗。

【**按语**】患者中老年男性,长期嗜食肥甘厚味,损伤脾胃,故见泛酸烧心;脾胃运化受纳功能受损,气血生化无源,故见乏力,气短;脾运化水湿不利,聚湿成痰,痰浊扰心,则见心悸,随风邪上扰清窍,则见头晕;痰聚于肺,郁久化热,则见咳嗽咳痰,痰色黄。舌黯红,舌体胖大,边有齿痕,苔干黄,脉弦滑促均为痰浊闭阻之象。故综合四诊信息,拟定化痰祛瘀兼息风定悸的治法。桑白皮泻肺平喘,利水消肿,法半夏健脾和胃,燥湿化痰,甘松理气醒脾祛湿,生龙骨、生牡蛎重镇安神,收敛固涩,僵蚕祛风化痰,茯苓祛湿化痰,黄连燥湿清热,青蒿祛风清热,延胡索、丹参、穿山龙活血祛湿通络,诸药并用,共奏化痰祛瘀、息风定悸之功。二诊患者服用 7 剂后,心悸减轻,仍有头晕,偶有咳嗽,故加天麻祛风通络,浙贝母化痰止咳。三诊患者心悸较前明显减轻,仍有腹胀,去青蒿,穿山龙,加莱菔子降气化痰,消食除胀,蝉衣息风止痉。简言之,此病例治法应重视健脾祛湿,活血通络,息风止颤。

第二节　高血压合并房颤

一、概述

高血压是以体循环动脉血压(收缩压和/或舒张压)增高为主要特征(收

缩压≥140mmHg,舒张压≥90mmHg),可伴有心、脑、肾等器官的功能或器质性损害的临床综合征。高血压是最常见的慢性病,也是心脑血管病最主要的危险因素。而长期未控制的高血压,可导致左室肥厚、左房扩大、心房传导异常及心肌纤维化,从而促使房颤发生。左室肥厚时室壁顺应性降低,充盈压增大,冠脉血流储备减少,室壁压力增加,交感神经及肾素-血管紧张素-醛固酮系统激活。心房肌纤维母细胞增殖分化为成纤维细胞及结缔组织,导致心房纤维化。心房重构导致心房肌束间电分离,局部传导异常,促进房颤的发生并持续存在。

高血压引起的房颤,中医古籍并无此病名,归属于"头痛""眩晕"等范畴,与"心悸""胸痹"等有一定关系。发病原因多为机体阴阳平衡失调,复加长期精神紧张、忧思恼怒等,导致肝郁内热,肝火上炎等一系列的病理变化,引起心神不安等症状。

二、病机要点

《黄帝内经》有"诸风掉眩,皆属于肝"之说,早期多属于肝火上炎,因肝气郁结,郁而化火,肝经气火过盛所致,肝气郁结,木不疏土,脾失健运,痰湿内生,阻塞中焦,使清阳不升,浊阴不降,或气郁日久,影响血分,瘀血内停;此外,脾胃亏虚,水液运化失常,痰浊内阻,胃中之痰随脾上输至心,脉道为之壅遏,心气为之不畅,终致血瘀气滞,故见心悸、胸闷、胸痛等症。

三、治疗总纲

治疗总以清肝泻火为主。肝火由气郁所致,因此苦寒直折之余,须注重疏导肝气,《素问·阴阳应象大论》"治病必求于本"是也。此外,肝木条达,火性上炎,泻火应注重平肝降逆。肝木克土,运用苦寒常须顾护脾胃,使脾旺则不受邪。

四、辨证论治

1. 肝郁化热、痰火扰心

【症状】心悸不安,心烦头胀,受惊易作,胸闷烦躁,胸胁胀痛,头晕阵作,失眠多梦。舌红苔黄腻,脉弦滑促。

【病证分析】此型多见于素体肥胖的年轻高血压合并房颤患者,多因工作、生活压力,精神紧张或忧思恼怒,导致肝气郁结,脾失健运,痰浊内阻,郁而化热,痰火扰心,发为心悸。肝气郁结则胸胁胀痛,痰浊上扰,清窍失养,则头晕阵作,头胀;痰浊阻于胸,则心悸不安,心烦胸闷;痰火扰心,则失眠多梦。舌红苔黄腻,脉弦滑促则为痰火内盛之象。

【治法】理气活血,清热化痰,安神止悸。

【基本方】疏肝柔脉汤合黄连温胆汤加减。

柴胡 10g	枳壳 12g	白芍 12g	郁金 12g
延胡索 12g	僵蚕 12g	甘松 12g	浙贝母 12g
法半夏 9g	黄连 6g	远志 9g	生龙牡各 30g^(先煎)

【用药特色】肝者将军之官也,谋虑出焉;胆者中正之官也,决断出焉,肝喜条达恶抑郁。肝经有热,势必影响其疏泄之功;而肝郁气滞又易生热化火,使肝热进一步加重。肝胆之热,多由于郁,郁则火炽于内而不得泄,则诸病生矣。对于此证的治疗,以疏肝热为主,配伍疏肝解郁之品,既能畅遂肝木之性,照顾肝脏的生理特点,又有利于肝经郁热的清泄疏解。用柴胡疏肝理气;白芍养阴柔肝;黄连苦寒泻火,清心除烦;半夏辛温,和胃降逆,燥湿化痰;枳壳行气宽胸;龙骨、牡蛎安神定悸;僵蚕祛风止痉;柴胡疏肝胆之气,佐以郁金、黄连、浙贝母苦寒清肝热,使疏中有清,升中有降。

【加减化裁】失眠甚者,症见多梦心烦,难以入睡者,加远志 12g、炒酸枣仁 30g 养血安神;心前区闷痛者,加丹参 12g、川芎 9g 活血化瘀;头晕甚者,加天麻 12g、钩藤 15g 平肝潜阳,息风止眩。

2. 肝火上炎,痰瘀阻滞

【症状】心悸不安,头晕胀,头重痛,咯吐黏痰,少食多梦,胸闷,胸胁热痛,面红,目赤耳鸣,口苦口干,急躁易怒,便秘,尿短赤。舌黯红,苔黄,脉弦数促。

【病证分析】此型多见于无器质性心脏病的年轻男性高血压合并房颤患者,多因肝气郁结,郁而化火,肝经气火上逆或过食辛温之品,或火热内蕴上逆,扰乱心神,发为心悸。肝火上扰清窍则头晕胀痛;肝开窍于目,火性炎上则面红目赤肿痛;胆附于肝入耳,肝热移胆则耳鸣,肝火内扰,肝失条达,心神不宁则急躁易怒,心烦不眠或多梦;肝火流窜肝络则胁肋灼热疼痛;热盛伤津,则口苦口干,便秘,尿短赤。舌黯红,苔黄,脉弦数促则为痰瘀阻滞之象。

【治法】清肝息风,化痰活血,安神定悸。

【基本方】羚夏清肝汤加减。

炒栀子 8g	珍珠母 15g^(先煎)	醋乳香 12g	醋没药 12g
延胡索 12g	甘松 12g	茯苓 15g	炒酸枣仁 30g
桑白皮 15g	地骨皮 15g	夏枯草 30g	羚羊角粉 0.3g^(分冲)

【用药特色】肝火上炎多由气郁化火或火邪内侵所致,肝主疏泄,肝火上炎,气机升降失常,运行障碍,气机郁滞则津液停聚,形成痰浊瘀血。火热与痰浊瘀血相互胶结,伏蓄体内,日久弥重,热毒遂成。羚羊角粉、珍珠母可平肝息风;佐以栀子清肝火,除烦郁,利胸膈之浊瘀;乳香辛香发散,活血行瘀,于十二经络无所不入;没药与乳香同功,大抵血滞则气壅瘀,气壅瘀则经络满急;延胡

索气温,禀天春升之木气,入足厥阴肝经,专行滞血,可升可降,为阴中之阳,可行上下四经;茯苓味甘,是中央脾土之味也,亦可缓肝,脾健则不饥,气足则延年;久服炒枣仁,则厥阴阴足,所以五脏皆安,可宁心胆而除烦。

【加减化裁】瘀血内停,症见胸胁刺痛者,加郁金 12g、川芎 9g 理气活血;大便秘结者,加大黄 10g、芒硝 6g 通便清火;肝火犯胃,症见烧心、泛酸者,加海螵蛸 15g、浙贝母 15g 收敛制酸。

3. 心肝火旺,热扰心神

【症状】心悸,心烦易怒,夜寐不安,多梦,心中懊恼,神烦善惊,胸胁满胀,面红烘热,口苦,小便黄。舌尖红,苔薄黄,脉弦数促。

【病证分析】此型多见于阳盛之体的青壮年高血压合并房颤患者,多因青壮年人多为阳盛之体,恣食肥甘厚味,嗜烟好酒,加之工作忙碌、五志过极,易助阳化火,内外相引,导致脏腑功能失常,火热内生,尤以肝火、心火为著,气火属阳,盛则阳动而风生,风火阳冲逆于上,扰于心,从而出现心悸不安。肝郁气滞,肝火内盛则胸胁满胀,面红烘热,口苦;心火亢盛,扰乱心神,则心悸,心烦易怒,夜寐不安,多梦,神烦善惊。舌尖红,苔薄黄,脉弦数促为火热内盛之象。

【治法】清心平肝,宁神定悸。

【基本方】清心定风汤合羚夏清肝汤加减。

黄连 6g	炒栀子 6g	怀牛膝 12g	炒酸枣仁 30g
莲子心 3g	茯苓 15g	钩藤 15g	天麻 12g
玳瑁 9g^(先煎)	淡豆豉 9g	郁金 12g	羚羊角粉 0.3g^(分冲)

【用药特色】心属阳主火,阴阳失调,多见阳热亢盛之证。清心平肝为正本清源之法。发散郁火使火热之邪从外透解。通利水道使火热之邪从小便而除。黄连既能清泻心肝火热以净内生热毒之源,又可燥湿凉血解毒以折内生热毒之势;栀子可疗心经客热,除烦躁;钩藤甘、微苦、微寒,既能清泻心肝火热以助黄连之力,即治火之本,更能清扬透达使邪从外而解,遂肝木条达之性;茯苓利水,通利膀胱,热毒当顺流而下从小便而去;炒酸枣仁、莲子心可清心火、养心安神。天麻定风柔肝,名定风草,对眩晕有特效。还应当注意肝与心的病理关系,母令子实者,当本着"实则泻其子"的治法,配合泻心的黄连、莲子心和炒栀子。莲子心由心走肾,使心火下通于肾,又回环上升,使肾水上潮于心,可清心火,平肝火。酸枣仁酸平甘润,经炒制,其气芳香,香气入脾,能醒脾阴,其性微温,可助心神。

【加减化裁】失眠重者,加柏子仁 15g、夜交藤 15g 养血安神;心烦惊悸明显者,加生龙骨 30g^(先煎)、生牡蛎 30g^(先煎)增强定惊安神之力。

4. 阴虚火旺，痰瘀互结

【症状】心悸，胸闷气急，头晕眼花，头重脚轻，头重如裹，耳鸣耳聋，五心烦热，咽燥口干，失眠多梦。舌黯红少苔或无苔，脉弦细数而促。

【病证分析】此型多见于老年高血压合并房颤患者，多合并器质性心脏病，多由先天禀赋不足、年老体衰、久病伤正致精亏血少，阴虚火旺，气血运行无力，津聚为湿、血缓致瘀，痰瘀阻滞，心脉不畅、挛急刚劲而风动。虚热内生，扰乱心神则心悸失眠，怔忡；肾精亏虚，则耳鸣耳聋，五心烦热，咽燥口干，头重脚轻；痰浊内生，清阳不升，则头重如裹；舌黯红少苔或无苔，脉弦细数而促为阴虚火旺之象。

【治法】滋阴降火，化痰活血，宁神止悸。

【基本方】甲枣宁脉汤加化痰活血方加减。

醋龟板 12g (先煎)	醋鳖甲 12g (先煎)	地骨皮 30g	知母 12g
青蒿 15g	生地黄 12g	炒酸枣仁 30g	浙贝母 12g
法半夏 9g	百合 12g	丹参 15g	三七粉 3g (分冲)

【用药特色】鳖甲咸寒，咸入血而走阴分，寒能清热可镇亢阳，味咸，咸能软坚，龟板、鳖甲、地骨皮、知母、青蒿，滋水涵木，育阴潜阳之药，使过亢元阳潜入阴，以达阴阳之平衡，仿"壮水之主以制阳光"之义。丹参活血化瘀、清热除烦；心舍脉，肝藏血，心行之，肝为藏血之脏，阴血耗伤，生地黄可补五脏内伤不足，通血脉，凉心火之烦热，除肝木之血热；方中配伍百合、知母、丹参养血滋阴，阴生火降而神自安；贝母如去皮荸荠，光洁润白，片微凹，入肺化热痰；俾泻中寓补，以标本兼顾，使祛邪不伤正。

【加减化裁】阴虚甚者，症见手足心热、盗汗、咽干者，加玉竹 12g、生地黄 12g、石斛 15g 养阴清热；头晕头痛者，加天麻 12g、钩藤 15g 平肝潜阳；手指麻木者，加桑枝 30g、川芎 12g 活血通络；眼花目眩者，加菊花 12g、白芍 12g 养肝明目。

五、验案精选

韩某，男，58 岁，2021 年 2 月 27 日初诊。

【病史】阵发心慌 2 个月。2 个月前无明显诱因出现心慌，至当地医院就诊，行 Holter 示：总心搏数 140 379 次 /min，快速房颤伴 R-R 间期长于 1.5 秒共 86 次（最长 1.91 秒），诊断为持续性房颤，至北京某三甲西医院就诊，予酒石酸美托洛尔片 25mg qd 口服，并建议行射频消融术，患者不愿接受。既往有高血压、高脂血症、高尿酸血症。来诊症见：偶心慌，头晕头痛，无胸闷胸痛，眠差，纳可，二便调。舌红黯胖大，边有齿痕，苔黄腻，脉弦滑代促。

【西医诊断】心律失常 持续性房颤，高血压 3 级（极高危），高脂血症，高尿酸血症。

【中医诊断】心悸。

【辨证分型】肝郁化热,痰瘀阻滞,心脉挛急。

【治法】清肝泄热,化痰活血,宁神止悸。

【方药】羚夏清肝汤加减。

炒栀子 6g	柴胡 10g	法半夏 9g	炒白术 12g
甘松 12g	丹参 15g	延胡索 12g	茯苓 30g
怀牛膝 12g	生薏苡仁 30g	僵蚕 12g	羚羊角粉 0.3g^(分冲)

14 剂,水煎服,日 1 剂,分两次服用。

二诊:患者心慌、头晕、头痛症状稍有缓解,考虑肝火仍未清,心神不安,故上方加黄连 6g、炒酸枣仁 30g、莲子心 3g 清热安神。继服 14 剂。

三诊:服上方后患者心慌明显缓解,头晕头痛较上次无明显改善,考虑肝火渐除,肝肾亏虚,肝阳上亢渐现。故上方去羚羊角粉、炒栀子,加天麻 12g、钩藤 12g 平肝潜阳。继服 14 剂。

四诊:服上方后患者头晕头痛改善,自觉心慌较上次明显减轻,但诉胃脘部胀满,大便不畅。考虑肝火、肝阳已除,脾胃虚弱,湿阻中焦,痰瘀互结之证明显。故上方去天麻、钩藤、柴胡、牛膝,加苍术 15g、郁金 12g、醋乳香 12g 化湿行气,活血通脉。继服 14 剂。

五诊:患者自觉心慌、头晕头痛诸症均明显缓解,生活质量显著改善,工作精力充沛,继续上方加减巩固 2 个月后停药。目前已随访 10 天,患者未有明显不适症状,每日可正常地工作、生活。

【按语】患者中年男性,既往有高血压病史 20 年,持续性房颤 2 个月。临床多以实证多见。多因七情所伤,工作压力,生活节奏紧张等因素,导致肝失疏泄,肝胆气郁,郁久化热,肝胆之火循经上泛,心神被扰所致。其中热侵心脉是房颤发病的关键病理要素,因风而动是房颤发作的直接病机。对于此高血压合并房颤患者而言,内风的形成,与热极生风、因痰生风、血瘀生风有关。同时笔者也强调辨病论治尤为重要,高血压合并房颤多肝火、痰湿、瘀血为患,治疗上多采用清肝火、化痰浊、消瘀血之法。二诊:患者肝火实邪未去,少量增加清热安神之品,同时避免苦寒伤胃。三诊:患者肝火渐除,适逢中年,工作生活压力大,加之"年四十,而阴气自半",肝肾亏虚,肝阳上亢,需配合补益肝肾、平肝潜阳之品,效果堪佳。四诊:患者平素嗜食肥甘厚味,脾胃虚弱,现热邪已除,佐以少量健运脾胃之品,使后天生化有源,脏腑功能恢复,从而心悸得消。

第三节　心力衰竭合并房颤

一、概述

心力衰竭（简称心衰）出现后，左房压力升高和交感神经激活，促进心房间质纤维化，不同的病理变化均可以导致房颤的发生。同时，出现房颤时心房收缩消失，射血分数减低，进一步使心功能降低；心室率快的房颤可以导致心律失常性心肌病。心衰合并房颤出现左房内径明显增大，左室收缩障碍，可以使脑血流量降低，增加左房血栓和卒中的概率。因此，心衰引起神经内分泌、电生理和结构改变，触发并维持房颤。房颤导致心脏的改变亦能使心衰发生或加重，两者互为因果，在临床中易引起不良的心血管事件。控制心室率是目前心衰合并房颤的主要治疗目标之一，能够降低心肌耗氧量，避免诱发急性心衰，对远期心血管预后具有重要意义。心力衰竭合并房颤的临床表现可以总结为"喘（气促、胸闷、呼吸困难、不能平卧）、肿（肢体水肿）、重（眩晕、乏力、倦怠）、烦（烦躁、心悸）"四个方面。以上症状多因心气、心阴、心阳损耗，正气不足、虚风内动；或瘀血、水饮留滞，邪实客心、血滞生风。根本仍在于正虚，因此治疗以扶正为要，兼顾祛邪。

二、病机要点：气陷阴阳虚损，瘀水互结藏风

本病是多种心脏疾病的终末阶段或他脏病变最终累及于心，所以大多存在多脏器功能障碍，机体功能失调。心衰本身初起由于大气下陷，阳气不能升举，因虚受邪，损及诸脏阴阳之气，出现气滞血瘀、水不化气，瘀水凌心，内风藏络，扰动心神，发为房颤。另外心脏自身气血阴阳不足，虚风内动，亦可出现房颤。总之本病因虚而受邪，表现多为虚实夹杂，但仍以虚证为主。辨证之时需要关注虚实多少，包括明确气血阴阳等虚之偏衰，以及血瘀、水饮等实之偏盛。

三、治疗总纲：升阳举陷扶正，活血利水息风

心衰作为各种心血管疾病的终末期表现，大抵久病属虚，需要始终考虑大气下陷的病机，但在合并房颤的临证治疗中也需要根据正邪虚实之偏重而辨证施治。治疗以益气温阳滋阴，活血利水息风为大法。气虚明显者，以补益心气为主；心肾阳虚或阴虚者，治疗之时以益气温阳或益气养阴为主，始终照顾血瘀、水停、内风等病理因素的存在。另外也有部分心衰合并房颤虚证表现并不显著，以心肾不交为主要表现，治疗时需要以交通心肾为基本原则，兼顾其他情况。

四、辨证论治

1. 气陷血瘀水泛

【症状】心悸气短,胸闷喘息,动辄喘甚,短气不足以息,甚则不能平卧,双下肢浮肿,纳差,夜寐不安。舌质紫黯,舌苔白滑,脉沉迟细涩。

【病证分析】本证为心力衰竭合并房颤最为常见的类型,心病阳微阴弦,清阳不升,浊阴上泛,日久耗气,气虚合下陷之清阳,形成气陷,故见心悸气短。气虚无力运血,渐成血瘀,故见舌黯脉涩。气虚运化失司,津液留结为水饮,故见双下肢浮肿、舌苔白滑。水饮上凌心肺,故见胸闷喘息,不能平卧。纳差、脉细等均是气虚水泛之象。

【治法】益气升提,化瘀行水,息风止悸。

【基本方】升陷通瘀汤合黄芪泻肺饮。

生黄芪 30g	法半夏 9g	西洋参 9g^(另煎兑服)	茯苓 30g
柴胡 6g	升麻 6g	玉米须 30g	醋乳香 12g
醋没药 12g	桑白皮 15g	葶苈子 15g	

【用药特色】《素问·阴阳应象大论》曰:"清阳为天",而今清阳下陷,气虚不能升举,急需峻补一身之气,重用生黄芪、西洋参为君,益心脾之不足,举下陷之清阳。茯苓健脾,助参芪之补,淡渗利湿,泄有余之水;玉米须清肝胆,助息风,性味平和,又堪利水;柴胡、升麻升清,兼能透风邪以走表,乳香、没药活血,又能散经络之余风,共为臣药。法半夏燥湿之力,入阳明散水饮,降逆之性,于群药中降浊阴,是为佐药。诸药以升阳举陷为主,气足则余证皆平。

【加减化裁】清阳下陷重症,神疲乏力、腹坠肛脱者,加葛根 30g、羌活 12g 升提清阳;水湿泛滥,肿溢肌肤,小便不利者,加泽泻 15g、萹蓄 12g 利水消肿;瘀血内结,口唇发绀,舌有瘀斑者,加鬼箭羽 12g、泽兰 15g 破血逐瘀。

2. 心肾不交,瘀水内停

【症状】心烦不寐,心悸不安,胸闷气短,喘憋,眩晕,耳鸣,健忘,五心烦热,咽干口燥,唇甲青紫,腰膝酸软,下肢浮肿。舌黯红,有瘀斑,脉弦细促。

【病证分析】心力衰竭多以气虚为主要表现,然而部分患者气虚症状并不明显,而呈现心肾不交的状态,心火独亢于上,不能下煦肾水,肾水清寒在下,不能上济心火。心火上炎,热扰心神,故见心烦不寐、心悸;热极生风,发为房颤;心阴耗伤,故见咽干口燥、五心烦热;肾水不温,故见眩晕耳鸣健忘、腰膝酸软、下肢浮肿;水液停留,上凌心肺,故见胸闷气短喘憋。久病血瘀,故见舌黯有瘀斑。舌红脉细数均是心肾不交,瘀水内停之象。

【治法】交通心肾,化瘀利水,息风止悸。

【基本方】僵蝉交泰汤合黄芪泻肺饮加减。

黄连 6g	肉桂 3g	炒酸枣仁 30g	僵蚕 12g
蝉衣 12g	延胡索 12g	茯苓 30g	泽泻 12g
生黄芪 15g	桑白皮 15g	葶苈子 15g	丹参 15g

【用药特色】本方取法《韩氏医通》交泰丸,用黄连、肉桂为君,黄连味苦入心,上清君火,肉桂辛温引火,下助命门。酸枣仁补血、延胡索活血,两者共用,通行血脉,濡养心血,和营息风,酸枣仁安神宁心,又能除在上之虚烦,共为臣药。僵蚕、蝉蜕息风而升清气,茯苓、泽泻淡渗能利水湿,共为佐药。诸药共用,交通心肾,于原方加味,更适宜于心衰房颤证见心肾不交的治疗。

【加减化裁】心火上炎,彻夜不寐,口舌生疮者,加灯心草 3g、淡竹叶 12g 清心除烦;浮阳上越,不能敛降,上热下寒者,加砂仁 6g(后下)、黄柏 6g、怀牛膝 15g 收摄浮阳;老年肾精亏虚,下肢无力,不能行走者,加狗脊 10g、盐杜仲 12g 补肾强筋。

3. 心肾阳虚,瘀水内停

【症状】胸闷喘憋,心悸烦躁,形寒肢冷,肢体浮肿,小便不利,神疲乏力,腰膝酸冷,唇甲青紫。舌淡紫,苔白滑,脉迟弱结。

【病证分析】久病迁延,损及真阳,心肾阳气不足,鼓动无力,水留瘀结,发为心衰。虽可见水肿、唇舌紫等假实之象,实则核心证机在于心肾阳气衰微已极。心阳不摄,故见心悸烦躁、形寒肢冷、神疲乏力,肾阳虚弱,故见形寒肢冷、小便不利、腰膝酸冷,水液不得气化,上阻心胸,发为胸闷喘憋。阳虚血不得运,瘀血存留,故见唇舌紫色。舌淡紫,苔白滑,脉弱皆是心肾阳虚、瘀水内停之象。

【治法】回阳救逆,活血利水,息风止悸。

【基本方】参蟾振心汤合黄芪泻肺饮加减。

制附子 9g(先煎)	红参 10g(另煎)	桑白皮 15g	生龙骨 30g(先煎)
生牡蛎 30g(先煎)	桂枝 9g	茯苓 30g	炒白术 12g
鸡血藤 15g	生黄芪 30g	葶苈子 15g	泽泻 12g

【用药特色】心阳衰微欲脱,宜施急救,用附子、红参为君,李东垣谓附子:"除脏腑沉寒,三阴厥逆",与红参合用,回阳救逆,复脉固脱。桂枝温通心阳,助阳气来复;龙骨、牡蛎收敛固摄,防心阳耗散,三者取法仲景误用烧针后心阳虚烦躁之治法;桑白皮、泽泻、茯苓均具利水之性,能逐心中留饮,其中桑皮、泽泻性偏寒凉,能防参、附、桂过于温燥,共为臣药。鸡血藤色赤入心,通利血脉为佐药。本方若用急救,可不拘时服。

【加减化裁】一身阳气皆衰,周身冷汗,四肢厥逆者,加干姜 12g、炙甘草 9g 以助阳气;阳气耗散,烦躁欲死者,加山萸肉 30g、五味子 12g 收敛固涩。

4. 气阴两虚,瘀水内停

【症状】心悸,胸闷喘憋,心烦不舒,口干咽燥,气短神疲乏力,手足心热,下肢水肿,唇甲青紫,或见阴囊肿胀,小便淡黄,大便干燥。舌黯红、有瘀斑,苔少,边有齿印,脉细数。

【病证分析】心力衰竭合并房颤常见于老年久病,耗伤脏腑气阴,阴虚则风动尤甚,故房颤好发于气阴两虚之体。心气不足,故见心悸气短、神疲乏力,心阴亏虚,故见口咽干燥,手足心热,尿黄便干,心烦不舒。气虚不能运化水液,故见下肢、阴囊水肿;日久瘀血内停,故见唇舌黯红、有瘀斑。苔少,边有齿印,脉细数皆是气阴两虚,瘀水内停之象。

【治法】益气养阴,化瘀利水,息风止悸。

【基本方】芪珀生脉汤合活血利水方加减。

生黄芪 30g	玄参 15g	北沙参 12g	丹参 15g
麦冬 15g	玉竹 15g	炒酸枣仁 30g	僵蚕 12g
蝉衣 12g	桑白皮 15g	茯苓 30g	炒白术 15g
泽泻 12g	琥珀粉 3g^(分冲)		

【用药特色】本证根本为心气心阴不足所致,治疗当以益气养阴为要,兼顾化瘀、利水、息风。方中以生黄芪益气升清、玉竹养阴润燥为君。《神农本草经》列玉竹为上品,谓能治"诸不足",有"润泽"之功。太子参、丹参、酸枣仁、生地黄、茯苓取法天王补心丹,意在益气养阴定悸,重用茯苓,仍为利水。此外,僵蚕、蝉衣息风止颤,桑白皮泻肺利水,均为佐使之品。

【加减化裁】阴津不足,大便干燥者,加麦冬 12g,郁李仁 15g 以润肠通便;心阴不足,烦躁不安,不能入眠者,加柏子仁 12g、天门冬 15g 养心安神;喘憋明显,不能平卧者,加葶苈子 15g 泻肺利水。

五、验案精选

郭某,男,72 岁,2020 年 11 月 17 日初诊。

【病史】间断胸闷喘憋 12 年。患者 12 年前因胸闷喘憋就诊当地医院,查心脏超声:EF36%,BNP>7 000pg/ml,诊断为"心功能不全、高血压、高脂血症、低钾血症",住院对症治疗后症状缓解出院,后多次因胸闷喘憋于当地医院住院治疗。长期口服苯磺酸氨氯地平片 5mg qd 控制血压,阿托伐他汀钙 20mg qn 降脂。5 年前无明显诱因出现下肢水肿,住院治疗后好转,后水肿间断出现。来诊症见:胸闷喘憋,心悸气短,神疲乏力,双下肢不肿,纳差,眠差,舌质紫黯,舌体胖大,舌苔白滑,脉沉细结。ECG 示:心房颤动。超声心动图:EF:50%,二尖瓣重度反流,主动脉弹性减低,左室壁向心收缩欠协调,左室双期功能减低。BNP:1 530pg/ml。

【**西医诊断**】心功能不全,心房颤动、高血压、高脂血症。

【**中医诊断**】喘证,心悸。

【**辨证分型**】气虚下陷,清阳不升,瘀水停留,日久生风。

【**治法**】益气行水,活血息风。

【**方药**】升陷通瘀汤合黄芪泻肺饮加减。

生黄芪 30g	法半夏 9g	太子参 15g	茯苓 30g
柴胡 6g	桔梗 6g	玉米须 30g	牡丹皮 10g
赤芍 12g	僵蚕 12g	蝉衣 12g	桑白皮 30g
生龙骨 30g(先煎)	生牡蛎 30g(先煎)		

14 剂,水煎服,每日 1 剂,早晚分服。

二诊:患者服上方后气短乏力明显减轻,心悸稍减轻,喘憋改善不明显,舌质紫黯,舌苔白滑,脉沉细结。上方去牡丹皮、赤芍,加桃仁 12g、红花 12g、炒苍术 15g 活血化痰。28 剂。

三诊:气短乏力基本消失,心悸改善明显,喘憋较前减轻,自诉步行时间较前延长。舌淡紫,苔薄白,脉沉细结。以上方少量加减续服半年,心悸症状基本消失,24 小时动态心电图(Holter)提示阵发性房颤。后围绕上方加减继续治疗至今,心悸未再复发。

【**按语**】

患者本次入院除胸闷喘憋、心悸等症状外,表现为气短、神疲、乏力,气虚表现明显,伴见舌体胖大、脉体沉细,考虑以气虚为本,气不足则津血运行无力,留滞生风,因此治疗以益气升提为主,兼顾活血、利水、息风。首诊考虑黄芪、半夏等药有温燥伤阴之弊,以赤芍、丹皮活血之余兼能凉血。二诊见水湿之象改善并不明显,加苍术以助燥湿化痰之力,用桃仁、红花之辛温活血以助化痰。本案以升陷通瘀汤合黄芪泻肺饮为根本,灵活变化加减,尤其体现在心衰房颤中活血药的运用。

第四节 扩张型心肌病合并房颤

一、概述

扩张型心肌病是一种原因未明的原发性心肌疾病。其特征为左心室或双心室扩大,并伴有心室收缩功能减退,伴或不伴充血性心力衰竭。房颤是其主要并发症之一。该病病情呈进行性加重,死亡率较高,目前难以预防且无特异治疗方法。现代西医采用药物治疗可使死亡率下降但疗效不佳,心肌减容成形术可有效改善扩张型心肌病但后期疗效尚不明确。虽然目前心脏移植术5年存活率可达80%以上,但术前评估严格、心脏供体短缺以及高昂的费用均使其局限性增加。中医认为扩张型心肌病房颤属于"心悸"范畴,早期心之气阴不足,心阳不足渐至心肾阳虚、阳虚水泛、瘀水内停是其主要病机。由于扩张型心肌病多病因不明,或很难针对病因治疗,故中医药治疗突出其辨证论治特色,分阶段治疗,多途径、多靶点干预,故在扩张型心肌病合并房颤有独特优势。

二、病机要点:初期心气、心阴不足;后期心肾阳虚,水饮、瘀血为标

目前多认为扩张型心肌病合并房颤多以素体亏虚为基础,加之邪毒外侵的病因所导致。患者多因先天禀赋不足,或后天劳累过度,导致气虚、阴虚,久之发展为阳虚,若此时邪毒外侵,导致体内气血阴阳失调加重,气虚无力推动血液运行,导致血瘀,血不利则为水,水饮内停,阻碍血液运行,故后期瘀血水饮互结于心,导致心体扩大,发为房颤。故扩张型心肌病合并房颤前期以气虚、阴虚为主,后期以心肾阳虚为主,合并水饮、瘀血,病位在心,日久累及肝、脾、肾,病性属本虚标实。

三、治疗总纲:益气温阳,活血利水

由于扩张型心肌病合并房颤本虚标实的特点,治则当补其不足,泻其有余。本虚以气虚、阳虚为主,故治以益气温阳,尤重补心气、温心阳;标实为血瘀、水饮,故治以活血利水,尤重活血通络,血行则水行。另因本病标实之邪均为阴邪,久则更易伤阳气,最终多因阳脱而亡,故治时应时时顾护阳气,留得一分阳气,便有一分生机。

四、辨证论治

1. 心气不足,瘀血阻滞

【症状】心悸,气短,胸闷,乏力倦怠,头晕,可伴有头痛、胸痛、四肢麻木。唇舌紫黯或舌有瘀点、瘀斑,脉细涩结。

【病证分析】此型扩张型心肌病合并房颤多因素体亏虚或劳累过度所致,心气不足,气不行血,瘀血阻滞。心气虚,心脏鼓动无力,无法推动血液正常运行,血行瘀滞于心,发为心悸。气短,乏力倦怠皆为气虚之证;气虚则胸中气机不畅,故见胸闷;脾气虚,清阳不能上充养头目,故见头晕;血瘀于头胸,不通则痛,故见头痛、胸痛。血瘀于四肢,经络闭阻,故见四肢麻木;唇舌紫黯或舌有瘀点、瘀斑,脉细涩结皆为心气不足,瘀血阻滞之象。

【治法】益气活血。

【基本方】芪丹通心汤加减。

生黄芪 30g	西洋参 9g^(另煎)	丹参 15g	桂枝 9g
炒白术 12g	茯苓 30g	桔梗 12g	三七粉 3g^(分冲)
血竭粉 3g^(分冲)	炒酸枣仁 30g	地龙 12g	法半夏 9g

【用药特色】扩张型心肌病合并房颤之心气不足,瘀血阻滞证治以益气通阳为本,气为血之帅,气行则血行。故治以黄芪、西洋参、炒白术、茯苓、桂枝益气健脾,丹参、三七、血竭活血祛瘀,地龙搜风刮络,炒酸枣仁养血安神。

【加减化裁】血虚见面色少华、头晕、乏力者,加当归9g,鸡血藤15g,党参12g益气养血;血瘀重者见肌肤甲错、胸背痛甚,可加醋乳香12g、醋没药12g活血通络。

2. 气阴两虚,瘀水内停

【症状】心悸,气短,乏力,水肿,口干,心烦,面色少华或潮红,或伴胸痛,眠差,舌黯淡,苔白滑,脉沉细滑促或结。

【病证分析】此型扩张型心肌病合并房颤患者多因年迈久病不愈,气阴耗损,水液气化无权所致。年老体虚,复感疾病,迁延不愈,气阴耗损,水液气化蒸腾受阻,化为水饮,瘀阻心络发为心悸。水饮泛溢肌肤,则水肿;气阴两虚,则见口干,心烦,面色少华或潮红,眠差;舌黯淡,苔白滑,脉沉细滑促或结皆为气阴两虚,瘀水内停之象。

【治法】益气养阴,化瘀利水。

【基本方】芪珀生脉汤合活血利水方加减。

生黄芪 30g	太子参 15g	麦冬 12g	五味子 9g
炒酸枣仁 30g	玉竹 15g	玄参 15g	炒白术 12g
茯苓 30g	桑白皮 30g	泽泻 15g	丹参 15g
延胡索 12g	琥珀粉 3g^(分冲)		

【用药特色】扩张型心肌病合并房颤之气阴两虚、瘀水内停证以益气利水为治,益气以健脾为主,故用黄芪、太子参、白术、茯苓健脾益气;利水从肺、脾、肾三脏入手,故用桑白皮泻肺利水,茯苓健脾利水,泽泻入肾利水降浊;另血不利则为水,故用延胡索、丹参活血以利水。另加琥珀粉重镇、定悸、活血、利水,为全方点睛之笔。

【加减化裁】气虚自汗者,可加煅龙牡各 30g^(先煎)、浮小麦30g益气固涩敛汗。若阴虚兼见潮热、盗汗者,可加醋鳖甲 10g^(先煎)、地骨皮 10g、青蒿 10g 养阴清热。水肿甚者,可加葶苈子 15g、玉米须 15g 以利水消肿。血瘀重者,症见唇舌紫黯,胸痛肢麻者,可加全蝎 3g、地龙 12g 化瘀利水。

3. 心阳不足,瘀水内停

【症状】心悸,胸闷,面色㿠白,水肿,喜温喜按,畏寒肢冷,恶心,纳差。舌黯红,苔白滑,脉沉细迟或结。

【病证分析】此型扩张型心肌病合并房颤患者多因疾病迁延日久导致心阳虚衰,水饮凝聚,瘀阻血脉所致。疾病日久,迁延不愈,损及心阳,津液不布,水液凝聚,化为水饮,瘀阻心脉为心悸。瘀水内停,泛溢肌肤,则见面色㿠白及水肿;阳虚则见喜温喜按,畏寒肢冷;水停于胃,则见恶心、纳差;舌黯红,苔白滑,脉沉细迟或结皆为心阳不足,瘀水内停之象。

【治法】温通心阳,化瘀利水。

【基本方】苓桂龙蟾汤合黄芪泻肺饮加减。

茯苓 30g	桂枝 9g	炒白术 12g	生黄芪 30g
桑白皮 30g	葶苈子 15g	泽泻 15g	丹参 15g
地龙 12g	三七粉 3g (分冲)	血竭粉 3g (分冲)	

【用药特色】扩张型心肌病合并房颤之心阳不足、瘀水内停证较之气阴两虚、瘀水内停证更偏于心阳不振,瘀血较重,水饮更重,故在上一方去养阴诸药及益气生津之太子参,加桂枝温通心阳,加葶苈子泻肺利水,加三七、血竭增强祛瘀之力,去琥珀改为地龙定惊、通络、利水。

【加减化裁】血虚见头晕、乏力、失眠者,加当归 15g、夜交藤 15g 养血活血;阳虚甚见四肢厥冷、腹冷便溏者,加制附子 9g (先煎)、干姜 6g 回阳救逆。

4. 心肾阳虚,瘀水内停

【症状】心悸,胸闷,气短,自汗,动则更甚,神倦怯寒,腰膝酸软,颜面浮肿,下肢肿甚,或一身悉肿,四肢欠温,小便不利。舌质淡黯,苔白腻,脉沉细迟或结。

【病证分析】此型扩张型心肌病合并房颤患者多因疾病迁延日久导致心阳虚衰,病久及肾,肾阳亦虚;或肾阳亏虚,气化无权,水气凌心所致。阳气虚衰,胸阳不振,心脏鼓动无力,且气机痹阻,血行瘀滞于心,发为心悸。胸阳不振、气机痹阻,则见胸闷;肾阳虚衰,气化失司,水湿内停,水饮泛溢肌肤,则见面浮肿或一身悉肿,因以肾阳受损为主,故下肢肿甚。心肾两脏阳虚,形体失于温养,脏腑功能衰退,故神倦怯寒,腰膝酸软。舌质淡黯,苔白腻,脉沉细迟或结皆为心肾阳虚、瘀水内停之象。

【治法】温补心肾,化瘀利水。

【基本方】温肾活血汤合黄芪泻肺饮加减。

制附子 10g (先煎)	干姜 6g	炒白术 12g	桑白皮 30g
淫羊藿 15g	仙茅 12g	茯苓 30g	葶苈子 15g
泽泻 15g	生黄芪 30g	丹参 15g	延胡索 12g
三七粉 3g (分冲)			

【用药特色】扩张型心肌病合并房颤之心肾阳虚,瘀水内停证核心病机为肾之真阳亏虚,无以温煦心阳所致。故治以附子、干姜、仙茅、淫羊藿温补肾阳,

使心阳得以温煦,进而使上中下三焦阳气得固。水肿之证责之于肺脾肾三脏,故用桑白皮、葶苈子泻肺利水,黄芪、白术、茯苓健脾利水,泽泻从肾利水泻浊;丹参、元胡、三七活血化瘀。

【加减化裁】虚阳外浮,惊惕不安者,可加生龙骨 30g^(先煎)、生牡蛎 30g^(先煎)安神定悸。自汗出者,用煅龙骨 30g^(先煎)、煅牡蛎 30g^(先煎)、山萸肉 30g 以敛汗固脱;兼有阴伤者,症见口渴喜饮,咽痒干咳,常加北沙参 12g、麦冬 12g、五味子 6g 以益气养阴清热。

五、验案精选

贾某,男,60 岁,2020 年 11 月 3 日初诊。

病史:患者自 2018 年 11 月始,每遇劳累后出现心悸、气短、乏力,休息后稍缓解,未予以重视。近 1 个月来,患者出现心悸、胸闷、活动后气短,双下肢轻度浮肿,夜寐差。遂于 2020 年 10 月 30 日查心电图:房颤,右心室高电压,ST-T 改变。心脏彩超示:EF:36%。左室舒张末内径 62mm,左室后壁厚度 13mm。诊断为"扩张型心肌病,心功能不全(心功能Ⅲ级),房颤"。来诊症见:患者时有心悸、胸闷、活动后气短,乏力,夜间不能平卧,双下肢轻度浮肿,咳嗽,咳痰,痰黄白色,纳可,二便调。舌黯红,苔薄黄,脉弦细促。

【西医诊断】房颤,扩张型心肌病。

【中医诊断】心悸。

【辨证分型】气虚血瘀,水饮不化,郁久化热。

【治法】益气化瘀利水,清热息风止颤。

【方药】

生黄芪 30g	法半夏 9g	党参 15g	柴胡 10g
桔梗 12g	桑白皮 30g	茯苓 30g	泽泻 15g
葶苈子 12g	丹参 15g	僵蚕 12g	黄连 6g

7 剂,水煎服,每日 1 剂,早晚温服。

二诊:患者心悸略减轻,仍感胸闷,乏力,活动受限,咳嗽,咳痰,痰黄白色,眠差,纳差,二便调。舌黯红,苔黄腻,脉弦细结。前方去柴胡、僵蚕,加生薏苡仁 30g,苍术 15g 健脾祛湿,延胡索 12g 行气活血。

三诊:患者无明显心悸,时有胸闷,气短,入睡困难,咳嗽,咳痰,痰黄白色,纳欠佳,大便干燥,小便可。舌黯红,苔薄黄,脉弦滑促。前方去生薏苡仁、苍术、延胡索,加玉竹 15g、全瓜蒌 15g、莱菔子 15g 以补益肺阴,化痰降气。

四诊:患者无明显心悸,乏力倦怠,咳嗽,咳痰,痰色白,纳可,眠差,二便调。舌黯红,苔薄黄,脉弦滑促。复查心脏彩超示:EF 44%,左心室舒张末内径 61mm,左室后壁厚度 10mm。与初诊心脏彩超对比,患者心脏结构及心脏功能皆有大幅度改善,且无明显心悸,故守原方。

【按语】患者久病体虚，大伤元气，无以纳气，故出现气短；气不行水，津液停聚，留而为饮，反凌心肺，故现肢肿、夜间不能平卧等症；心气未充，气血瘀滞，不通则痛，故见胸闷胸痛；又心主神明，心气心血不足，心失所荣，神无所倚，故见心悸、夜寐差等，舌脉均为其佐证。综合四诊后，拟定益气健脾，化瘀利水，息风止颤的治疗原则。拟方由黄芪泻肺汤加减化裁而成。方中黄芪、党参等健脾益气治其本，辅以丹参、茯苓、半夏、葶苈子、泽泻等活血祛湿利水治其标，柴胡、桔梗升阳宣肺，行提壶揭盖之效；加僵蚕息风止颤，黄连清解郁热，全方共奏益气化瘀利水，清热息风止颤之功。二诊患者心悸好转，仍胸闷，纳差，苔黄腻，故加健脾祛湿，行气活血之生薏苡仁、苍术、延胡索以改善症状。三诊患者心悸胸闷大减，仍纳差，大便干燥，苔薄黄。故去祛湿、行气、活血之生薏苡仁、苍术、延胡索，加用玉竹、全瓜蒌、莱菔子以养阴化痰，降气通腑。四诊患者心脏结构及心脏功能较初诊皆有大幅度改善，且无明显心悸，故守方巩固疗效并继续治疗余症。综上，本案主要思想为健脾益气为本，祛湿利水为标，同时顾护脾胃功能。

第五节　肥厚型心肌病合并房颤

一、概述

肥厚型心肌病（hypertrophic cardiomyopathy，HCM）是一种原因不明的以心室非对称性肥厚为主要病变的常染色体显性遗传病。其中心肌肥厚、左房压力超负荷、心房肌纤维化，最终导致心房结构异常。心肌纤维化、缺血、流出道梗阻、舒张功能不全、左房压力增高等多个病理因素，共同导致了房颤的发生。心房颤动是肥厚型心肌病的常见并发症。

依据该病的临床表现，可归属于中医"胸痹""心悸""喘证"等范畴。主要病机就是痰瘀互结，痹阻心脉。中医治疗主要是从其病因病理入手，实现全方位、多角度、系统性的治疗目的。

二、病机要点：痰瘀互结，痹阻心脉

肥厚型心肌病与痰瘀互结，痹阻心脉密切相关。HCM是以心肌细胞肥大，心肌肥厚或弥散性间质纤维化为特征，这种心肌肥厚虽然在体外无法触及，但在体内属有形之邪，固定不移，与痰浊瘀血胶结，阻滞心脉，极其相似。脾肾亏虚，脾失健运，导致津液、水谷精微等代谢障碍，导致痰浊内生，痰瘀互结，气机郁滞，久而生风，房颤得以发生。痰消瘀化，经络畅通，气血运行无阻，脏腑经络才会获得气血的濡润而发挥正常的生理功能。故笔者认为肥厚型心肌病的病机关键为痰瘀互结,痹阻心脉。依据"留者去之,结者散之"之旨,选用化痰散结、活血通络之品,以期达到痰消瘀散的目的。

三、治疗总纲:化痰散结、活血通络

本病主要病机是痰瘀互结,痹阻心脉。只有病机清楚,辨证准确,治疗才会收效。临证用药遵"疏其血气,令其条达,而致和平"之旨,立"损者温之,坚者削之,客者除之,结者散之,留者攻之"之法,总以化痰散结、活血通络贯穿始终。初期在化痰活血基础上,加用活血通络之品;中期因郁而化热,则加用清热安神之品;后期阳虚,水饮停聚,上凌于心,形成虚实夹杂之证,加用泻水宁心之品;病程日久,阳虚累及心肾,心肾阳虚则是肥厚型心肌病合并房颤发展的最终节点,温通心肾则是使正气充足,病邪渐退的治疗关键。

四、辨证论治

1. 痰瘀互结,血脉损伤

【症状】心悸,胸闷不适,头晕目眩,头重,头目不清,甚则晕厥,痛如针刺,心神不安,唇甲瘀紫。舌质紫黯或有瘀斑,舌苔白腻,脉弦涩代。

【病证分析】本型多见于病程日久,素体脾胃气虚的肥厚型心肌病合并房颤患者,多因饮食不节、劳力疲倦,脾气亏虚,健运失司,痰浊瘀血内生,痹阻心脉,心气郁结,心脉不畅发为心悸。瘀阻心脉,心失所养,故见心悸、胸闷不适;瘀血阻于心,脉络瘀阻,故见胸痛,痛如针刺;痰浊内阻,清阳不升,故见头痛、头目不清;血不上奉,元神失聪则头晕目眩,甚则晕厥。唇甲瘀紫,舌质紫黯或有瘀斑,舌苔白腻,脉弦涩代,为痰瘀内阻之象。

【治法】化痰活血,通脉定悸。

【基本方】礞石通脉汤加减。

醋乳香 12g	醋没药 12g	丹参 15g	延胡索 12g
鸡血藤 15g	法半夏 9g	茯苓 30g	浙贝母 12g
炒酸枣仁 30g	合欢皮 10g	僵蚕 12g	青礞石 15g^(先煎)

【用药特色】痰瘀痹阻是肥厚型心肌病合并房颤患者的主要核心病机,治疗当化痰活血通络为主。方中乳香、没药入十二经络,宣通气血,行气活血舒筋,鸡血藤亦可活血舒筋,半夏除湿化痰涎,大和脾胃,妙安惊悸;茯苓甘平淡渗,所以能燥脾,健脾利湿,益气养心,能利腰脐间血;痰化则气机调畅,有利于活血,瘀去则脉道通畅,有助于痰消,故用法半夏、浙贝母、僵蚕化痰散结;炒酸枣仁、合欢皮养血疏肝安神。诸药合用,痰去瘀消,则经通而心安矣。

【加减化裁】心悸重者,症见心烦失眠,怔忡者,加远志 12g、石菖蒲 12g、安神定悸;络脉痹阻者,症见胸部憋闷,气短乏力,加降香 6g、沉香 6g 行气通

脉;痰浊重者,症见咳痰量多,色白质黏者,加瓜蒌15g清热化痰;若瘀血入络,症见胸痛,舌质紫黯,舌下络脉迂曲,加地龙10g、三棱6g、莪术6g破血通络止痛。

2. 痰瘀互结,郁热扰心

【症状】心慌气短,心烦、口干、躁扰不安、恶心、咯吐痰涎、喜食冷饮,时有胸部刺痛,小便色黄短少,食少寐差。舌质黯红,有瘀斑,苔黄腻,脉滑数促。

【病证分析】肥厚型心肌病合并房颤患者痰瘀互结贯穿始终。初期痰瘀互结,日久化热,邪热扰心,故见心慌、躁扰不安;热邪耗气伤阴,故见气短,口干,小便色黄短少。治疗多以祛邪为主。

【治法】化痰活血,清热定悸。

【基本方】礞石通脉汤合泻心方加减。

黄连 6g	法半夏 9g	浙贝母 12g	青礞石 15g^(先煎)
醋乳香 10g	醋没药 10g	丹参 15g	茯苓 30g
炒栀子 9g	淡豆豉 9g	郁金 12g	僵蚕 12g

【用药特色】本证主要病机变化在于邪热内生,治疗特点偏重于清热宁心安神,黄连味苦泻心,主热气,治心火诸病不可缺,且心与小肠互为表里,心火泻则小便亦利。青礞石重坠下行,主荡涤宿痰,化停痰宿谷,破硬块老瘀;且仍不忘化痰活血之本,因痰瘀化热,加用丹参之凉血活血之品,配伍乳香、没药等辛温活血之品,使痰化瘀去热除则悸止。

【加减化裁】热邪重者,症见心烦失眠,燥扰不宁者,加生地黄12g、淡竹叶10g清泄里热。

3. 痰瘀互结,水饮凌心

【症状】心慌气短,胸闷、恶心、咯吐痰涎,时有胸部刺痛,双下肢水肿,小便短少,食少多寐。舌质黯红,有瘀斑,苔白腻,脉滑结或代。

【病证分析】肥厚型心肌病合并房颤病程较长者,痰瘀互结贯穿始终,日久脾气亏虚,水液代谢失常,出现水饮停聚,上凌于心,气机不畅,故见心慌气短,胸闷;水饮留于下肢,故见双下肢水肿;痰瘀阻于胸部,故见咯吐痰涎、时有胸部刺痛。舌质黯红,有瘀斑,苔白腻,脉滑结或代亦为痰瘀互结,水饮凌心之象。

【治法】化痰活血,泻水宁心。

【基本方】礞石通脉方合黄芪泻肺饮加减。

醋乳香 10g	醋没药 10g	法半夏 9g	葶苈子 30g
桑白皮 30g	青礞石 15g^(先煎)	代赭石 15g^(先煎)	丹参 15g
桔梗 12g	茯苓 30g	生黄芪 30g	泽泻 9g

【用药特色】本证与痰瘀互结,郁热扰心证主要区别在于,本证为水饮凌

心。故在治疗方面,本证在化痰活血基础上,主要侧重于泻水宁心,桔梗从上焦开宣肺气,通调水道,葶苈子破坚逐邪,下膀胱水,通利水道。茯苓又从中焦脾胃,健脾淡渗利水。

【加减化裁】病久水饮凌心甚者,症见心悸、喘憋者,加桂枝12g、炙甘草9g以振奋心阳;病久瘀血重者,肌肤甲错,口唇紫黯,舌下络脉迂曲者,加地龙10g、全蝎3g以活血通络。

4. 心肾阳虚,痰瘀互结

【症状】心悸怔忡,形寒肢冷,肢体浮肿,小便不利,神疲乏力,腰膝酸冷,唇甲青紫。舌淡紫,苔白滑,脉细弱结。

【病证分析】多因心阳虚衰,病久及肾,肾阳亦虚;或肾阳亏虚,气化无权,温运无力,血行不畅,水液不化,痰瘀互结所致。心阳虚衰,鼓动无力,故心悸怔忡;瘀血内停,故见唇甲青紫,舌淡紫。肾阳虚衰,气化失司,水湿内停,外泛肌肤,甚则水气凌心,故肢体浮肿,小便不利常与心悸怔忡并见。心肾两脏阳虚,形体失于温养,脏腑功能衰退,故形寒肢冷,神疲乏力,腰膝酸软。舌淡,苔白滑,脉弱为阳虚常见之征。

【治法】温通心肾,化痰活血,安神定悸。

【基本方】温肾通脉汤加减。

制附子10g^(先煎)	桂枝9g	淫羊藿15g	茯苓30g
陈皮9g	浙贝母12g	僵蚕12g	蜈蚣6g
土鳖虫12g	丹参15g	生龙牡各30g^(先煎)	

【用药特色】附子温阳祛寒,桂枝散寒而温经通痹,配以淫羊藿温通肾阳,加强温通心肾作用,蜈蚣去恶血,土鳖虫破坚下血闭,陈皮、浙贝母、丹参化痰活血。

【加减化裁】虚甚者,症见心悸怔忡,动则益甚,用桂枝12g、炙甘草9g补益心阳;虚寒并重者,症见手足凉,气短乏力,畏寒,多汗者,用人参12g^(另煎)、干姜12g、炒白术15g、炙甘草9g健脾温中;寒湿下注,症见下利、畏寒肢冷,腹胀,腹泻者,重用炒白术30g、干姜9g、炙甘草9g以温中化湿。

五、验案精选

李某某,女,81岁,2021年3月21日初诊。

【病史】心悸1年。近3个月发作频率增加。患者1年前无明显诱因出现心悸,时测心率110次/min,持续2小时,约2个月发作1次,后就诊于航天医院,诊断为"心房颤动",予抗凝、控制心室率等对症治疗,出院后服用达比加群酯110mg bid抗凝,酒石酸美托洛尔片12.5mg bid控制心室率。近3个月发作频率较前增加,约1周发作1次,持续约2小时。既往肥厚型心肌病20余年。

高血压 30 余年,最高 200/100mmHg,现口服缬沙坦胶囊 80mg qd,酒石酸美托洛尔片 12.5mg bid 控制血压,血压控制在 100/80mmHg,心率 65 次 /min;高脂血症 20 余年,现口服阿托伐他汀钙片 20mg qn 降脂。来诊症见:心慌,胸闷气短,手足凉,乏力,纳呆,二便可,眠差(需服助眠药物)。舌红黯,苔薄黄而少,脉弦细。

【西医诊断】肥厚型心肌病 心律失常 阵发性房颤;高血压 3 级(很高危);高脂血症。

【中医诊断】心悸。

【辨证分型】心肾阳虚,痰瘀扰心,日久阳损及阴而发心悸。

【治法】温通心肾,化痰活血,养阴定悸。

【方药】温肾通脉汤加减。

制附子 10g(先煎)	桂枝 9g	淫羊藿 15g	陈皮 9g
玄参 15g	北沙参 12g	薏苡仁 12g	丹参 15g
延胡索 12g	僵蚕 12g	蝉衣 12g	珍珠母 15g(先煎)
黄连 6g	醋龟板 12g(先煎)	茯苓 30g	生牡蛎 30g(先煎)

14 剂,水煎服,日 1 剂,分两次服用。

二诊:近 2 周心慌仅发作 1 次,持续时间 2 小时,活动后胸闷气短缓解,精神转佳,自觉手足发凉,纳呆,眠差(需服安眠药),二便可。舌黯,苔薄白,脉弦细。考虑阳虚渐复,去北沙参、黄连、龟板之补阴清热之品,加生龙骨 30g(先煎)、泽泻 15g、甘松 12g 等重镇安神止悸之品。继服 14 剂。

三诊:近 2 周心慌未发作,活动后胸闷气短、手足发凉缓解 50%,考虑阳虚得复,实邪(痰瘀互结)痹阻心脉之证明显,去延胡索、僵蚕、蝉衣、珍珠母,加桔梗 12g、桃仁 12g、土鳖虫 6g 引药上行,化痰活血,通络。继服 14 剂。

四诊:服上方后近 2 周心慌发作 2 次,但心前区胸闷胸痛范围缩小,其他诸症均减轻,纳眠尚可,夜尿 1 次,大便 1 日 1 行。舌黯红嫩,苔薄白而少,脉弦细。考虑患者年事已高,痰瘀内阻,心脉痹阻尚未得畅,重用浙贝母 15g、延胡索 15g,加穿山龙 30g 活血通络。继服 14 剂。

五诊:服上方后近 2 周心慌未发作,诸症均明显减轻,但诉腰膝酸软,纳眠尚可,二便调。舌黯红瘦小,苔薄黄,脉弦细。考虑病久耗气伤阴,脾气亏虚,正气不足,加之肝肾阴虚,重在治本,加大健脾培元、养阴固本之效,去延胡索,加玉竹 15g、怀牛膝 12g、醋鳖甲 12g(先煎)、黄芪 12g 补益肝肾,健脾益气。继服 14 剂。

六诊:患者服药后近 2 周心慌未发作,自觉身轻精神佳,活动后无明显胸闷气短,继续服用上方加减调理 1 个月后,患者心悸一直未再发作,因夏天来临,患者暂不服用中药,现已随访 10 天,患者仍生活正常,身体未有明显不适。

【按语】患者为老年女性,既往有肥厚型心肌病,患有阵发性房颤1年。临床以虚实夹杂证多见。本例患者为老年女性,考虑其病机为心肾阳虚,病久及阴,阴阳两虚,痰瘀内阻,上扰于心。心脏体阴而用阳,两者互根互用,相互制约,以平为期,共同维持心主血脉的功能的正常发挥,使心搏如常,心神安宁。患者为老年女性,病程日久,阳损及阴,病机以虚为本,心肾之阴阳两虚是肥厚型心肌病房颤发病的内在基础。二诊时患者阳虚逐渐恢复,加用重镇安神止悸之品,使心有所主,神有所安。三诊时由于病邪深伏于心包络及脉络,常需借助虫蚁类灵动之品引领至受邪之地,笔者善用桔梗、桃仁、土鳖虫之品,直达病所,攻坚破积。四诊时考虑患者既往有肥厚型心肌病,痰瘀互结是肥厚型心肌病房颤的病机关键,对于心体肥大、顽痰内伏者,笔者常用浙贝母、僵蚕以化痰软坚散结。五诊时考虑患者为老年女性,先后天之本乏源,故补脾益肾以培补先后天之气。六诊时治以随症加减,使正气渐复,邪气渐去,用药的同时,不忘轻清之品与重镇之品兼施,使升中有降,降中有升,保证心之气机得以条达畅通,心之功能得以恢复,则心可获得正常气血濡润而发挥正常的生理功能,心悸得消。

第六节　糖尿病合并房颤

一、概述

近年来大量流行病学资料显示,糖尿病是心房颤动发生的独立、强烈的预测因子,与心房颤动的发生密切相关,糖尿病合并房颤又称为糖尿病源性房颤。糖尿病伴随着多种代谢紊乱及病理机制,包括胰岛素抵抗、糖耐量异常、炎症、高凝血、血管组织纤维化增生等,所有这些变化均可导致心房颤动的发生。目前认为糖尿病源性房颤的发病机制与氧化应激损伤引起心房肌细胞"钙信号"异常,导致心房重构包括心腔几何形态和功能、电学及收缩特性的改变,最终引起心房的结构重构、电重构和自主神经重构有关。中医多以气虚阴虚为本,热邪为主,裹夹痰、瘀之邪而发病。

二、病机要点

1. "气阴两虚"为糖尿病合并房颤的本因

消渴患者多因先天五脏虚弱,尤其肾阴素虚,肾失濡养,开阖固摄失权,尿多甜味,再加上后天饮食不节,过食肥甘厚味,大量饮酒损伤脾胃,脾胃运化失司,积热内蕴而致消谷耗液,化燥伤津,口渴多饮,易食易饥,形体消瘦;再者生活过于安逸少动以及熬夜导致肾精耗损、阴虚火旺,上燔心肺,中灼脾胃,肾之开阖失司,肾阴虚则水竭火烈,上燔心肺则烦渴多饮,中灼脾胃则胃热,阴阳互根互用,消渴病情迁延,可阴伤及气,常见气阴两虚之证。气阴两虚,虚而生风,发为心悸;所以消渴导致房颤多出现于阴液耗损伤及气分时期,笔者认为临床上此类患者多见于糖尿病中、晚期或者长期血糖控制不佳,且与血糖长期升高导致心脏冠状动脉微血管或者大血管损害相关。

2. "热、痰、瘀、风"为发病之邪

消渴之病机之本为脏腑阴虚而生内热,病变脏腑主要在肺、胃、肾。热邪在胃水谷之海受损,胃阴亏耗,上灼肺液;热邪在脾,脾阴不足,下耗肾阴;热邪在肾,耗损肾阴,虚火内生,亦可上炎肺、脾二脏。《临证指南医案·三消》指出:"三消一证,虽有上中下之分,其实不越阴亏阳亢,津涸热淫而已。"阴虚内热,损津耗液,血脉虚涩,心主血脉,心血运行不畅,积蓄而为瘀血,心失濡养,血脉痹阻;日久则阴损及阳,出现阴阳两虚,脾肾两虚,痰浊内生。"痰之化无不在脾,而痰之本无不在肾。"津液凝聚为痰,痰浊停滞于心脉,痹阻脉络,所谓痰瘀互结,心脉痹阻而生风,发为心悸,心悸动不止;所以糖尿病合并房颤,阴虚内热之邪为首发因素,而后可生痰、瘀致邪气裹夹而发为心风,最终导致房颤。

三、治疗总纲:清热养阴,宁心安神

本病由于脏腑阴虚燥热日久,致使气阴两伤,治疗宜清热养阴,宁心安神,并从上中下分而治之,上消者泄肺清热,中消者清胃安神,下消者滋肾补心;"心胸筑筑振动……此证惟阴虚劳损之人乃有之",本病后期易发生痰瘀互结、气阴两虚等病变,"治消之法,最当先辨虚实",故应把握具体病性病机,并及时合理地针对性选用活血化瘀、滋阴益气等治法。

四、辨证论治

1. 心肺郁热,热扰心神

【症状】心悸,胸闷,多饮多食,气短而喜呼,时咳而痰液黏稠色黄,心烦,尿频色黄,大便干,口干,面赤,烦躁,失眠多梦。舌质红苔薄黄,脉浮有力、结代。

【病证分析】此证型上消热邪在肺,火刑肺燥,肺热津伤,故口渴、多饮;阴虚为本,燥热为标。燥热之邪炽盛,心神受扰,心神不宁,故可见心悸、失眠多梦,面赤,甚至谵语狂躁;阴虚热邪郁于心、肺而生风,发为心悸、悸动不止;病机要点为"心肺郁热,热而生风"。舌质红苔薄黄,脉浮有力、结代,均为心肺郁热,热扰心神之象。

【治法】清心泻肺,宁心安神。

【基本方】清心泻肺饮。

地骨皮 30g	桑白皮 15g	桔梗 12g	黄连 6g
莲子心 3g	珍珠母 15g^(先煎)	玄参 15g	羚羊角粉 0.3g^(分冲)

【用药特色】方中取专治火热郁结于肺的"泻白散"的主药地骨皮和桑白皮配伍,桑白皮甘寒性降,专入肺经,清泄肺热,止咳平喘;地骨皮甘寒,清降肺中伏火;再佐以宣肺泄热利咽的桔梗,清中有润,泻中有补,既不是清透肺中实热以治标,也不是滋阴润肺以治本,而是清泻肺中伏火以消郁热;莲子心其味苦、寒,归心、肾经,具有清心安神、交通心肾、生津止渴的功能,与黄连配伍清心泻火、除烦安神助眠。同时佐以养阴清热之玄参以增清心之效,佐以羚羊角粉、珍珠母以凉血解毒,宁心安神定悸。

【加减化裁】气虚甚者,加生黄芪 15g 与党参 12g 形成角药以补益心气;心阴虚重者,可加太子参 15g,麦冬 9g 与五味子 9g 伍为角药以益气养阴。

2. 心胃热盛,热扰心神

【症状】心悸,多饮多食,心烦,尿频色黄,口咽干燥,胃脘部灼痛,呕吐酸苦,渴喜冷饮,大便干,面赤,烦躁,失眠多梦。舌红苔黄,脉滑数、结代。

【病证分析】此证型中消热邪在胃,火热内炽,胃腑脉络气血壅滞,故脘部灼热疼痛,热邪伤津,则口渴喜冷饮,火能消谷,则消谷善饥;若肝火犯胃,则吞酸嘈杂;火邪循经上炎,则口臭、牙龈肿痛、衄血等。阳明热邪伤津,则便秘溲赤,舌红苔黄,脉滑数。阴虚为本,燥热为标。燥热之邪炽盛,心与脾胃有脉络相通,两者互相影响,心神受扰,心神不宁,故可见心悸、失眠多梦,面赤,甚至谵语狂躁;热邪郁于心、胃而生风,发为心悸、悸动不止;病机要点为"心胃热盛,热而生风"。舌红苔黄,脉滑数、结代,均为心胃热盛,热扰心神之象。

【治法】清心凉胃,宁心安神。

【基本方】清心凉胃散。

黄连 6g	法半夏 9g	生石膏 15g	莲子心 3g
灯心草 6g	麦冬 12g	木瓜 15g	代赭石 30g^(先煎)
吴茱萸 3g	僵蚕 12g	蝉衣 12g	

【用药特色】方中取专治阳明热盛,火热上冲,降逆止呕的石膏黄连汤,生石膏直入阳明,辛甘大寒,质重沉降,清热泻火,除烦止渴。黄连清热泻火除烦。方中半夏配黄连为泻心汤之意,半夏辛温,善化痰散结,和胃降逆。黄连苦寒,善清热燥湿,调胃厚肠。两药配伍,辛开苦降,疏理气机,调和胃肠,寒温并施,清热无碍祛湿,燥湿又无碍清热,具相辅相使之妙,有散寒清热、和胃降逆、开郁散结之功。二者一阳一阴,一温一寒,是调和胃肠、协理阴阳、疏理气机的经典药对。再佐以吴茱萸温肝条达、肝胃同调,与黄连同用辛开苦降取左金丸之

意;代赭石、牛膝平肝潜阳、重镇降逆,凉血息风;灯心草、麦冬、莲子心清泻心火,滋养心阴,宁心安神。

【加减化裁】心神不安,失眠多梦,烦躁甚至躁狂,加生龙骨 30g^(先煎)、生牡蛎 30g^(先煎)、琥珀粉 3g^(先煎)以镇心安神;血瘀明显者,可见胸痛、四肢麻木、舌紫黯或有瘀斑、脉涩结代,加延胡索 12g、丹参 15g 与郁金 9g 为伍形成角药活血定悸。

3. 阴虚火旺,热扰心神

【症状】心悸,多饮多食,心烦,尿频色黄,失眠多梦,潮热盗汗,五心烦热,躁狂,口苦口干,尿赤便秘,失眠多梦,颧红。舌红少津,脉细数或结代。

【病证分析】此证型下消热邪在肾,多因年老而致阴气自半,热病损耗肾阴;再加上饮食不节,睡眠紊乱耗伤阴血;精亏血少,阴虚阳亢,则虚热虚火内生;肾阴亏损,阴精不能上承,因而心火偏亢,失于下降所致。心在上焦,属火;肾在下焦,属水。心中之阳下降至肾,能温养肾阳;肾中之阴上升至心,则能涵养心阴。心火和肾水就是互相升降,协调,彼此交通平衡。肾阴不足、虚火上扰心神,两者失去协调关系,则导致心肾不交。心神受扰,心神不宁,故可见心悸、失眠多梦,面赤,甚至谵语狂躁;热邪郁于心而生风,发为心悸、悸动不止;病机要点为"肾虚心亢,热而生风"。肾阴虚则潮热盗汗,五心烦热,口干,尿赤便秘,颧红,心阳亢心神不宁则心烦,面赤,烦躁,失眠多梦。舌红少津,脉细数、结代均为心肾不交,热扰心神之象。

【治法】滋阴补心,交通心肾。

【基本方】甲枣宁脉汤加减。

玄参 15g	麦冬 12g	炒酸枣仁 30g	地骨皮 30g
青蒿 12g	醋鳖甲 12g^(先煎)	醋龟板 12g^(先煎)	珍珠母 15g^(先煎)
盐知母 12g	茯苓 15g		

【用药特色】方中取青蒿鳖甲汤之意,鳖甲咸寒,直入阴分,滋阴退热;青蒿苦辛而寒,其气芳香,清热透络,引邪外出。两药相配,滋阴清热,内清外透,使阴分伏热宣泄立解,共为君药。"此方有先入后出之妙,青蒿不能直入阴分,有鳖甲领之入也;鳖甲不能独出阳分,有青蒿领之出也。"龟板味甘、性寒,能滋阴潜阳,益肾养血补心。常与鳖甲同用治阴虚内热、骨蒸潮热等。玄参、麦冬皆性寒多液之品,滋阴凉血;知母苦寒质润,滋阴降火,共助鳖甲以养阴退虚热,为臣药。丹皮性寒味甘,凉血除蒸且具有一定降糖作用,为佐药。诸药合用,共奏养阴透热之功。酸枣仁味甘酸,性平,能养心安神、敛汗生津。为养心安神要药。茯苓味甘,性平,能健脾宁心,善渗泄水湿使湿无所聚,痰无由生,此方用之防众多滋阴之品而生痰湿。

【加减化裁】血虚重者,症见眩晕,失眠多梦,面白无华,爪甲不荣,肢麻震颤,舌淡黯苔薄,脉细涩结代,加当归 12g、白芍 12g、川芎 15g 以养血活血;心肝火旺者,心悸、心烦、大便闭结、小便色黄短少,可加黄连 6g、炒栀子 9g,与知母伍为角药以清肝火。

4.气阴两虚,痰瘀互阻

【**症状**】心悸,胸闷痛,多饮多食,心烦,尿频色黄,失眠多梦,自汗盗汗,口干,神疲头晕,颧红,痰多气短,伴有倦怠乏力,纳呆便溏,口黏,恶心,咯吐痰涎。舌质淡紫或紫黯,苔白腻,脉弦滑、结代。

【**病证分析**】此证型多为糖尿病日久,病程较长,阴虚内热已久,损津耗液,血脉虚涩,心为主血脉,心血运行不畅,积蓄而为瘀血,心失濡养,血脉痹阻;日久则阴损及阳,出现阴阳两虚,脾肾两虚,痰浊内生,津液凝聚为痰,痰浊停滞于心脉,痹阻脉络,所谓气阴两虚日久,痰、瘀之邪内生发而为心悸,最终导致房颤。所谓痰瘀互结,心脉痹阻而生心风,心悸动不止;病机要点为"气阴两虚,痰瘀互结,心脉痹阻"。心气虚则气短,体倦乏力,自汗,少寐多梦。心阴虚则盗汗,口干,神疲头晕、颧红,心烦。痰瘀阻塞心脉则胸闷通,体倦乏力,痰多气短,纳呆便溏,口黏,恶心,咯吐痰涎。舌质淡紫或紫黯,苔白腻,脉弦滑、结代。均为气阴不足、痰瘀互结之象。

【**治法**】益气养阴,化痰通脉。

【**基本方**】芪珀生脉汤合化痰通络方加减。

生黄芪 30g	葛根 15g	北沙参 12g	玄参 15g
麦冬 12g	五味子 12g	炒酸枣仁 30g	地骨皮 15g
天花粉 30g	三七粉 3g^(分冲)	全蝎 3g^(分冲)	浙贝母 12g
琥珀粉 3g^(分冲)	远志 12g		

【**用药特色**】方中黄芪、葛根取黄芪葛根汤之意。黄芪甘、微温,具有补元气而升清阳、补益心脾之功效;葛根甘辛,性平,具有升清阳、生津降糖、通心脉的功效。两药配伍,黄芪补气升阳,葛根升清活血,二者相辅相成,可加强益气升清、通心脉止眩之功效。佐以玄参、天花粉皆性寒多液之品,滋阴凉血;地骨皮清骨蒸虚热、凉血降糖;三七作为重要的化瘀角药与辛温活血通络之全蝎共为佐药,可以很好地治疗房颤日久难化之瘀证。配伍浙贝母可消积滞,豁顽痰,具有软坚散结的化痰作用。

【**加减化裁**】气滞者,症见胸胁胀闷,或咽中如物梗阻,吞吐不利,或见颈项瘿瘤,情志抑郁,腹部积聚,加柴胡 9g、甘松 12g、佛手 12g 以疏肝理气;顽痰坚结胶固,吐咯难出,脉见沉牢结代者,加僵蚕 9g、青礞石 15g^(先煎)与浙贝母为角药增加化痰之力;痰郁化热者,加竹茹 12g、胆南星 6g、全瓜蒌 12g 以清热化痰。

五、验案精选

王某,男,67 岁,2021 年 5 月 11 日初诊。

【病史】以"心悸 6 年,加重 5 个月"为主诉来诊。6 年前因心慌、头晕在当地医院就诊,诊断为"阵发性房颤",服用胺碘酮半年余,症状明显减轻。患者于 5 个月前,自觉房颤次数增多,又服用胺碘酮至今。现自觉心慌,伴有胸闷、胸痛,全身乏力,心烦,失眠多梦,自汗,口干,气短,伴有倦怠乏力,纳呆便溏,口黏,查体:BP:130/80mmHg,心率 65 次 /min,律齐,各瓣膜听诊区未闻及杂音,双肺(−),双下肢无水肿。中医望、闻、切诊:神色可,体态肥胖,语声乏力,舌胖,舌质淡紫或紫黯,苔白腻,脉弦滑。辅助检查:生化示:空腹血糖 5.59mmol/L、胆固醇 6.42mmol/L、LDLC 4.27mmol/L,甘油三酯 1.49mmol/L;24 小时动态心电图:阵发心房颤动,总心搏数 107 386 次,平均心率 88bpm。冠状动脉 CT 示:右侧冠状动脉血管壁钙化斑块,管腔轻度狭窄,前降支近端血管壁钙化斑块,对角支、中间支血管壁钙化斑块,管腔轻度狭窄。既往:2 型糖尿病史 10 余年,口服二甲双胍和拜糖平,血糖控制尚可。

【西医诊断】①心律失常　阵发性房颤　心功能Ⅰ级(NYHA);②2 型糖尿病;③冠状动脉粥样硬化症;④高脂血症。

【中医诊断】心悸病。

【辨证分型】气阴两虚,痰瘀互结,心脉痹阻。

【治法】益气养阴,化痰通脉。

【方药】芪珀生脉汤合化痰通络方加减。

生黄芪 30g	葛根 15g	北沙参 12g	玄参 15g
麦冬 12g	五味子 12g	炒酸枣仁 30g	地骨皮 15g
天花粉 30g	三七粉 3g^(分冲)	全蝎 3g^(分冲)	浙贝母 12g
琥珀粉 3g^(分冲)	远志 12g		

14 剂,水煎服,日 1 剂,分两次服。

服药二周后自觉房颤次数减少,每次发作时程缩短,心慌、胸闷明显好转,胸痛缓解,全身乏力减轻,继服上方二周后,患者心悸未再发作,自汗、气短明显好转,生活和工作如常。

【按语】患者消渴病迁延日久,可阴伤及气,常见胸闷、口干乏力、自汗、气短等气阴两虚之证。主要与糖尿病导致心脏冠状动脉多支血管粥样钙化斑块并伴有轻度狭窄相关。再加上长期阴虚内热,损津耗液,血脉虚涩,心血运行不畅,积蓄而为瘀血,心失濡养,血脉痹阻;日久则阴损及阳,出现脾肾两虚,痰浊内生,津液凝聚为痰,痰浊停滞于心脉,痹阻脉络,所谓痰瘀互结,心脉痹阻而生风,发为心悸,心悸动不止,最终导致房颤。

第七节　肺心病合并房颤

一、概述

肺源性心脏病简称肺心病,是指由支气管 - 肺组织、胸廓或肺血管病变致肺血管阻力增加,产生肺动脉高压,继而右心室结构和 / 或功能改变的疾病。本病常由慢性阻塞性肺疾病、支气管哮喘、支气管扩张、胸廓运动障碍、肺动脉高压等引起。肺心病过程中形成房颤的原因复杂:肺心病原发因素包括了缺氧,心肌供氧不足可以出现房颤;肺部感染、低氧血症、利尿剂的使用导致电解质紊乱,出现房颤;心功能失代偿期,心肌肥大、萎缩、溶解、坏死、间质水肿等病理改变,心房电传导紊乱,可以导致房颤;另外,肺动脉高压常常伴随着微小血管血栓形成,在合并房颤的过程中,进一步加重了血栓风险。在肺、心功能代偿期,可以见到心悸、咳嗽、咳痰、气促、呼吸困难、乏力等表现,少数可见胸痛或咯血。失代偿期呼吸衰竭状态,除上述症状外,可见呼吸困难加重,夜间尤甚、头痛、失眠、食欲减退、嗜睡,甚至表情淡漠、神志恍惚、谵妄等肺性脑病的表现。合并心衰可见明显气促、心悸、食欲不振、腹胀、恶心等症状。肺心病合并房颤的临床特点可以总结为"咳(咳嗽)、痰(咳痰)、喘(气促、喘息)、憋(胸闷、呼吸困难)、悸(心悸、神志病变)"五大症状,其中既包括肺心病本身的症状,也包括房颤产生的症状。以上病症的根源在于他病迁延,肺心久病,痰瘀停滞,气阴不足,虚实皆可生风致颤。中医治疗仍在于标本同治:豁痰逐瘀通心肺诸窍、益气养阴补上焦不足、息风止颤除心悸之因,其中尤以通窍为重。

二、病机要点:痰瘀停于心肺,心肺气阴不足

肺心病合并房颤的性质常常呈现虚实夹杂的特点,本虚以心肺气阴不足为主。其中心虚则血脉滞涩,无以流通;肺虚则宗气不生,水失治节。诸般不足,心失濡养,风自内生,而成颤动。标实则以痰饮、血瘀为主,痰瘀上阻心肺,久居阳位,化热生风,则成房颤。本病要点在于痰瘀之实与气阴亏虚并见。同时房颤之形成,核心在于内风,又与肝脏密切相关,因此需要始终关注肝阳肝风之状态;此外,心肺气阴亏耗之不同,痰瘀实邪之侧重,各有偏颇,需要明辨彼此多少之别。

三、治疗总纲:化痰逐瘀,益气养阴,息风止颤

本病治疗仍需始终秉持"息风"之要,以根除房颤。同时需要针对原发的肺心病进行治疗,根据本虚标实之轻重缓急明确治法,本虚为主者宜益气养

阴,邪实为主者宜化痰逐瘀,虚实夹杂者宜攻补兼施。在肺心病早期,病性偏实,可见痰浊或痰瘀阻于上焦,同时出现气虚之象,未伤阴分,治疗应侧重清肺化痰或化痰逐瘀,兼以益气。在中后期,痰浊血瘀日久,经络不通,耗气伤阴,则应侧重益气养阴为主。终末期则阴损及阳,亦可不拘于气阴亏虚之说,急温心肾之阳,挽救一线生机。在运用祛风法时,宜灵活结合患者状态,因势利导,如血瘀明显,则应考虑活血养血祛风或搜风剔络为佳;如阴虚较甚,则以滋阴息风为主要治疗方向。

四、辨证论治

1. 心肺气虚,痰瘀互结

【症状】心悸、胸膺满闷刺痛,短气喘息,咳嗽痰多,色白黏腻或呈泡沫,或痰中带血。或脘痞纳少,倦怠乏力。舌胖大紫黯,有齿痕,或有瘀斑,苔浊腻,脉弦滑结。

【病证分析】《素问·六节藏象论》曰:"肺者,气之本。"肺主一身气机运行,宣五谷之味化气,充身泽毛,理升降出入之机,助心行血。支气管扩张、慢性阻塞性肺疾病、胸廓运动障碍日久,心肺不能发挥正常生理功能,气虚不能行血,故见血瘀。痰浊血瘀阻塞肺窍,气血不通,邪风藏络,发为房颤。同时,房颤导致气血逆乱,不能正常运行,亦可形成瘀血,两者互为因果,相互促进,形成恶性循环。心肺气虚,故见短气喘息,瘀血内藏,故见胸闷痛、舌体紫黯或有瘀斑;痰浊阻肺,故见咳喘痰多、舌苔浊腻、脉弦滑。

【治法】益气豁痰,活血通络,息风止悸。

【基本方】芪蒌通脉汤加减。

生黄芪 30g	山药 15g	炒白术 12g	醋乳香 12g
醋没药 12g	法半夏 9g	泽泻 12g	全瓜蒌 15g
茯苓 30g	生龙骨 30g^(先煎)	生牡蛎 30g^(先煎)	甘松 12g

【用药特色】全方活血与化痰并用,攻逐邪实为要,不用风药,而奏息风止颤之功,独具特色。生黄芪补心肺之气,气足则血运,全瓜蒌涤上焦痰实,散胸中积结,共为君药;乳香、没药辛温活血,明代李士材说"治风先治血,血行风自灭",血行风灭,故房颤自止;法半夏、炒白术,茯苓、泽泻游溢精气,除太阴阳明水湿,共为臣药。山药益气之余,兼能养阴,防止诸药过燥,暗耗脾肺之阴;龙骨、牡蛎能摄黄芪升发之有余,又能镇心经风邪之内动,共为佐药。

【加减化裁】瘀血较甚,伴见心胃疼痛者,加琥珀粉 3g^(分冲)、砂仁 6g^(后下)增行气活血止痛之力;兼有气滞,两胁胀痛、太息频繁者,加醋柴胡 10g、炒枳实 12g 以疏肝行气;痰瘀阻滞心窍,神昏嗜睡者,加石菖蒲 9g、郁金 12g 豁痰清心开窍。

2. 气阴两虚,痰瘀化热

【症状】心悸,心胸隐痛,或伴刺痛,咳嗽痰少,气短喘促,时作时休,动则益甚,伴倦怠乏力,声息低微,面色㿠白,自汗、盗汗或并见,五心烦热。舌黯红胖,有瘀斑,边有齿痕,苔薄黄,脉弦细促。

【病证分析】多见于久病伤正、耗伤气阴,或中老年患者年过四十,阴气自半,脾虚不能运化,肺虚无以治节,则痰浊痹阻,心虚不能行血,肝虚失于疏泄,则瘀血留滞。因此正气虚弱,血虚可以生风;邪实犹在,血瘀亦能生风;日久虚瘀化热,热极亦可生风,故见房颤。因此,核心病机仍在于气阴不足。心肺正气不足,痰瘀化热,故见心胸诸般不适,气虚故见气短喘促、动则益甚、倦怠乏力,阴伤化热故见盗汗、五心烦热。舌淡胖色黯有瘀斑,边有齿痕,苔薄白或白腻,脉弦细或结代,皆是气阴两虚、痰瘀化热之象。

【治法】益气养阴,活血化痰,息风定悸。

【基本方】芪珀生脉汤合清热化痰通络方加减。

生黄芪 30g	玄参 15g	太子参 15g	五味子 9g
丹参 15g	琥珀粉 3g^(分冲)	僵蚕 12g	蝉衣 12g
茯苓 30g	桑白皮 30g	全瓜蒌 30g	醋乳香 12g
醋没药 12g			

【用药特色】本证根本在于气阴不足。若气阴充实,则痰浊瘀血自去,脉络充盈,营卫调和,风邪自去。因此治疗要点仍在于扶正。生黄芪甘温,能健脾益气,填补五脏,黄芪生用,取其上焦轻浮之性,重用峻补,意在速生无形之气;生地黄大补真阴,仲景用之滋养心肺,《神农本草经》谓其能填骨髓、长肌肉,共为君药;玄参、五味子滋北方水,益肾以助心肺,又能清热;丹参、乳香、没药活血定痛,解胸膈间瘀伤宿血,丹参之凉能制乳香没药之辛散。桑白皮、茯苓清脾肺痰湿;僵蚕息风通络,为佐药。《素问·评热病论》曰:"邪之所凑,其气必虚",因此补其不足,正气充实,邪无所留。

【加减化裁】气虚较重者,气短明显者,加西洋参 6g^(另煎)增益气养阴之力;肾阴不足,腰膝酸软、夜尿频多者,加怀牛膝 15g、生地黄 10g 填补肝肾之阴;肺阴不足,咳喘较甚、五心烦热明显者,加北沙参 12g、玉竹 10g 以补益肺阴,清火生津。

3. 心肾阳虚,痰瘀互结

【症状】心悸胸闷,或眩晕,形寒肢冷,面色㿠白,腰膝酸冷,胸中冷痛,小便清长,或小便频数、夜尿频多,大便溏泄。舌淡黯,有瘀斑,舌胖或边有齿痕,舌苔白滑,脉沉细无力。

【病证分析】老年久病,阴损及阳,心肾阳伤,气化不利,肢体经脉失于濡养,亦可见内风之形成,故见房颤。本证多见于疾病终末期,阳气不足,内有痰湿,时有上凌心肺之患。此时上焦痰瘀犹在,正虚邪盛,应根据表现明辨正邪虚实。心阳不振,痰浊不化,故见心悸胸闷眩晕,胸中冷痛;肾阳虚衰,故见腰膝酸冷、大便溏泄、小便清长。舌淡黯,有瘀斑,舌胖或边有齿痕,舌苔白滑,脉沉细无力皆是心肾阳虚,痰瘀内停之象。

【治法】温通阳气,化痰逐瘀,息风止悸。

【基本方】温肾通脉汤。

淫羊藿 12g	制附子 6g^(先煎)	益母草 15g	威灵仙 15g
醋乳香 12g	醋没药 12g	丹参 15g	陈皮 9g
薏苡仁 12g	茯苓 30g		

【用药特色】脾肾阳气不足,急宜温通阳气,气化功能恢复,则气血内生,风邪自去。用附子大补元阳,温通心肾,淫羊藿补肾壮阳,又除风湿,共为君药。阳虚则水湿不化,居而不动,若上凌心肺,有倾覆之患,急宜温化痰湿,陈皮燥湿除痰,游溢阳明精气,薏苡仁化痰散结,助散太阴水湿;乳香、没药、丹参化瘀息风;叶天士云:"通阳不在温,而在利小便",重用茯苓,交通心肾,导邪从小便而出,共为臣药。益母草活血之余兼能利水,威灵仙性猛擅走,通行经络,共为佐药。诸药标本兼治,意在通阳为先。

【加减化裁】心阳不足,心中悸动不安,形寒肢冷者,加桂枝 6g 温心阳止悸;水湿较甚,胸闷喘憋,下肢浮肿,小便不利者,加炒白术 12g、泽泻 15g 以利水消肿;肾阳不足、腰肢酸冷者,加巴戟天 9g、淫羊藿 15g 补益肾阳。

五、验案精选

王某,男,67 岁,2013 年 9 月 3 日初诊。

【病史】间断喘憋 10 年,加重伴间断心慌 5 年。10 年前患者无明显诱因自觉喘憋,就诊当地医院诊断为"慢性肺源性心脏病、高血压",对症治疗后喘憋好转,后规律服用厄贝沙坦片 150mg qd。后喘憋间断发作,数次于当地门诊及住院经对症治疗好转。未规律复查。5 年前情绪波动后出现喘憋加重伴心悸,就诊当地医院查 ECG 提示心房颤动,服用参松养心胶囊未见明显缓解。后不规律服用参松养心胶囊至今。既往高血压、慢性胃炎。来诊症见:胸闷喘憋、心悸、偶有刺痛,短气喘息,咳嗽痰多,质黏。偶有头晕,倦怠乏力,纳可,眠差,大便干,2 日 1 行,小便可。口唇发绀,舌紫黯,苔白厚略腻,脉弦涩。

【西医诊断】慢性肺源性心脏病、心房颤动、高血压。

【中医诊断】喘证,心悸。

【辨证分型】痰瘀痹阻,肺失宣降,内风伏藏,心神扰动。

【治法】豁痰通窍,活血通络,息风定悸。

【方药】

全瓜蒌 15g	法半夏 9g	桔梗 9g	丹参 15g
醋乳香 12g	醋没药 12g	桑白皮 30g	桃仁 9g
炒莱菔子 10g	枳壳 12g	砂仁 6g^(后下)	

14 剂,水煎服,日 1 剂,早晚分服。

二诊:胸闷喘憋稍减轻,心悸好转明显,咳痰减少,舌苔较前转薄,余大致同前。考虑肺气不能敛降,上方加紫苏子 30g 降气化痰。28 剂。

三诊:胸闷喘憋较前好转,偶有心悸,刺痛不明显,咳少量白黏痰,倦怠乏力好转,眠可,大便干,苔白略厚,少津,上方去砂仁,考虑久用化痰之剂,略伤津液,加炒槟榔 9g,玉竹 12g,养阴行气通便。28 剂。

四诊:近 10 天未觉心悸,复查 ECG 提示窦性心律。后围绕肺心病继续服用中药汤剂治疗。后多次复查 ECG 均提示窦性心律。

【按语】 本病患者虽年龄较大,病程日久,然而临床症状考虑病性属实。参松养心胶囊属于补益类药物,故不能收效。二诊时心悸虽有改善,但胸闷喘憋仍较明显,考虑行气、降气力量不足,故重用苏子。三诊之时久服化痰之品,燥烈伤津,故去辛温之砂仁,少佐养阴。治疗过程中重视刻下症状,实则泻之,故竟全功。

第八节　睡眠呼吸暂停综合征合并房颤

一、概述

睡眠呼吸暂停综合征(OSAS)患者发生房颤的概率较高,尤其是房颤合并肥胖患者发生睡眠呼吸暂停综合征的概率更高。其机制可能有 OSAS 气道阻塞导致胸腔内负压增大,左房容量负荷增加,左房扩大,左室舒张功能障碍;OSAS 促炎状态也可引起心房电重构;OSAS 影响心脏自主神经功能紊乱有关。研究表明经过治疗的睡眠呼吸暂停综合征患者,房颤发生率显著降低,为此在临床中应尽早检出房颤前期(频发房性期前收缩或房性心动过速)合并睡眠呼吸暂停综合征患者,并积极治疗非常关键。中医此类房颤多与脾虚、痰湿相关,痰湿体质人群发病率较高。

二、病机要点

1. "脾虚生痰,发而为风"为发病的根本内因

"脾为生痰之源,肺为贮痰之器",从"痰"的病理角度说明了肺、脾之间紧密的相关性,指出了脾脏在痰证的发病、病机及治疗中的重要性。脾居中焦,

为阴脏,主运化,升清降浊。首先因饮食不节,过食肥甘厚味,胃中浊气郁蒸,酿湿生热也可以化为痰浊。其次嗜食生冷瓜果中阳被伤;或因热病饮水过多、脾运不及等都可以使水湿停留,聚集为痰。再者外感六淫之湿,或久卧湿地、久淋雨湿,或思虑、劳累过度等,损伤脾胃功能,导致脾失健运,运化无权,水液运化输布失常,清者不升,浊者不降,滞留胸膈,聚而为痰。总之由于脾虚不运,可以使水湿停留,聚凝成痰。肺开窍于鼻,其主要功能为主气,司呼吸,人体通过肺吸清呼浊,吐故纳新。睡眠呼吸暂停就是诸因致脾虚生痰,痰湿壅盛于肺,肺司呼吸功能不畅,元气与宗气亏虚导致心脉损伤;所谓脾虚生风,发为心悸,风动而心悸。

2. "痰、湿、瘀"为发病之邪

痰是津液不化的病理产物,痰为水湿停聚而化,一般以稠者为痰,稀者为饮。又有"积水成饮,饮凝成痰"之说,脾为生痰之源,如果脾失健运,则水湿停聚而成痰。故水湿痰饮,同出一源,名异而实同。《血证论》"气结则血凝,气虚则血脱,气迫则血走",说明瘀是人体血运不畅,或离经之血着而不去的病理产物。痰与瘀的病理变化,似乎各有其源,然而追溯其本,痰来自津,瘀本乎血,津血同源,阴精阳气失其常度,则津熬为痰,血滞为瘀,说明痰瘀实为同源。痰、湿、瘀之邪阻于心脉,日久或耗心气不足而缓滞,或痰瘀化热为心火,最后均可生心风而悸动。

三、治疗总纲:化痰息风,健脾益气

本病核心病机是本虚标实,虚为后天之本脾虚,实责之风、痰、湿、瘀等邪实,故以化痰息风,健脾益气为治疗总纲。本病初期时年轻体壮者以实证为主,实则泻之,宜理气化痰,清热息风;中年以上患者多以虚证为主,虚则补之,宜健脾补肾;虚实夹杂者可补虚泻实并举。当气滞或痰湿迁延日久,转化为痰瘀互结,治疗应兼顾化痰祛瘀,通络息风。

四、辨证论治

1. 痰阻气滞

【症状】心悸,胸脘痞闷,疲乏嗜睡,情绪抑郁不畅或易激动,喜叹息,咽部堵塞感或异物感,饮食生冷后加重,腹胀,体胖困重,食少口腻,面色晦暗,或恶心欲呕,或咯吐多量黏稠痰。舌苔白腻,脉弦滑或结或促。

【病证分析】此证型基本病机是中州失运,华盖不布。情志致病,首先病及气分,使肝气不舒,脾气郁结,导致肝脾气机阻滞,由于过度饮酒,或嗜食肥甘厚味、煎炙辛辣之品,或饮食不节,损伤脾胃,使脾失健运,以致湿浊内停,甚至凝结成痰。痰浊阻滞之后,又会进一步影响气血的正常运行,形成气机郁滞,气、痰互相搏结,积聚留着不去导致脏腑失和,气机运行不畅,痰浊内生,气滞痰凝;情志、饮食、痰湿等致病原因常交错夹杂,混合致病。肝气不舒故情绪抑郁不畅或易激动,喜叹息,咽部堵塞感或异物感;脾虚湿阻中焦,故见疲乏嗜睡,胸闷,困重。脾虚肝郁,痰阻气滞,湿浊凝聚于心脉而生风,发为心悸、心颤不止,病机要点为"木土不和,化风心悸"。

【治法】理气豁痰,息风止悸。

【基本方】疏肝柔脉汤合化痰解郁方加减。

枳壳 12g	白芍 15g	柴胡 10g	玫瑰花 9g
代代花 9g	法半夏 9g	浙贝母 12g	僵蚕 12g
茯苓 30g	石菖蒲 10g	郁金 12g	生龙牡各 30g(先煎)

【用药特色】石菖蒲性辛苦温,入于心经和胃经,具有豁痰利心窍、化湿和中、宁神益智的功能,适于痰浊闭窍及湿阻中焦等症。擅长治疗痰湿秽浊之邪蒙蔽清窍所导致的心神不宁。郁金味辛性寒,归心、肝二经,可活血止痛,行气解郁,清心凉血。菖蒲配郁金,芳香开窍,如"菖蒲郁金汤"豁痰化湿开窍,疏肝条达气机为君;柴胡、枳壳、白芍行气活血,柔肝解郁为臣;僵蚕,味咸,辛,平,微温,无毒,入心、肝、脾、胃经,辛平气轻且浮而升阳,出以从化具清热解郁,通经活络,祛风开搏,化痰散结定惊之功。代代花可理气宽中,开郁醒脾、配合玫瑰花疏肝活血解郁行气,两者为佐药。而浙贝母、半夏、牡蛎三药专长治疗癥瘕积聚,其软坚散结的化痰作用可辅佐石菖蒲,在不同层次上消积滞,豁顽痰。茯苓健脾利湿,脾运健则阳气生。龙骨、牡蛎,甘、涩,平,功能收敛阳气,涩精止汗,镇心安神。

【加减化裁】气郁重者,症见胸胁胀闷,走窜疼痛,性情急躁或抑郁,舌紫黯,脉弦涩结代,加佛手 9g,与甘松 12g 以增加疏肝理气之功;血瘀重者,症见心悸怔忡、胸痹心痛、面色紫黯或黧黑,唇、舌、爪甲紫黯,或皮下,舌上有瘀点瘀斑加醋乳香 9g,醋没药 9g,与三七共组角药,以增强活血逐瘀之力;气虚甚者,患者见心悸,气短,自汗,体倦乏力,加生黄芪 15g、肉桂 6g 与党参形成角药以补益心气。

2. 痰热蕴盛

【症状】心悸心烦,失眠多梦,甚或狂乱,伴胸闷,疲乏嗜睡,朦胧昏昧感,腹胀,体胖困重,潮热,或伴胁肋灼痛,面赤口苦口干,急躁易怒,尿黄,大便黏腻不爽,食少口腻,面色晦暗,或恶心欲呕,或咯吐多量黏稠痰。舌红苔黄腻,脉滑或结或弦促。

【病证分析】此证型多由湿邪侵袭人体,外湿多由气候潮湿,或涉水淋雨久居湿地所致。内湿则为暴饮暴食、损伤脾胃,不能布散水谷精微及运化水湿,致使湿浊内生,蕴酿成痰,痰湿聚集体内。或因缺乏运动导致脾胃运化呆滞,运化不及可聚湿致痰湿内生。湿为重浊黏滞之邪,往往起病缓慢,缠绵难愈;湿邪阻滞气机,清阳不升,在上则头重如裹,昏蒙眩晕;在中则胸脘痞闷,胃纳不香,口干苦,黄疸等;与热邪相合,湿热交困则发热,午后尤甚。热因湿阻而难解,湿受热蒸而使阳气更伤,阳气损伤,气化不利,易出现水湿浊秽的病症,如大便黏腻不爽,尿黄,妇女带下稠浊,舌苔垢腻等。各种病因导致脏腑气化功能失调,水湿停聚,聚湿成痰,痰湿内蕴而化热而生风,发为心悸、心颤不止;病机要点为"痰热互结,化风心悸"。

【治法】清热化痰,息风止悸。

【基本方】连蒌胆星汤加减。

黄连 6g	法半夏 9g	陈皮 9g	竹茹 12g
枳实 15g	胆南星 6g	茯苓 30g	羚羊角粉 0.3g^(分冲)
远志 9g	瓜蒌 15g	郁金 12g	石菖蒲 12g

【用药特色】该方是以二陈汤为基本方,陈皮、半夏、茯苓组成。具有燥湿化痰、理气和中的功效。剂名为"二陈",是因为方中陈皮和半夏以陈久者为良。二陈汤除了能燥湿化痰治标之外,还能健脾理气和中,除痰湿生化之源,方中半夏燥湿化痰、下气止咳;陈皮、茯苓入脾胃经,可理气化痰和中、健运脾胃。菖蒲配郁金,豁痰化湿开窍为臣药。佐以瓜蒌、胆南星、竹茹清热化痰,除烦止呕;枳实降气化痰而消痞,增强理气化痰之力为佐药;远志性味苦、辛、温,功专祛痰宁心,解郁安神。《滇南本草》曰:"远志养心血,镇惊,宁心,散痰涎。"配伍郁金为经典药对,可清热祛痰,宁心安神定悸。黄连,《神农本草经》中列为上品,味极苦、性寒,具有清热燥湿,泻火解毒之功。《本草纲目》指出黄连"可泻肝火,去心窍恶血,止惊悸。"羚羊角粉佐以黄连,能更好地清肝之郁热,热邪祛则阴阳平定而风自灭。

【加减化裁】心火亢盛重者,症见心中烦热,焦躁失眠,口舌糜烂疼痛,口渴,舌红绛,脉数者加炒栀子9g、知母9g配伍黄连6g以清心火;肾水不足重者,见头晕耳鸣、腰膝酸痛、失眠多梦、潮热盗汗、五心烦热、咽干颧红、齿松发脱、形体消瘦、小便短黄或大便干结、舌红少津、脉细数结代,加生地黄15g、山药15g,配伍山萸肉15g以滋补肾水。

3. 脾虚湿盛

【症状】心悸,胸闷气短,神倦嗜睡,朦胧昏昧感,面色萎黄,腹胀纳呆,四肢困重不温,食少口腻或恶心欲呕,或咯吐多量黏稠痰,大便溏泄或黏腻不爽。舌淡苔白腻,脉滑或结代。

【病证分析】脾为后天之本,脾的功能为主运化、主升清、主统血,运化水谷精微;维持各脏腑气血的充盈,四肢的强健,肌肉的养分等功能。当脾虚的时候运化功能降低,水液代谢失调,从而出现湿邪停留在体内,湿邪困阻于心络则导致心悸、胸闷,困阻于四肢导致肢体困倦、四肢不温、神倦乏力,困阻于肠胃则食欲不振、大便溏泄或黏腻不爽,面色萎黄等诸多不适,脾虚湿阻心络而生风,发为心悸、心颤不止;病机要点为"脾虚湿阻心络,化风心悸"。

【治法】健脾利湿,息风止悸。

【基本方】芪术化湿汤加减。

生黄芪 30g	党参 12g	炒白术 12g	法半夏 9g
苍术 15g	茯苓 30g	僵蚕 12g	生龙牡各 30g[先煎]
夜交藤 15g	陈皮 12g	泽泻 9g	

【用药特色】方中以黄芪为君,黄芪、白术、党参甘温之品补脾益气以生血,该方一是心脾同治,重点在脾,使脾旺则气血生化有源;二是注重健脾化痰,苍术、茯苓为臣药入脾胃经,可以理气化痰和中、健运脾胃;佐以半夏辛温化痰散结;生龙骨、生牡蛎与夜交藤等配为角药,镇惊安神、滋阴潜阳,缓解阴虚不能固敛阳气,虚火上扰之心烦、心悸、不寐等症。僵蚕一般是指由于感染白僵菌致死的家蚕幼虫干燥体,药性平和,味辛、咸,归肺、肝、胃经,具有息风止痉、化痰散结等功效,如前所述为风药,"凡风气之疾,皆能治之",此房颤的发作与"脾虚痰湿而生风"关系最为密切,因而僵蚕最能引领诸药直达病所。

【加减化裁】心肝火旺,症见心烦、口渴、不寐、五心烦热者,加牡丹皮 9g、桑白皮 15g 以清火泻热。气虚甚,症见心悸怔忡、精神萎靡、神思衰弱、反应迟钝、嗜睡、懒言声低者,加桂枝 12g、龙眼肉 6g 以温阳补气。

4. 脾肾阳虚,痰湿壅盛

【症状】心悸,伴胸闷,疲乏嗜睡,朦胧昏昧感,腹胀,体胖困重,形寒肢冷,食少口腻,或恶心欲呕,面色㿠白,腰膝酸软,腹中冷痛,五更泄泻或下利清谷;夜尿频多或小便余沥不尽,肢体浮肿。舌淡胖或边有齿痕,苔白腻,脉滑沉细无力或结代。

【病证分析】多由脾、肾久病耗气伤阳,或水邪久踞,导致肾阳虚衰不能温养脾阳,或脾阳久虚不能充养肾阳,终则脾肾阳气俱伤而成。《医宗必读·虚劳》说:"脾肾者,水为万物之元,土为万物之母,两脏安和,一身皆治,百疾不生。夫脾具土德,脾安则肾愈安也。肾兼水火,肾安则水不挟肝上泛而凌土湿,火能益土运行而化精微,故肾安则脾愈安也。"脾为后天之本,肾为先天之本。脾主运化水谷精微,须借助肾阳的温煦,肾脏精气亦有赖于水谷精微的不断补充与化生。脾与肾,后天与先天是相互资生、相互影响。脾肾阳虚,以致湿浊内停,甚至凝结成痰。痰湿阻滞心络而生风,发为心悸、心颤不止;病机要点为"脾肾阳虚,痰湿之邪阻遏心络,化风心悸"。

【治法】温阳化湿,息风定悸。

【基本方】参蟾振心汤合黄芪泻肺饮加减。

制附子 6g^(先煎)　　　红参 6g　　　　炒白术 12g　　　茯苓 30g

桂枝 9g　　　　　　桑白皮 15g　　　葶苈子 15g　　　僵蚕 12g

地龙 12g　　　　　蟾酥 0.05g^(分冲)　生黄芪 15g　　　生龙牡各 30g^(先煎)

【用药特色】附子与红参合用,二药是临床常用药对,如参附汤、附子理中丸等;二者合用温振心阳,再加上黄芪甘温之品益气生血,大补元气为君药。蟾酥,为蟾蜍科动物中华大蟾蜍或黑眶蟾蜍的耳后腺和皮肤腺体的干燥分泌物,味甘、辛,性温,有毒。内用可开窍通痹,为臣药,增强参附温振心阳的作用。苓、术、龙、牡皆为佐使。中焦脾为后天之本,为气血生化之源,饮食水谷之气在此化为心之气血,炒白术、茯苓健脾利湿,脾运健则阳气生;龙骨牡蛎,甘、涩、平。功能收敛阳气,涩精止汗,镇心安神。葶苈子强心阳泻肺水,与桑白皮皆可入肺经,泻脾肾阳虚所致水饮,地龙可清热定惊,利水平喘,同时镇静安神,再者可以通经活血对应"血不利则为水"之弊,是方中重要佐药。僵蚕如前所述取其与病气相投,可"和入诸药,使为乡道"。另外可配合地龙增加抗血栓的作用,亦为佐药。

【加减化裁】阳虚重者,可加细辛 3g 以温振心阳提高心率;气虚重者,见精神萎靡、懒言声低等可加黄芪 30g、肉桂 3g 以助红参大补元阳;阳虚血瘀,症见阳气亏损,瘀血阻滞,畏寒肢凉,肢体麻木,或痿废不用,或局部固定刺痛者,加醋乳香 9g、醋没药 9g 温阳活血止痛。

5. 痰瘀互结,郁久化热

【症状】心悸,胸闷痛,痰多气短,伴有倦怠乏力,纳呆便溏,口黏,恶心,面赤气粗,口干口苦,吐痰色黄,烦躁不寐,急躁易怒,尿赤便秘。舌质淡紫或紫黯,苔黄腻,脉滑数、结代。

【病证分析】心与脾胃有脉络相通,两者互相影响。过食肥甘冷饮,嗜好烟酒,脾虚不运,湿滞不化,酿生痰浊,湿浊阻于胸中,留于心脉;津液凝聚为痰,痰浊停滞于心脉,痹阻脉络,心血运行不畅,积蓄而为瘀血;痰瘀互结心脉瘀阻而成病。所谓由津血同源而导致痰瘀互结,痰瘀互结,浊痰日久,郁而化热。痰瘀郁结于心络化热而生风,发为心悸、心颤不止;病机要点为"痰瘀郁结于心络,化热生风心悸"。

【治法】化痰活血,清热息风。

【基本方】礞石通脉汤加减。

醋乳香 10g　　　　醋没药 10g　　　丹参 15g　　　　黄连 6g

三七粉 3g^(分冲)　　青礞石 15g^(先煎)　竹茹 10g　　　　茯苓 30g

浙贝 12g　　　　　鸡血藤 15g　　　远志 9g　　　　僵蚕 12g

【用药特色】丹参为君药,味苦,性微寒,归心、心包、肝经,能活血祛瘀止痛,凉血除烦安神,一味丹参功同四物,祛瘀生新而不伤正。三七、乳香、没药组成活血逐瘀角药；三七味甘、微苦，性温，归肝、胃经，能化瘀止血，活血定痛，其为治瘀血诸证之佳品，止血不留瘀，化瘀不伤正。乳香味辛、苦，性温，归心、肝、脾经，能活血行气止痛，其辛散走窜，味苦涌泄，既入血分又入气分，能行血中之气滞，内能宣通脏腑气血，外能透达经络，可用于一切气滞血瘀之证。没药味辛、苦，性平，归心、肝、脾经，能活血行气止痛，常与乳香相须使用，偏于散血化瘀。三药合用，使气血通达，祛瘀而不伤正。青礞石味咸，性平，归肺、肝经，能坠痰下气，平肝镇惊，其质重性烈，功专坠降，味咸软坚，善消痰化气，以治顽痰、老痰胶固之证。浙贝母味苦，性寒，归肺、心经，能清热化痰，散结消痈。僵蚕、味咸、辛，性平，归肝、肺、胃经，能息风止痉，祛风止痛，化痰散结，对惊风、癫痫而夹痰者尤宜。三药相须为用，增强化痰散结之功，常用治痰迷心窍证；茯苓利水渗湿，健脾宁心，善渗泄水湿使湿无所聚，痰无由生，佐以竹茹清热化痰，除烦止呕。远志、鸡血藤，能养心血，镇惊，宁心。

【加减化裁】 伴有惊悸、失眠、噩梦或梦魇者，加生龙骨 30g^(先煎)、生牡蛎 30g^(先煎)、琥珀粉 3g^(分冲)以安神定志。善太息，两肋痛，口苦，肝郁气滞者，加用柴胡 12g、甘松 12g、佛手 9g 以疏肝行气。

五、验案精选

宋某某，男，45 岁，2017 年 12 月 12 日初诊。

【病史】 因"心慌伴乏力半年"来诊。患者于 2017 年 5 月劳累后出现心慌，伴有乏力汗出，四肢困倦，嗜睡夜间易醒，夜间睡觉打鼾，咽部堵塞感或异物感，腹胀，食少口腻，面色晦暗，苔白腻，脉弦滑、促。冠脉 CTA：冠状动脉粥样硬化，未见明显狭窄；心脏彩超提示 LA38mm，LV45mm，LVEF55%；既往：高血压病史，口服缬沙坦氨氯地平 80mg qd，血压控制在 140~150/80~90mmHg；查体：形体肥胖，BP140/80mmHg，心率 86 次/min，律齐，各瓣膜听诊区未闻及杂音，双肺(-)，双下肢无水肿。中医望、闻、切诊：神色可，体态肥胖，语声乏力，气息略粗，舌胖，苔白腻，脉弦滑、促。辅助检查：生化示：胆固醇 6.2mmol/L、LDLC3.5mmol/L、甘油三酯 2.1mmol/L；24 小时动态心电图：阵发心房颤动，总心搏数 99 865 次，平均心率 87bpm。睡眠呼吸监测报告：AHI 指数：22.1，最低氧饱和度：78%；夜间最长低通气时间 1 分 26 秒；符合睡眠呼吸暂停 - 低通气综合征（阻塞型中度）。

【西医诊断】 ①心律失常　阵发性房颤　心功能Ⅰ级（NYHA）；②睡眠呼吸暂停 - 低通气综合征（阻塞型中度）；③高血压 2 级；④高脂血症。

【中医诊断】 心悸。

【辨证分型】 痰阻气滞，心脉不通。

【治法】 理气豁痰，息风止悸。

【方药】疏肝柔脉汤合化痰散结方加减。

法半夏 9g	厚朴 9g	僵蚕 12g	昆布 10g
海藻 10g	茯苓 15g	白芍 12g	鸡血藤 15g
合欢皮 12g	柴胡 10g	枳壳 12g	代代花 9g
生龙牡各 30g^(先煎)			

14 剂,水煎服,日 1 剂,分两次服。

二诊:患者经治疗后心慌减轻,房颤发作次数明显减少,乏力汗出改善,四肢困倦,咽部堵塞感或异物感及腹胀缓解。舌质淡紫或紫黯,苔黄腻,脉滑。结合四诊,考虑患者目前气滞缓解、痰湿仍存,但瘀血内生;证属"痰瘀互结,郁久化热证",病位在心、脾、肺,病性为虚实夹杂。治法:化痰活血,清热息风,方用礞石通脉汤加减。

醋乳香 10g	醋没药 10g	丹参 15g	黄连 6g
三七粉 3g^(分冲)	青礞石 15g^(先煎)	竹茹 10g	茯苓 30g
浙贝 12g	鸡血藤 15g	远志 9g	僵蚕 12g

14 剂,水煎服,日 1 剂,分两次服。

经服中药配合持续气道正压通气(CPAP)治疗后心率维持在 70~75 次/min,血压 120/80mmHg,无明显心慌,乏力、汗出症状改善,门诊随访良好。

【按语】患者素体肥胖,嗜食肥甘厚味再加上平素喜好饮酒,损伤脾胃,使脾失健运,以致湿浊内停,甚至凝结成痰。痰浊阻滞之后,又会进一步影响气血的正常运行,形成气机郁滞,气、痰互相搏结,积聚留着不去导致脏腑失和,气机运行不畅,痰浊内生,气滞痰凝;中州失运、华盖不布,痰阻气滞,湿浊凝聚于心脉而生风,发为心悸、心颤不止;所谓痰指"痰浊",是人体津液不归正途的病理产物;瘀指"瘀血",是人体血运不畅或离经之血着而不去的病理表征。《黄帝内经》对痰瘀相关的理论和治疗已有论述。在生理上,阐明了津血同源的相互关系。如《灵枢·痈疽》:"津液和调,变化而赤为血"。《灵枢·邪客》说:"营气者,泌其津液,注之于脉,化以为血,以荣四末,内注五脏六腑。"在病理上,也体现了痰浊瘀血的相关性。《灵枢·百病始生》云:"凝血蕴里而不散,津液涩渗,著而不去,而积皆成矣。"津血同源而导致痰瘀互结,痰瘀互结,浊痰日久,郁而化热。痰瘀互结心脉瘀阻而成病。

第九节　高尿酸血症合并房颤

一、概述

尿酸是人类嘌呤化合物的终末代谢产物,嘌呤代谢紊乱导致高尿酸血症。

多项研究发现血清尿酸浓度的增加与永久性心房颤动存在正相关,且阵发性心房颤动的发生率与尿酸水平存在显著的浓度依赖性。更有研究发现,高尿酸血症患者心脏手术后发生心房颤动风险增加,其中血尿酸水平≥655mg/L预测房颤发生的敏感性为91.4%,特异性为84.2%。此外,研究证实高血压、心力衰竭、血液透析、缺血性心肌病、睡眠呼吸暂停综合征及2型糖尿病等临床病理状态下,高尿酸血症与心房颤动也存在关系。高尿酸血症导致左房体积增大,参与左房重构,可能是尿酸参与心房颤动发生的病理学基础。一些研究发现高尿酸血症与血管内皮功能障碍、氧化应激、全身炎症反应、胰岛素抵抗等相关,上述病理改变可导致左心房扩大和心房纤维化,促进房颤的发生。

二、病机要点

中医学历代文献中无高尿酸血症这个病名,到金元时期才有痛风这个病名,而痛风的症状和病因病机,最早的出现可以追溯到《黄帝内经》。中医学认为痛风的发病多和"湿"邪有关,病机关键在湿,多夹痰热瘀,也与脾虚肾亏有关。笔者认为,高尿酸血症房颤与湿、痰、瘀、浊、毒关系密切。湿痰瘀浊毒等病理产物直接或间接导致痛风发作,可见这与尿酸升高、尿酸结晶沉积组织发为痛风的机制相类似,同时这些病理产物可损伤心房肌,导致心房结构重构及电重构引起房颤的发生。同时笔者认为血尿酸与中医上的"伏毒"概念关系密切。"伏毒"是在疾病进展过程中,多种因素导致机体正气亏虚,化毒无力,毒邪蕴结体内,不能及时排出,遇诱因而致病的病理产物。而因为尿酸排出不及时引起尿酸升高并引起心房肌损坏导致房颤这一病理过程看,在一定程度上可以说高尿酸房颤属于"伏毒"的范畴。

三、治疗总纲:清热祛湿,泄浊解毒

湿、痰、瘀、浊、毒是本病发生发展的病机关键。"血气不和,百病乃变化而生",湿热搏结、浊毒内蕴、心肾阳虚交接贯穿了整个疾病的始终,故治疗以清热祛湿,泄浊解毒为主。疾病初期于清热利湿、清热解毒药基础上加以息风安神之品;中期因热毒耗伤阴血,可加用养阴清热之品;而伏毒藏匿于体内,传脏传腑,后期可致使心肾虚损,治疗宜温阳利水,祛风定悸;"有诸内者,必形诸外",若患者存在关节红肿疼痛等痹症表现,治疗时应注重清热祛湿,并加用祛风通络之品。

四、辨证论治

1. 湿热内蕴,瘀毒伤心

【症状】心悸胸闷,面色黯黄,午后潮热,日久不愈,关节红肿,口干不欲饮,胸脘满闷,或见黄疸、小便频数短涩、尿赤、大便干结或黏腻。舌质红,苔黄厚腻,脉滑数。

【病证分析】湿热内蕴是高尿酸合并房颤的基本病理因素,先天禀赋不足,如正气虚弱、脾肾亏虚,再加上多变的气候、湿冷的环境、不加节制地摄入饮食等,致使机体御敌无力,风寒湿邪乘虚而入,留滞于血脉,则心气郁结,心悸胸闷,留滞肌肤骨节,闭阻局部气血,脉络不通,不通则痛,而发为痛风。

【治法】清热利湿,解毒定悸。

【基本方】元苓四妙定悸汤。

苍术 15g	生苡仁 30g	茯苓 30g	伸筋草 12g
绵萆薢 15g	怀牛膝 12g	僵蚕 12g	黄柏 12g
延胡索 12g	蜈蚣 6g		

【用药特色】笔者认为高尿酸血症合并房颤初期患者表现以湿热内蕴最为典型,故方中以四妙为核心清热利湿。黄柏苦寒,取其寒以胜热,苦以燥湿,且善除下焦之湿热。苍术苦温,健脾燥湿除痹,共为君药。茯苓归心、肺、脾、肾经,是治疗水气凌心心悸的专病专药,《本草纲目》认为"茯苓气味淡而渗,其性上行,生津液,开腠理,滋水源而下降,利小便",张洁古谓其属阳,浮而升,言其性也;东垣谓其为阳中之阴,降而下,言其功也。是通阳化气,发汗解表的要药,上能"开鬼门",下能"洁净府"。牛膝活血通经络,补肝肾,强筋骨,且引药直达下焦,为佐药。萆薢乃利湿祛浊,祛风除痹的要药。现代药理研究,萆薢分清饮有明确降尿酸作用。《本草纲目》云:延胡索,能行血中气滞,气中血滞,故专治一身上下诸痛,用之中的,妙不可言。《本草经疏》云:延胡索,温则能和畅,和畅则气行;辛则能润而走散,走散则血活。现代药理研究发现延胡索除了有很强的镇痛作用外,其有明确的预防房颤发作的药理作用。伸筋草有祛风除湿,舒筋活络的功效,配合元胡有上佳的通络止痛的作用,对尿酸升高引发的痛风作用显著。蜈蚣、僵蚕这类"风药"药物的使用在本方中是笔者治疗高尿酸房颤的一对特色用药,蜈蚣为陆生节肢动物,味辛性温,归肝经,功能息风镇痉,通络止痛,攻毒散结。《本草从新》认为其"善走能散",属于"风药",能活血通络散结,息风定悸止颤。

【加减用药】痰盛者,症见脘闷作恶,喉间痰鸣,意识模糊,语言不清,甚至不省人事。舌苔白腻,脉滑结代,加青礞石 15g^(先煎)、浙贝母 15g、僵蚕 12g 以增化痰散结开窍之力;热盛者,症见惊悸失眠,身热面赤,心烦口渴,尿黄便结,或神志狂乱,或喉痹,音哑,舌质红,苔黄腻,脉滑数结代,加炒栀子 12g、知母 9g,与黄连为伍则清火更强。心神不安,症见心中烦躁,精神不安,失眠多梦,加生龙骨 30g^(先煎)、生牡蛎 30g^(先煎)、琥珀粉 3g^(分冲) 以镇心安神。

2. 热毒伤阴,湿热内蕴

【症状】心悸心烦,身重疲乏,神志昏沉,胸脘痞满,不思饮食,四肢关节红肿热痛,五心烦热,自汗盗汗,大便黏腻不爽,小便不利或黄赤。舌红绛而干,苔黄少津,脉细数。

【病证分析】湿热内蕴日久,湿气最易阻碍气机,气机郁结则热更盛,酝酿成毒,而为热毒。热毒最易煎熬阴血,出现热盛阴亏之局面。热盛则易生风,内风扰动心君则心悸发作,心阴耗伤则心悸频频。心为火脏,最易被湿邪阻碍气机,故而心气不畅,心血血耗伤,加之内风扰动,最终导致心悸频频而不止也。

【治法】清热解毒,祛湿定悸。

【基本方】连苍定悸汤。

黄连 6g	苍术 15g	生苡仁 30g	茯苓 30g
延胡索 12g	蜈蚣 6g	玄参 15g	僵蚕 12g
醋鳖甲 12g	威灵仙 15g		

【用药特色】该方特色是以苍术燥湿健脾,薏苡仁、茯苓淡渗利湿,黄连清热解毒,四药合用则热清湿祛。延胡索,能行血中气滞,气中血滞,最善开通心气。僵蚕、蜈蚣两味如前所述为风药,"凡风气之疾,皆能治之,盖借其气以相感也。"因房颤的发作与"风"关系最为直接,因而僵蚕、蜈蚣最能引领诸药直达病所。威灵仙味辛、咸,性温,可祛风湿,通经络,为治风湿痹阻关节的要药。鳖甲味咸,性微寒,可滋阴潜阳,退热除蒸,软坚散结,主治热毒内蕴,关节红肿热痛。

【加减用药】心阴不足,症见口干、眼干、怔忡气短者,可加太子参 15g、麦冬 12g、五味子 9g 滋补心阴;肝血不足,症见面色萎黄、口干、眼花、耳鸣、肢颤,女子月经量少者,可加生地黄 15g、当归 12g、山萸肉 12g 以滋养肝血;心肝火旺偏实者,症见心悸、心烦、大便闭结、小便色黄短少,可加黄连 6g、炒栀子 12g,以清热;心肝火旺偏虚者,症见心烦、口渴、不寐、五心烦热者,可加牡丹皮 12g、桑白皮 15g 以退虚热。

3. 心肾阳虚,湿瘀毒蕴

【症状】心悸怔忡,形寒肢冷,肢体或面部浮肿,四肢关节冷痛,肢体拘急,甚则关节肿大。神疲乏力,腰膝酸冷,唇甲青紫,小便不利,大便溏稀。舌淡紫,苔白滑,脉弱结代。

【病证分析】尿酸升高日久,久病及肾,临床出现高尿酸血症肾病。肾主气化,肾阳不足,气化不利,水饮凌心,则心阳被抑,肾阳为全身阳气之本,肾阳不足则心阳亦虚,心肾阳虚失于温煦,气化不足,则水饮凌心,久则湿瘀毒蕴,留于关节则关节肿大冷痛,屈伸不利。留于心脏则心阳被抑,则心悸怔忡,引起高尿酸血症房颤的持续发生。

【治法】温阳利水,安神定悸。

【基本方】温肾解毒汤。

制附子 9g^(先煎)	干姜 6g	茯苓 30g	萆薢 15g
僵蚕 12g	全蝎 6g	蝉蜕 12g	葎草 12g
鸡血藤 15g	夜交藤 15g		

【用药特色】笔者治疗高尿酸血症房颤,仍以辨病辨证相结合,治疗合并病的同时更是注重房颤的治疗,风药的使用贯穿终始,方中僵蚕、全蝎、蝉蜕为治疗房颤的重要"风药"。僵蚕、蝉蜕为"升降散"中的双升。僵蚕,味咸、辛、平,微温,无毒,入心、肝、脾、肺、胃经,辛平气轻且浮而升阳,出以从化,具清热解郁、活络通经、祛风开搏、化痰散结、解毒定惊之功。蝉蜕,咸甘、寒、无毒,气轻平,入肝、脾、肺三经,性寒气轻善于宣肺开窍、散热透疹、定惊解痛。全蝎专入肝经,味辛而甘,气温有毒,色青属木,故专入肝祛风。而同时,祛风定悸止颤的同时亦不忘合并病的辨证施治。故以附子、干姜温补肾阳,茯苓、萆薢、葎草化湿利水解毒;鸡血藤、夜交藤养血安神,活血止痛。

【加减用药】阳虚重者,症见畏寒喜暖、四肢逆冷、心率缓慢者,可加细辛3g 以温振心阳、提高心率;气虚重者,症见精神萎靡、神思衰弱、反应迟钝、迷蒙多睡、懒言声低等可加黄芪 30g、肉桂 3g 以大补心阳;阳虚血瘀,阳气亏损,瘀血阻滞者,症见畏寒肢凉、肢体麻木,或痿废不用,或局部固定刺痛,舌淡胖或有瘀点、瘀斑,脉沉迟而涩结代,加醋乳香 12g、醋没药 12g 温阳活血止痛。

五、验案精选

丁某,男,81 岁,2021 年 9 月 7 日初诊。

【病史】心慌 3 个月余。患者 3 个月前自觉心慌明显,就诊社区医院,行 24 小时动态心电图示:房颤心搏 82 254 次,占总心搏 78%,交界性逸搏 1次,未予重视。2021 年 6 月 22 日,就诊于某三甲西医院,24 小时动态心电图示:平均窦性心律 69 次 /min,最快 101 次 /min,最慢 38 次 /min,总搏 55 623次,房性早搏 425 个,室性早搏 1 个,房颤 67 阵,总时长 54:44:33,房颤负荷44.5%,阜外医院建议射频消融术治疗,患者拒绝,后于北京中医医院进行中药治疗,效果不佳。来诊症见:心慌,伴头晕乏力,口干,纳眠差,小便少黄,大便干,2 日一行。舌黯红胖大,边有齿痕,苔黄腻,脉弦滑缓。既往有高血压病史 10 余年(血压最高达 175/105mmHg)。目前口服氯沙坦钾 50mg 1 次 /d、美托洛尔 25mg 2 次 /d、硫酸氢氯吡格雷 75mg 1 次 /d。辅助检查:2021 年 6 月 9日阜外医院查生化:ALT:8IU/L,UA:522.9μmol/L,HCY:26.79μmol/L;心电图:HR 64 次 /min,Ⅰ度房室传导阻滞;心脏彩超:左房扩大;三尖瓣少量反流;

轻度肺动脉高压;胸部及血管未见明显异常。长期嗜烟酒。

【**西医诊断**】心律失常、阵发性房颤、频发房性期前收缩、Ⅰ度房室传导阻滞;高血压 2 级(极高危);高尿酸血症。

【**中医诊断**】心悸。

【**辨证分型**】湿热内蕴,瘀毒伤心。

【**治法**】清热利湿,解毒定悸。

【**方药**】元苓四妙定悸汤加减。

苍术 12g	生苡仁 30g	茯苓 30g	伸筋草 12g
绵萆薢 15g	怀牛膝 12g	僵蚕 12g	黄柏 12g
延胡索 12g	蜈蚣 6g	泽泻 15g	地骨皮 30g

7 剂,水煎服,日 1 剂,分两次服。

二诊:患者服上方后心慌次数明显减少,心慌程度亦大为减轻,头晕改善明显。仍觉口干,眠差,梦多眠浅,二便调。苔薄黄,脉弦滑。根据舌脉病变,考虑湿热未尽,故调整方药如下:黄连 6g,法半夏 9g,炒白术 12g,珍珠母 15g^(先煎),决明子 12g,茯苓 30g,地骨皮 30g,桑白皮 30g,天麻 12g,玉米须 15g,延胡索 12g,萆薢 15g。继服 14 剂。

三诊:患者服上方后,心悸未有发作,乏力、口干、睡眠等症状得到改善。考虑湿热已除,病愈七分,后期仍需坚持服药,随症治之。

【**按语**】患者老年男性,阵发性房颤、频发房性期前收缩、Ⅰ度房室传导阻滞、高血压 2 级(极高危),还伴有高尿酸血症。临床初期以实证为主。患者平素嗜烟酒,湿热内生,湿热蒙蔽清窍则见头晕,湿热中阻脾胃,津液不能上承,则见口干,苔黄腻。中医考虑湿热内蕴,故法以清热利湿为主,黄柏苦寒,燥湿,尤其除下焦之湿热。苍术苦温,配合黄柏,健脾燥湿。茯苓淡渗利湿不伤阴。牛膝活血,补肝肾,强筋骨。萆薢利湿去浊,降尿酸。伸筋草祛风除湿,舒筋活络。蜈蚣、僵蚕活血通络散结,息风定悸止颤,亦可镇惊安神。患者长期嗜烟酒,损伤脾胃,滋生痰湿,日久郁而化热,痰热盛极动风,发为心悸。二诊时湿热征象仍明显,故用黄连、玉米须等清除湿热,使得邪从小便走,同时降尿酸。因患者年事已高,患病疗程较长,故方药应随病情变化调整并坚持巩固疗效,祛邪与固本兼顾,方是良策。

第十节　甲亢源性房颤

一、概述

甲状腺功能亢进简称甲亢,是指甲状腺腺体本身功能亢进,合成和分泌的甲状腺激素增加所导致的甲状腺毒症。随着人们生活压力的不断增大，甲亢的发病率呈现逐年升高趋势。血清甲状腺激素持续处于较高状态可作用于机体各个组织，其中心脏是甲状腺激素的敏感靶器官，当甲状腺激素作用于心脏时可引起甲亢性心脏病，可导致心肌细胞肥大、心肌纤维化、耗氧增加等一系列变化，使心脏结构、功能改变引起心脏重构，从而引起心律失常等症状。而甲状腺激素所致心律失常对心房有优先选择性，可诱发房颤的发生。研究显示房颤是甲亢最常见的心脏并发症，其患病率在甲亢患者中达 10%~20%。目前临床上针对甲亢源性房颤主要采用抗甲状腺药物联合 β 受体阻滞剂的单纯西药治疗方案，随着临床应用不断增多，人们认识到抗心律失常药物也可导致心律失常。因此寻求更加安全有效的治疗措施十分必要。中医药在此问题上可以发挥一定的作用。

二、病机要点

笔者认为，甲状腺所处位置，为肝、肾经所交会之所，甲状腺功能亢进所致房颤病机要点首先为肝失条达、气机郁滞，导致形成气滞、肝郁、痰瘀、郁热等病理状态。气能生血亦能行血，气机不畅则血液运行不通，导致血瘀；络脉瘀阻，易凝结成痰。加之肝郁乘脾，脾气受损，不能运化水湿，导致聚湿而痰生，日久痰瘀互结，形成恶性循环。痰瘀之邪久而郁积化热，故而瘀热为甲亢源性房颤重要病理环节。笔者认为房颤的发生，心之脏腑功能受损为根本，故而其病机关键仍不离本虚标实。

三、治疗总纲

该病的发生与情志、饮食失节等因素关系密切；甲亢源性房颤的发生，青壮年居多，该人群发为此病者，多为平素事务纷扰，肝气太盛，易怒伤肝，肝喜条达恶抑郁，情志的不调导致肝体受损，进一步加重气机的不畅，故而导致气滞。故"疏肝理气"为该类型房颤治疗的重要治则。针对在该类房颤过程中伴随的痰瘀，应活血化痰；瘀热应养阴活血清热。笔者认为，房颤的发生，心之脏器功能不足，故在分证论治过程中，兼顾心之气血阴阳的协调尤为重要。

四、辨证论治

1. 气滞痰阻

【症状】心悸，气短，胸胁胀满或伴疼痛，胸闷，痰多，眩晕、心烦、易怒，或精神抑郁、纳差，或伴有咽中如有物梗塞，吞之不下，咯之不出。舌红苔黄或伴有苔腻，脉弦滑或结代。

【病证分析】气机郁滞、肝气不舒，则胸胁胀满，不通则痛；痰邪阻滞，则痰多;痰随气逆,循经上行,搏结于咽喉,可出现咽如有异物,吐之不出,吞之不下。气滞痰阻,心脉不通,故见心悸、气短、胁肋胀痛或胸痛症状。舌脉所见均为气滞痰阻之象。

【治法】疏肝理气,化痰解郁。

【基本方】疏肝柔脉汤合半夏厚朴汤加减。

法半夏 9g	厚朴 9g	僵蚕 12g	昆布 10g
海藻 10g	生龙骨 30g^(先煎)	生牡蛎 30g^(先煎)	茯苓 15g
白芍 12g	鸡血藤 15g	合欢皮 10g	柴胡 9g

【用药特色】甲亢所致房颤,首先明确甲状腺功能亢进这一上游因素,从源头着力于患者诸多症状的改善。方中半夏、厚朴、茯苓取半夏厚朴汤之方意,以开郁化痰。方中昆布、海藻、牡蛎乃散结常用药物,针对甲状腺本身疾病,针对性调节。生龙骨重镇安神,防止肝失条达,引动肝风;合欢皮乃解郁安神之品。肝为刚脏,喜条达、恶抑郁、喜柔润,勿攻伐,故予柴胡、白芍平和之品疏肝气、柔肝阴。

【加减化裁】肝郁明显、郁郁寡欢者,可加合欢花 15g、佛手 12g 以疏肝理气。纳差明显者,可加生麦芽 12g、炒神曲 9g 以健脾助运。失眠多梦者,可加炒酸枣仁 30g、首乌藤 15g 以养心安神。

2. 肝气郁结,痰火郁结

【症状】心慌、胸闷,可伴有面部灼热,或伴眼睛干涩突出,多食易饥消瘦,咽干不欲饮水,汗出,烦躁易怒,可伴腰膝酸软,眠差多梦,尿少色黄,大便秘结。舌红苔少或黄腻苔,脉结代或促,弦滑。

【病证分析】该类患者平素肝失条达,气机郁滞,郁久化火,肝火上炎;肝气太盛,木旺克土,致脾气虚损,脾之运化水湿功能受阻,导致水液代谢输布不利,日久聚而为痰,导致痰气交阻。实邪久居体内,日久化热,终致气郁痰火之证。邪实久则致虚,心脉失养故心慌、胸闷;火邪上炎故而面部灼热、汗出;火邪耗伤阴津,不能上润两目,故而眼干涩;火邪内耗真阴,故多食易饥消瘦;火邪上扰心神则眠差多梦。舌红、苔少或黄腻苔,脉结代或促,弦滑,均为气郁痰火之象。

【治法】疏肝解郁,清火化痰。

【基本方】疏肝柔脉汤合清火化痰方加减。

柴胡 10g	枳壳 12g	白芍 15g	黄芩 10g
合欢皮 10g	厚朴 12g	生龙骨 30g^(先煎)	生牡蛎 30g^(先煎)
僵蚕 12g	远志 9g	法半夏 9g	郁金 12g

【用药特色】方中柴胡、枳壳疏肝理气,白芍柔肝,郁金,辛、苦、寒,功效行气解郁,清心凉血,活血止痛,笔者认为,对于因情志所致脏气疾病,郁金为行

气解郁之妙药,在该病证中尤为适宜。合欢皮,《神农本草经》云:主安五脏,和心志,令人欢乐无忧。这两味药的配伍,体现出在甲亢源性房颤治疗中切中病因病机,是针对房颤上游因素的干预。方中厚朴,理中焦之气机,行气同时固护后天之本,助脾之健运,从而有助于痰邪的祛除。龙骨、牡蛎散结、重镇安神。僵蚕平肝潜阳;远志归心、肾、肺经,化痰开窍,半夏化痰降气;黄芩清上焦之热邪。全方共奏行气开郁化痰清火之效。

【加减化裁】眼睛干涩严重者可加蔓荆子9g、夏枯草15g以清肝明目。失眠重者可加茯神15g、灵芝10g以养心安神。便秘重者可加决明子10g、火麻仁15g以润肠通腑。心火上炎者,可加黄连6g、炒栀子10g以清心泻热。心烦难安者可加炒栀子10g、淡豆豉10g,取栀子豉汤,以清热除烦,另加生地黄15g以滋阴津除烦热。

3. 痰瘀互结

【症状】心悸、怔忡,气短、胸闷,心胸刺痛、入夜尤甚,痰多,眩晕。舌质红黯淡或紫黯或伴有瘀斑,苔白腻,脉细促、弦、涩、滑。

【病证分析】肝脾脏气受损日久,气机阻滞日久,导致津液输布不利,成形痰湿,导致实邪阻滞脉络,脉络不通,导致血液运行不畅,故而产生血瘀;久而出现痰瘀互结为主的证候。瘀血阻滞,心系脉络不通,久而失养,加之胸胁之清旷之地受侵,故而出现心悸、怔忡、气短、胸闷;痰邪上扰清窍,故眩晕。心胸部刺痛、入夜尤甚为瘀血之象。

【治法】化痰活血,息风定悸。

【基本方】礞石通脉汤加减。

醋乳香10g	醋没药10g	僵蚕12g	蝉衣12g
法半夏9g	全瓜蒌15g	浙贝母12g	生龙骨30g^(先煎)
生牡蛎30g^(先煎)	丹参15g	鸡血藤15g	

【用药特色】针对该证候患者血瘀的特点,笔者善用乳香、没药来化瘀。乳香入心、肝、脾经,辛香走窜;没药亦入心、肝、脾经,味辛苦、性平。两药相合,以活血止痛、散瘀之力尤峻。僵蚕、蝉衣平肝潜阳息风。半夏燥湿化痰,降逆止呕,消痞散结;瓜蒌清热涤痰,宽胸散结;浙贝母,清热化痰,散结解毒。三药相合,针对上游致病因素,契合病机,改善症状;龙骨、牡蛎旨在软坚化痰散结,镇静安神;丹参、鸡血藤活血化瘀通络。中药处方用药不在多,而在精准,针对不同病、不同证、不同症,精准把握、切中要点。该方考虑到上游之致病因素,下游之受累脏气,体现中医辨证处方之精妙。

【加减化裁】眩晕明显可加泽泻15g、炒白术15g以止眩晕;胸闷明显可加薤白12g、枳壳9g以宽胸理气;便秘者可加瓜蒌至30g以润肠通便;痰浊阻窍可加石菖蒲9g、远志9g以化痰醒神开窍。

4. 阴虚火旺

【症状】心悸、胸闷、咽干口燥,烘热火升,心烦易怒,或夜寐多梦,小便短赤,或头痛,面红,目干涩痛,口渴喜饮,大便干结。舌质红少苔,脉弦细、促。

【病证分析】疾病迁延日久,耗气伤阴,阴虚不能制火,虚热内生。故表现为咽干口燥,烘热火升。阴虚不能制约亢阳,虚火上扰心胸,故心悸、胸闷、心烦易怒;热扰心神,阳不入阴,故夜寐多梦。阴虚津液匮乏,加之虚火灼津,清窍失养,故目干涩痛。

【治法】滋阴降火,宁神定悸。

【基本方】甲枣宁脉汤加减。

当归 12g	生地黄 10g	黄连 6g	醋龟板 10g（先煎）
醋鳖甲 12g（先煎）	地骨皮 15g	郁金 12g	怀牛膝 12g
僵蚕 12g	炒酸枣仁 30g	百合 12g	

【用药特色】该型病症以阴虚为主,故方中生地黄滋阴清热。阴虚则津液缺乏,血行黏滞,易血瘀,故当归以养血活血。二药合用益阴血、生津液、化瘀血。黄连清热泻火,降上炎之虚火浮阳。龟板滋阴潜阳,制约阴虚阳亢,鳖甲滋阴潜阳,软坚散结,退热除蒸。郁金,性苦寒,理气活血,怀牛膝引血下行。僵蚕息风止悸。酸枣仁、百合酸甘化阴。全方共奏滋阴清火,潜阳息风之功。笔者认为,针对阴虚为主的病机,全方应着重滋阴,滋阴药物的选择方面应全面兼顾,针对疾病的特点,如龟板、鳖甲,取三甲复脉汤之意。百合,味甘性寒,滋肺阴,制约上焦之浮火。笔者认为,此方选用郁金行气,该药性苦寒,避免了寻常理气药物之辛燥。

【加减化裁】血瘀者,加丹参 15g、红花 10g 以增强活血化瘀之力。火旺者可予栀子 10g、决明子 10g、黄芩 10g 以清热泻火。阴虚者可加生地黄至 30g、石斛 12g、麦冬 12g 以养阴。口渴重者可加天花粉 20g 以生津止渴。口苦明显可加茵陈 15g 清泻胆火。

5. 脾肾阳虚

【症状】心慌、胸闷、怔忡,肢体水肿,形寒肢冷,呃逆,眩晕,面色㿠白、晦暗,纳呆腹胀,唇甲色淡,小便清长,大便溏薄。舌质黯淡,苔白或水滑,脉沉细结、代。

【病证分析】该证候为脾肾之阳气虚衰,为房颤发展终末期阶段,病情往往较重,合并症居多;甚至出现缓慢性心律失常。阳气虚衰,气化不行,水道不利,水液代谢失常,积聚为饮,泛溢肌肤而为水肿。肾之命门火衰,精亏不能生血上奉于心,火衰水液运化不利加剧。阳虚不能温煦,故而形寒肢冷。

【治法】温补脾肾,潜阳定悸。

【基本方】二仙汤加减。

淫羊藿 12g	仙茅 12g	巴戟天 12g	知母 12g
黄柏 10g	当归 12g	生龙骨 30g^(先煎)	生牡蛎 30g^(先煎)
郁金 12g	珍珠母 15g^(先煎)		

【用药特色】方中淫羊藿、巴戟天具有补肾壮阳之功。仙茅归肾、脾、肝经，具有温脾肾阳气之作用。壮阳之药不免燥热，容易伤及阴液，故予知母、黄柏，滋阴清热。生龙骨甘、涩、平，归心、肝、肾经，用以安神潜阳，收敛固涩；生牡蛎敛阴，潜阳，止汗，涩精，化痰，软坚；两药相合共同收敛浮阳，涩阴固本。郁金、珍珠母具开郁、平肝之能。全方寒热协调，药精而力专。笔者认为，对于疾病的诊治不能单纯只看到病本身，中医辨证尤其重要，勿以为甲亢类疾病就该禁用温阳药。当疾病发展到一定的病理阶段，经过精准辨证，有针对性地用药，才可获效。笔者认为，在用药的同时注重药物之间的制衡权变，才能发挥中医药最佳效力。

【加减化裁】阳虚肢冷甚者加制附子 6g^(先煎)、肉桂 3g 以温阳祛寒。水肿甚者可加桂枝 12g、茯苓 15g 以通阳利水。眩晕明显者加炒白术 15g、泽泻 30g，取泽泻汤之方以止眩。

五、验案精选

宋某某，女，61 岁，2021 年 4 月 18 日初诊。

【病史】8 年前无明显诱因出现心慌胸闷至阜外医院就诊，诊断为"阵发性房颤"，予酒石酸美托洛尔片（倍他乐克）、阿司匹林，心率波动在 50~120 次/min，症状缓解，病情平稳。2020 年 10 月因右侧肢体活动不利至宣武医院就诊，考虑"脑血管病"，予利伐沙班治疗。2020 年 12 月至阜外医院行射频消融，术后症状不缓解。来诊症见：胸闷心慌频率次数，持续时间较前增加，乏力，双下肢水肿。既往甲亢病史 1 年。查体：双肺未见明显异常，心率 72 次/min，律齐，心音可，杂音（−）。舌红黯胖大，苔薄黄，脉弦滑。

【西医诊断】阵发性房颤；甲状腺功能亢进；房颤射频消融术后。

【中医诊断】心悸。

【辨证分型】肝气郁结，痰火郁结。

【治法】疏肝解郁，化痰清火。

【处方】疏肝柔脉汤合清火化痰方加减。

柴胡 10g	白芍 9g	黄连 6g	夏枯草 15g
炒白术 12g	丹参 15g	延胡索 12g	法半夏 9g
地骨皮 30g	甘松 12g	茯苓 30g	僵蚕 12g
生龙骨 30g^(先煎)	生牡蛎 30g^(先煎)		

7 剂，水煎服，日 1 剂，早晚分服。

二诊:头晕、头昏沉,自觉心慌有间歇,心率波动在36~120次/min,心率慢,自觉有间歇时头晕明显,口干口苦,双下肢水肿,眠一般,曾出现夜间惊醒,纳可,二便调。舌红黯胖大,苔薄黄,脉弦滑促。

黄连 6g	生牡蛎 30g^(先煎)	生龙骨 30g^(先煎)	柴胡 10g
甘松 12g	蝉蜕 12g	法半夏 9g	茯苓 30g
夏枯草 15g	桑白皮 15g	泽泻 15g	丹参 15g
延胡索 12g			

　　　　　　　　　　　　　　　　　7 剂,水煎服,日 1 剂,早晚分服。

三诊:头部晕沉感好转,自诉间歇性心慌好转,劳累后加重,自测心率波动在 47~110 次/min,乏力、口干口苦,双下肢水肿,双下肢怕冷,抽筋,夜间加重,纳可,眠差,易惊醒,二便调。舌红胖大,苔薄黄,脉弦稍促。

【处方】
法半夏 9g	炒白术 12g	天麻 12g	珍珠母 15g^(先煎)
生牡蛎 30^(先煎)	茯苓 30g	僵蚕 12g	黄连 6g
柴胡 10g	甘松 12g	泽泻 15g	地骨皮 30g
肉桂 3g			

　　　　　　　　　　　　　　　　14 剂,水煎服,日 1 剂,早晚分服。

【按语】该患者为临床上非常常见的一种情况,即患者阵发性房颤,行射频消融术,依然症状不减,同时甲亢为该患者病症的最重要的上游因素。故针对发病之本笔者进行了一系列的辨证论治。初诊时患者情绪相对急躁,肝气郁结,同时痰火郁结,针对该病机,治以黄连、柴胡,清火同时疏肝理气。生龙骨、生牡蛎、僵蚕平肝潜阳,具有一定的镇静止悸作用。丹参、延胡索活血理气。法半夏、炒白术取半夏白术天麻汤之义,加之茯苓,健脾化痰浊,痰浊清,则悸动缓解。地骨皮清透虚热,使内蕴之热邪得畅;夏枯草清肝火、散郁结。服药后,根据患者症状的增减,随症治之。三诊时,患者心慌症状缓解,怕冷、抽筋、夜眠差、易惊,加入珍珠母以平肝潜阳、镇惊安神,肉桂鼓舞肾之阳气。笔者认为,患者临床证候复杂多变,在治疗时因证立法,知常达变,灵活施治。

第十一节　胃食管反流病合并房颤

一、概述

胃食管反流病(gastroesophageal reflux disease,GERD)是指过多胃、十二指肠内容物反流入食管引起的疾病。常伴有烧心、泛酸等症状,并可导致食管炎、咽、喉和气道等食管以外的组织损害。近年来诸多研究报道 GERD 与房颤关系密切,GERD 是房颤发生的独立危险因素,同时房颤也能够预测 GERD 的发生。目前 GERD 引起房颤的机制尚不明确，主要有以下三种学说：迷走神经刺激、局部心房炎症、心脏冠脉血流减少导致心房缺血。质子泵抑制剂可显著减少 GERD 合并房颤患者的心律失常症状。但停药后容易症状反弹，患者产生药物依赖，停药困难。中医药坚持"以人为本"的治病理念，能够平衡阴阳，调畅气血，能从根本上改变机体发病的内在环境，达到防病和治病的目的。在 GERD 合并房颤的治疗中有很大优势。

二、病机关键：肝胃郁热，脾虚湿阻

GERD 以泛酸、烧心、呃逆、胸骨后疼痛、咽喉异物感为主要临床表现，多归属中医"吞酸、嘈杂、胸痹"等范畴，其病位为胃，胃失和降，浊气上逆是其直接病机。胃为水谷之海，主受纳腐熟水谷，其功能的正常发挥与肝脾密切相关。脾主运化是胃主受纳的前提。胃腑受纳之水谷，必须经脾的运化才能输送至小肠泌清别浊，使水谷精微得以化生气血，糟粕废物经二便排出。脾气健旺，则水谷运化有力，浊气排空及时，使胃腑通降受纳有序，周而复始，降浊纳新。如脾气亏虚，运化失司，湿浊停胃，胃气上逆则生胀满之患。心胃位置相毗邻、两者经络相连，痰湿循经上泛于心，心脉痹阻，心阳不振则发作心悸。此外，肝主疏泄，调畅气机，协调脾胃升降功能，并疏利胆汁，促进脾胃对水谷精微的消化吸收。如长期忧思郁怒、精神紧张，导致肝气郁结，日久肝郁化热，横逆犯胃，胃腑郁热，水谷与热相合，化生浊气，浊邪上泛则病，阳明胃火炽盛，循经上扰心宫，心神不安则心悸。肝胃郁热、脾虚湿阻是 GERD 房颤的关键病机。

三、治疗总纲：疏肝清胃，健脾化湿

GERD 合并房颤病虽在心胃，但治疗多着眼于肝脾两脏。疾病初期多实证，以肝胃气滞或肝胃郁热多见，治疗以疏肝降气，清胃和中为法，中期多肝郁脾虚，痰湿阻滞的虚实夹杂之证，治疗以健脾疏肝、化湿泄浊为法。疾病后期多兼正气损伤，或郁热伤及胃阴，佐以滋养胃阴之法；或痰湿日久，损伤脾阳，佐以温振脾阳之法；或脾虚日久，气血生化乏源，则当佐以健脾养血之法。

四、辨证论治

1. 肝郁气滞，心胃气逆

【症状】情绪低落，胃胀，纳呆，呃逆，胸胁胀满，喜叹息，时有心悸，咽中异物感，舌淡黯，苔薄白，脉弦。

【病证分析】肝气郁结，肝失疏泄，不能助胃受纳水谷，胃失和降则生痞满。肝气郁滞，血行不畅，心脉不通则心悸。

【治法】疏肝和胃，降气止悸。

【基本方】疏肝柔脉汤合半夏厚朴汤。

柴胡 12g	川芎 9g	枳壳 12g	陈皮 9g
佛手 12g	半夏 9g	厚朴 12g	紫苏梗 15g
郁金 12g	白芍 9g	甘松 12g	丹参 15g

【用药特色】胃为阳土,喜润恶燥,理气药物多选质柔平和之品,量小为宜。忌温燥破气之品以防损伤胃阴。胃腑"以降为顺",通降胃气应贯穿治疗始终,常用半夏、厚朴、紫苏梗、枳壳作为降气和胃的主药。气病则血病,治气同时应兼顾血分,常用川芎、郁金,两者为血中之气药,气血通调,心脉畅通则心悸自止。

【加减化裁】失眠多梦者,合用合欢皮 15g、炒枣仁 30g,疏肝解郁,养血安神;咽干、咽痒者,合用射干 9g、麦冬 12g,清热养阴利咽。咳嗽痰多者,合用浙贝母 15g、桑白皮 30g,清热化痰。

2. 肝胃郁热,心火上炎

【症状】烧心泛酸,胃脘疼痛,口干口臭,急躁易怒,失眠多梦,时有心悸,舌质红,苔黄腻,脉弦数。

【病证分析】肝郁日久化火,肝火横逆,上犯于胃,胃火炽盛,腐熟水谷过度则泛酸,胃火循经上泛于心,心神扰动则心悸。

【治法】疏肝清胃,宁心安神。

【基本方】泻白散合丹栀逍遥散加减。

桑白皮 30g	地骨皮 30g	牡丹皮 12g	炒栀子 12g
夏枯草 15g	延胡索 15g	白芍 12g	知母 9g
麦冬 12g	丹参 15g	郁金 12g	生地黄 12g

【用药特色】肺主一身之气,肺气降则周身之气皆降,肝火亢逆无制,常用佐金平木之法,通过清肃肺气来制约肝气,桑白皮、地骨皮、夏枯草为笔者临床常用泻肝火药对。胃火盛则阴伤,故常加知母、白芍、麦冬以固护胃阴。

【加减化裁】烧心泛酸者,合用黄连 6g、吴茱萸 3g 以清肝泄胃降火;头痛者,合用蔓荆子 9g、菊花 12g、川芎 15g 清肝止痛;血压高者,合用天麻 15g、钩藤 15g 平肝潜阳;失眠者,合用珍珠母 15g^(先煎)、炒枣仁 30g 以宁心养血安神。

3. 脾虚湿阻,痰湿凌心

【症状】胃胀,恶心,口中和,不喜饮,胃中振水声,畏寒,心悸怔忡,便溏,舌淡黯,苔白腻,脉沉细。

【病证分析】脾气虚弱,水湿内停,痰湿阻滞气机,胃失和降则胃胀恶心。痰湿日久损伤阳气,脾阳不足,则畏寒便溏。痰湿凌心,心阳不振则心悸。

【治法】健脾行气燥湿,温阳化饮止悸。

【基本方】芪术化湿汤合桂枝甘草汤加减。

生黄芪 15g	党参 9g	苍术 12g	陈皮 12g
厚朴 12g	法半夏 9g	茯苓 15g	桂枝 9g
炙甘草 9g	夜交藤 15g	泽泻 9g	生龙牡各 30g^(先煎)

【用药特色】 脾胃气虚虽然为痰湿之源，但痰湿壅盛之时健脾补气之品酌情减量，防止补药过于壅滞，加重脾胃实邪阻滞。当以运脾化湿、振奋脾阳为法，以通为补，使湿化则脾自健。

【加减化裁】 遇冷头痛者，合用吴茱萸汤温中降浊止痛；腹胀者，合用厚朴生姜半夏甘草人参汤温中行气除胀；喜悲伤欲哭者，合用甘麦大枣汤养心除烦；腰痛者合用苓姜术甘汤温化寒湿。

五、验案精选

钱某某，男，66 岁，2019 年 10 月 21 日初诊。

【病史】 间断烧心泛酸 5 年，阵发心慌 2 年。2014 年出现烧心、泛酸，胃胀，嗳气，当地医院诊断为"反流性食管炎"。2 年前心慌、气短、胸闷，查动态心电图诊断为阵发性房颤。既往高脂血症。来诊症见：心悸，每周发作 1~2 次房颤，持续约 3~5 小时自行缓解，伴有胸闷，气短，胃胀，烧心，恶心欲吐，善惊易恐，心烦气急，色苍体瘦，口干口苦，双足发凉，小便泡沫，便溏。舌黯红，苔中根部黄略腻，舌体胖大有齿痕。右脉沉滑，左关脉弦。

【西医诊断】 阵发性房颤，反流性食管炎。

【中医诊断】 心悸，吞酸。

【辨证分型】 肝郁脾虚，湿盛阳微。

【治法】 疏肝和胃，温阳化湿，安神定悸。

【方药】 柴平汤合苓桂术甘汤化裁。

柴胡 12g	黄芩 9g	法半夏 9g	党参 12g
生姜 9g	炒白芍 12g	陈皮 12g	姜厚朴 12g
炒白术 12g	茯苓 15g	桂枝 9g	炙甘草 12g
生龙牡各 30g^(先煎)			

7 剂，水煎服，日 1 剂，分 2 次服用。

二诊：服药后房颤未有发作，胃胀、泛酸减轻，恶心、呕吐消失，仍便溏，上方加干姜 6g，继服 7 剂。

三诊：服药后诸症减轻，房颤仍未发作，大便成形，诉活动后气短乏力，自汗，怕风，平日易感冒，上方加生黄芪 30g、防风 10g。继服 14 剂。

【按语】 本案患者色苍体瘦，木火体质，肝火犯胃，胃失和降而吞酸。病久纳呆食少，胃阳虚衰，复因年事已高，中阳不足，阳虚饮停，循经凌心，发为心悸。其病位在中焦，病性为寒热错杂、虚实夹杂之证。治疗当以泄肝安胃、温阳化饮为法。以柴胡、黄芩、半夏、厚朴、生姜苦降辛通之品,疏肝降胃,少佐白芍酸收以敛肝气,制肝逆。以苓桂术甘健脾阳化饮邪。二诊时,气滞痰饮实邪已去,脾阳虚日显,加干姜,取理中丸之义以温脾阳。

第十二节　肿瘤合并房颤

一、概述

随着全球人口老龄化以及肿瘤和房颤发病率的逐年增加,肿瘤患者合并房颤的临床处理可能是患者长期管理中的重要问题。有研究对 24 125 例新近确诊为肿瘤的患者进行了横断面和随访研究,基线房颤的发生率为 2.4%,在随后的随访过程中,另有 1.8% 的患者出现新发房颤。越来越多的研究发现使用化疗药物和新型靶向药物的肿瘤患者新发房颤风险增加。多项研究显示肿瘤患者新发房颤风险高于非肿瘤患者。综合分析,肿瘤患者大多存在高龄、电解质紊乱、缺氧和代谢紊乱等临床问题,而这些因素均可诱发房颤。另外,由于疼痛刺激、其他躯体或精神紧张所引起的交感神经兴奋性增加,造成的自主神经系统紊乱也可导致房颤的发生。再者,房颤也可能源自副肿瘤综合征,包括甲状旁腺功能亢进和心房组织的自身免疫反应;原发性或转移性心脏肿瘤或邻近心房组织的肿瘤也可直接导致房颤。此外,房颤也可能是抗肿瘤治疗的重要并发症,比如肿瘤外科术后,会激活炎症反应和氧化应激反应,从而诱发房颤。研究发现,化疗药物如顺铂、多柔比星、异环磷酰胺,靶向治疗药物如依鲁替尼、曲妥珠单抗等均具有心脏毒性,均可导致房颤的发生。

需要指出的是,抗凝治疗是房颤治疗的基石,但是肿瘤合并房颤患者的抗凝治疗尤为困难且存在挑战。目前指南推荐用于房颤血栓栓塞和出血风险评估的评分系统 $CHA_2DS_2\text{-}VASc$ 评分和 HAS-BLED 评分的相关研究均未纳入肿瘤患者,尚缺乏高质量的循证医学证据用以指导治疗。故针对肿瘤合并房颤患者,需根据患者自身情况制订个体化治疗方案,中医药在此领域有望发挥作用。

二、病机要点

正气虚弱是恶性肿瘤形成和发展的根本条件。如《黄帝内经》云:"邪之所凑,其气必虚。""壮人无积,虚人则有之。"气血亏虚、血脉瘀滞、心脉受阻,枢机不利,心气心血受损,心脉不荣、不通,从而出现心悸、怔忡等症状,甚者发展为房颤。现代治疗手段,如手术、放疗、化疗对于人体的正气是一种极大的损耗,从而加剧正虚邪实的证候,导致恶性循环。

三、治疗总纲

肿瘤合并房颤的治疗总纲为补虚泻实。笔者认为在治疗肿瘤合并房颤时，应肿瘤和房颤兼顾。针对肿瘤疾病，首先应治病求本、扶助正气，正气的亏损是痰瘀等邪气结聚的根本原因，因此在治疗时尤其应关注补正气、调气机，以改善体内气血津液的输布运行。再者，针对痰、瘀、毒等邪气，佐以相应祛邪药物；同时注重疾病的轻重缓急。在此基础上，针对房颤可以进行进一步的辨证论治。

四、辨证论治

1. 气虚血瘀，瘀毒内阻

【症状】心悸怔忡，胸胁部常见固定痛处，疼痛如刺，痛处不移而拒按，成积块，胸闷气短，乏力懒言，面色淡白或晦滞。舌淡黯或紫黯见瘀斑，脉象结代沉涩。

【病证分析】本证属虚中夹实，以气虚与血瘀证候同时并见为特点。由于各种原因导致脏腑气机衰减，气虚推动无力，血行不畅而瘀滞。如面色淡白，疲倦乏力，少气懒言，皆为气虚之证；瘀血内阻，不通则痛故疼痛如刺，拒按不移；血行缓慢，瘀阻络脉，故可见面色晦滞。气虚则舌色淡，沉脉主里，涩脉主瘀，或舌有瘀斑均为气虚血瘀之象。机体脏腑功能失司，久病致瘀，因瘀致毒，因毒致变，故而瘀毒内阻。

【治法】益气活血，化瘀解毒。

【基本方】芪甲化瘀解毒汤。

生黄芪 30g	穿山甲 6g	浙贝母 12g	法半夏 9g
生苡仁 30g	僵蚕 12g	蝉衣 12g	藤梨根 15g
露蜂房 6g	茯苓 30g	半枝莲 15g	

【用药特色】方中黄芪补气，穿山甲活血通络；浙贝母化痰散结，法半夏化痰降气散结；生苡仁味甘、淡，归脾经、胃经、肺经，健脾利湿、除痹止泻、清热排脓，药理实验还证明，薏苡仁有解热、镇痛、抗炎、抗肿瘤和增强免疫功能等作用；僵蚕化痰散结息风；蝉蜕，散风除热，利咽，透疹，退翳，解痉。藤梨根，清热解毒，利湿，防肿瘤抗癌。露蜂房具有攻毒，杀虫，祛风的功效。茯苓性味甘淡平，入心、肺、脾经，具有渗湿利水，健脾和胃，宁心安神的功效。综观全方，治疗房颤同时针对肿瘤性疾病有针对性地用药。

【加减化裁】血瘀重者加川芎 15g、三七 10g 以活血化瘀。气虚重者可加白术 20g 以健脾益气。毒邪重者可加白花蛇舌草 15g 以祛邪解毒。便秘者可加瓜蒌 20g 以润肠通便。

2. 气阴两虚，痰瘀毒阻

【症状】心慌、神疲乏力、头晕、腹胀纳少，肢体倦怠，气短、自汗，动则加重，口干舌燥，多饮多尿，五心烦热，大便秘结，腰膝酸软，咳嗽痰多，甚者咳吐痰涎；消瘦、淋巴结肿大、声音嘶哑、肌肤甲错等。舌淡或舌红黯、舌质淡紫或有瘀点瘀斑舌边有齿痕、苔薄白少津，或少苔，或腻苔，脉细弱、结代。

【病证分析】肿瘤日久，气阴损耗，正气亏虚，心神失养则心慌、神疲乏力、头晕、气短、自汗、口干舌燥，多饮多尿，五心烦热。笔者认为，痰、瘀、毒互结为肿瘤发病的重要病机之一，其所致疾病临床或可见共同的表现。古代医家提出"百病皆生于痰"，痰为人体脏腑功能异常、水液代谢紊乱造成的病理产物，同时也可成为新的致病因素。毒，泛指对机体不利的因素或有害的物质，包括外毒和脏腑功能及气血运行失常所致的内毒。毒和痰一样，同为病理产物和致病之机。在疾病发生发展过程中，"痰""毒"作为致病因素，常相互影响，互结而存。笔者认为正气不足，邪毒易侵，痰因虚生，毒由痰化，损伤脾、肺、肾等相关脏腑功能，使水谷精微运化失常，而致痰湿内生。痰毒日久阻塞脉道，则血行不利，则致血瘀。痰、瘀、毒交结日久，导致腰膝酸软，咳嗽痰多，甚者咳吐痰涎、消瘦、淋巴结肿大、声音嘶哑、肌肤甲错等症状。

【治法】益气养阴，化痰活血，攻毒散结。

【基本方】芪芝三参解毒汤。

生黄芪 30g	灵芝 6g	玄参 15g	太子参 12g
北沙参 12g	藤梨根 15g	麦冬 15g	甘松 12g
茯苓 30g	鳖甲 12g	穿山甲 6g	黄连 6g

【用药特色】笔者善用生黄芪大补心脾之气，太子参补益心脾之阴，北沙参、麦冬滋养肺胃之阴，藤梨根为抗肿瘤专药，鳖甲养阴血清虚热，软坚散结，能搜剔经络之顽痰。穿山甲破血逐瘀通经，深入骨髓巢穴，以破顽痰死血。黄连清心火，解热毒。综观全方，益气养阴固其本，化痰、破血、解毒以祛邪实，攻补兼施，标本同治，方得良效。

【加减化裁】便秘者可加瓜蒌 30g、火麻仁 15g 以增强润肠通便之力。自汗重可加炒白术 30g、浮小麦 30g 以益气固卫敛汗。痰邪重加浙贝母 30g 以化痰散结。热毒重可加重楼 10g、虎杖 12g 以清热解毒。

3. 心肾阳虚，痰瘀凝滞

【症状】心悸怔忡、胸闷喘息，甚则胸闷而痛，活动后加重，怕冷、手足冰冷，四肢无力，失眠多梦，脱发，腰膝酸软、恶寒怕冷，尤其是以下肢为重，或者伴有下肢浮肿，小便清长、夜尿频多，下利清谷，甚至完谷不化，精神萎靡，喘息咳嗽，痰黏色白质稀，恶心呕吐。面唇色紫。舌紫有齿痕，脉沉细、无力结代。

【病证分析】肾为先天之本，心主血脉，心阳盛则血行畅通，相火亦旺，心阳虚则脉寒,血道凝滞,心阳痹阻,发为胸痹;病程迁延,久病及肾,心肾失养导致心悸不安。肾主水,肾阳失调,关门不利,水液停聚,溢于皮肤发为肿,上逆于肺发为咳,阳虚则血行无力,血脉瘀滞,不通则痛。

【治法】温补心肾,化痰散结,逐瘀通络。

【基本方】参蟾振心汤加减。

| 附子 9g^(先煎) | 红参 6g^(另煎) | 桂枝 9g | 生龙骨 30g^(先煎) |

附子 9g^(先煎)　　红参 6g^(另煎)　　桂枝 9g　　生龙骨 30g^(先煎)

生牡蛎 30g^(先煎)　　藤梨根 15g　　法半夏 9g　　僵蚕 12g

全蝎 6g　　茯苓 30g　　九香虫 12g

【用药特色】方中附子用作君药,能温阳补肾,温脾化湿,肾阳恢复则气化有司,水行通畅。桂枝为臣药,温通心阳,利水化气,散寒止痛;红参益脾肺之气,补心气,扶正以祛邪;茯苓能渗湿利水;丹参活血通脉,祛瘀止痛;龙骨、牡蛎、僵蚕能平肝息风、化痰软坚散结;全蝎、僵蚕化痰通络,平肝息风止悸;法半夏化痰散结。藤梨根为抗肿瘤专药。全方合用,发挥温阳化气利湿、活血化痰祛瘀、息风止悸之功,可谓标本兼治、病证兼顾。

【加减化裁】血瘀重者可加三七粉 6g^(分冲)、醋乳香 12g、醋没药 12g 以增强逐瘀通络之力;痰蒙清窍者,可加菖蒲 10g、远志 10g 以化痰醒神开窍;小便不利者可加猪苓 12g、泽泻 12g 以通利小便。

五、验案精选

许某,男,69 岁,2021 年 7 月 28 日初诊。

【病史】主因"间断心悸胸闷 8 年,加重 1 个月"。患者 8 年前无明显诱因出现胸闷心悸,就诊于当地医院,诊断为"心律失常　阵发性房颤"予酒石酸美托洛尔片 25mg 口服 2 次 /d 控制心率,诉平素心室率在 70~80 次 /min,未用抗凝药物。2021 年 6~7 月因"胆囊恶性肿瘤"于我院肿瘤科住院行吉西他滨化疗,后患者出现心悸胸闷加重,伴有头晕,血压低,波动在 90/60mmHg 左右,心率增快,Holter 示:最快心率 168bpm,最慢心率 81bpm,平均心率 131bpm,心房颤动伴差异性传导,室性早搏,成对、短阵室性心动过速,间断性 T 波改变,心率变异性分析:SDNN<50ms。予酒石酸美托洛尔片 50mg 口服 bid、低分子肝素钠 0.2ml 皮下 1 次 /12h、地高辛 0.125mg 口服 1 次 /d、呋塞米片 20mg 口服 1 次 /d、螺内酯片 20mg 口服 1 次 /d 治疗。来诊症见:偶有胸闷,心悸,乏力,头晕,胃胀泛酸,左足心热,双足麻木,纳差,眠可,小便频,夜尿 1~2 次,大便成形日 1 次。面色晦暗,舌质紫黯,苔薄白,脉沉弦细促。既往 2019 年 10 月 8 日于张家口医院因胆囊结石行胆囊切除术,术后病理示:胆囊低分化腺癌,淋巴结转移性癌,pTNM 分期:PT₃N₁,术后化疗 2 周期,化疗方案为吉西他滨 + 顺铂。

【西医诊断】心房纤颤,胆囊恶性肿瘤,化疗后。

【中医诊断】心悸,积聚。

【辨证分型】气阴两虚,痰瘀毒互结。

【治法】益气养阴,化痰活血解毒。

【处方】

生黄芪 30g	葛根 15g	丹参 15g	鸡血藤 15g
仙鹤草 30g	炒酸枣仁 30g	茯苓 15g	穿山龙 30g
藤梨根 15g	天麻 12g	郁金 12g	僵蚕 12g

7剂,水煎服,日1剂,分2次服。

二诊:胸闷,心悸好转,乏力减轻,头晕消失,胃胀泛酸稍有缓解,足心热、双足麻木减轻,纳差,眠可,小便可,夜尿1~2次,大便成形日1次。面色晦暗较前好转,舌质紫黯,苔薄白,脉沉弦。心率80~90次/min。加鸡内金15g、炒神曲9g以健脾助运化。继服14剂。

三诊:胸闷心悸进一步好转,纳差减轻,诉夜间右上腹疼痛,眠可,小便可,夜尿1~2次,大便成形日1次。面色晦暗较前明显改善,舌质紫黯,苔薄白,脉沉弦,心率70~80次/min。前方加乌药12g、醋香附9g温中行气止痛。继服14剂,巩固疗效。

【按语】患者为老年男性,肿瘤手术及化疗后,正气衰退受损,气阴损耗,加之病久致使五脏衰。气为血之帅、能载津,气虚则津停为痰,血停为瘀,痰瘀互结,愈发阻滞气血津液运行,阻滞心脉,心肌血运不足而失荣,发为心悸。痰瘀互结,气阴两虚,四体失养,故见乏力、双足麻木;痰瘀阻滞脑窍则头晕;脾胃受损,运化不及则泛酸烧心、纳差;后天不足,无以濡养先天,肾气不足,固摄失司则见小便频。化疗药物抑制肿瘤转移的同时,损害机体正常细胞,毒邪蕴结体内,导致痰瘀毒共存。结合舌脉,辨病为心悸,辨证为气阴两虚,痰瘀毒结,病位在心,与脾、胃、肝、肾均相关,属本虚标实,治以益气养阴、化痰活血解毒。方中黄芪益气,酸枣仁酸甘化阴,仙鹤草补虚同时对于心律及心率的控制具有一定的作用,穿山龙、藤梨根、丹参解毒活血。天麻、僵蚕为风药,意在平肝潜阳、息风止悸。全方药味精简,兼顾全面。

第十三节 透析合并房颤

一、概述

血液透析为终末期肾脏病患者的替代疗法。研究显示,血液透析患者房颤发生率明显升高,房颤亦可加重终末期肾脏病患者总病死率及住院率。血液透析患者继发房颤的机制主要在机械重构和电重构两方面。具体为终末期肾脏病患者可因肾小球滤过率下降致水液潴留,容量负荷加重,从而致心脏后负荷加重出现左心室肥厚,钙磷代谢紊乱沉积致血管钙化,炎症因子、毒素沉积、肾素血管紧张素Ⅱ增高致血管病变及房室重构加速,同时透析患者易出现心肌纤维化及左房重构,从而导致电生理重构。透析过程中电解质快速转移及血容量增多,可出现高钾、低钾,引起心肌细胞自律性和兴奋性的改变,从而改变心脏节律,而超滤液过多时,有效循环血容量减少,导致一过性的心肌缺血、心肌顿抑亦可触发房颤。此外,终末期肾脏病患者后期可出现自主神经功能紊乱、甲亢、贫血,诱发房颤发作。临床常因出现多器官功能衰竭、利尿剂抵抗、低血压及凝血功能、电解质紊乱等使抗凝、复律(率)药物无法使用,或临床效果不佳,预后差。依据不同时期临床主诉,中医可属"心悸""怔忡""喘证""厥证"等范畴,其主要病理环节为肾损及心、阴损及阳,以脏腑虚衰、体用俱损为本,水湿、痰浊、瘀血等病理实邪为标,合而为病,主要病位在心、肾,涉及肝、脾胃。中医治疗在恢复脏腑功能、祛除实邪等方面具有优势,能明显改善疾病中长期预后,增加药物干预空间,为西医治疗提供必要保障。

二、病机要点:"心肾阴损及阳"为内因,"湿、痰、瘀、毒"为病理产物

肾为先天之本,阴阳之根。肾阴又称"元阴""真阴",为一身阴气之根本。肾脏患病日久,易损耗肾阴,肾阴亏虚不能上济心火,可见心阳亢盛。心阳亢盛在外,久病致虚,此阴损及阳之理。且肝肾同源,肝肾之阴不足,阴不制阳,故见肝阳上亢,阳亢生风,上扰于心,加之患病日久,易内生湿邪、痰浊、瘀血、毒邪等病理产物,侵犯心脏,故见心悸、怔忡,终发为房颤。肾阴不足,阴阳互根,阴损及阳,终致肾阳虚衰不足。肾阳在下,温煦中阳,如釜底薪火,温煦脾胃。肾阳虚衰,则如釜底无薪,脾胃虚寒,脾阳不升,胃浊不降,升降乖戾,致水饮、气血停滞,痰瘀内生。内生实邪,久聚经脉脏腑,阻滞气血运行,中焦升降枢纽失司,愈虚愈滞,愈滞愈虚,脾气久亏,故见气虚下陷,胸中宗气鼓动无力,脉道不利,心脏不荣,故发房颤。君火不生,相火不及,则为心肾阳衰。心主血脉,心阳虚衰则心气无力推动血脉运行,血脉失于温煦,寒凝血涩,脉道发生凝涩挛缩,甚至闭塞,故内生瘀血。肾主气化,主一身水液气化,若肾阳不足,气化不行,致津液输布周身不畅,内生饮邪,阳虚无以制阴邪,可致水气上冲心,见心悸、头眩。饮邪浸渍络脉,与痰瘀相结,又心阳不足,浊邪不得外出,久化为毒,正虚毒留,侵害心络血脉,亦发为房颤。

综上,透析合并房颤为正虚与邪实并存。正虚以心肾阴损及阳为主,涉及肝、脾、胃,邪实以正虚基础上产生的病理产物如湿邪、痰浊、瘀血、毒邪等为主,毒邪蓄积体内,不得化解,攻窜心脉,则表现为心悸、胸闷、气促,甚者可致

神昏、谵妄。

三、治疗总纲：辨阴阳虚损阶段，扶正与祛邪并施

对于临床透析合并房颤患者，首辨阴阳虚损，再定脏腑，次辨邪正虚实，而后立法处方。治病必求于本，立足整体，根据疾病进展阶段，分期辨证论治，调和阴阳寒热，抓主要相关脏腑，补虚泻实，扶正祛邪，三因制宜。透析合并房颤患者初期以肝肾阴虚、湿瘀蕴热为主，治宜滋阴清热、祛湿化瘀，同时平抑肝阳、息风止颤。中期以大气下陷、痰瘀互结为主，治宜升阳举陷、化痰祛瘀，重在疏调气机，恢复升降之圆运动，同时配合祛邪气以复正气。中后期则以心肾阳虚、瘀毒内阻为主，治宜温肾回阳、化瘀通络，此期患者多邪气渐盛而正气大衰，治宜补虚为主，祛邪为辅。需要强调的是，临床情况复杂多变，以上证型分期并无明确界限，证候可合并出现，需注重整体，灵活应对。

四、辨证论治

1. 肝肾阴虚，湿瘀蕴热

【症状】心悸，多反复发作，胸闷不适，或心痛时作，或头晕，心烦面赤，手足心热，或疲乏无力，腰膝酸软，午后发热，眠差。舌红苔黄腻，脉滑数或结代。

【病证分析】本证以肾病日久，母病及子，损及肝脏，肝肾之阴血不足，疲乏无力，腰膝酸软，午后发热，手足心热；肝阴不足，肝阳上亢，肝风内动则见头晕、心烦面赤、眠差。肾主水，肾病日久，水液运化不利，聚而生湿，湿阻脉道，血液运行受阻则生瘀，血不利则为水，湿瘀互结，互为影响。湿瘀聚集日久生热，加之肝肾之阴不足，阴不制阳，湿、热、瘀夹风上犯于心，影响心气运行而生心脏节律不整之象，发为心悸、胸痹等。

【治法】滋阴清热，祛湿化瘀。

【基本方】甲枣宁脉汤合二至丸加减。

醋鳖甲 12g（先煎）	炒酸枣仁 30g	白芍 15g	当归 12g
女贞子 10g	旱莲草 10g	茯苓 30g	法半夏 9g
炒栀子 6g	僵蚕 12g		

【用药特色】肾病日久，母病及子，损及肝脏，肝肾之阴血不足为本，湿瘀蕴热为标。白芍味苦、酸，性微寒，归肝、脾经，可敛肝阴，益阴血，平抑肝阳。当归味甘、辛，性温，归肝、心、脾经，可补血兼活血。女贞子味甘、苦、凉，归肝、肾经，可滋补肝肾之阴，安五脏。旱莲草味咸，性寒，入肝、肾经，可补肝肾阴血同时清热凉血。四药合用，补肝肾之阴，调治脏腑本虚兼活血通瘀。鳖甲咸寒，直入阴分，可滋阴退热。栀子味苦性寒，归心、三焦经，为清心除烦之要药。《本草经疏》认为："栀子，清少阴之热，则五内邪气自去，气降则火降，火

降则血自归经。"二药相配,即可清虚热也可清实热。僵蚕味咸、辛,性平,归肝、肺、胃经,既可平肝息风又可祛风止颤,乃祛风止颤的要药。半夏味辛性温而沉降,归脾、胃、肺经,健脾祛湿同时宣肺化饮,入胃则使气降呕逆自止。茯苓甘淡平,归心、脾、肾经。甘则能补,淡则能渗,平则无寒热之偏,故有利水渗湿之功,脾为后天之本,气血生化之源,喜甘而恶湿,本品甘以补脾,淡渗以健脾,故又为健脾补中良药,而治脾虚诸证。湿去水不凌心,心神得安,故为宁心安神良药。《神农本草经》中记载:"补中益肝,坚筋骨,助阴气,皆酸枣仁之功也。"此处炒酸枣仁既可养肝,亦可宁心安神。诸药配伍,全方共奏滋阴清热、祛湿化瘀之功。

【加减化裁】风重者,见心悸动衣,四肢拘急,甚则搐动,加珍珠母 30g^(先煎)、人工牛黄 0.3g^(分冲)、羚羊角粉 0.3g^(分冲)以平肝定惊,息风止痉;热重者,见面热如醉,舌红苔黄,脉滑有力,加黄连 6g、知母 12g、栀子 15g 以苦寒直折,清热燥湿;湿重者,见身重懒动,胸满不舒,大便不爽,苔腻脉濡,加桂枝 12g、炒白术 15g 以温燥祛湿;兼气滞者,见胸闷如窒,叹息频频,加甘松 12g、佛手 12g、柴胡 9g 以宽胸理气。

2. 大气下陷,痰瘀互阻

【症状】心悸,气短不足以息,胸膈满闷怔忡,或神昏健忘,或胸痛时作,或头晕,疲乏无力,或脏器脱垂,纳差,眠差。舌淡黯胖大,苔白或黄厚,脉象沉迟或结代。

【病证分析】阴阳互根,随疾病发展,肾阴不足致肾阳虚衰,肾阳无以温脾阳。脾胃为人体气机中枢,脾不升清,胃不降浊,则气机运转停滞,气短不足以息,胸膈满闷,疲乏无力。阴阳顺接、气血津液流转受阻,从而水液、血液运化停滞,痰瘀内生,见胸痛时作。病理产物聚集经脉脏腑,进一步阻碍气机运转,加重中枢气机阻滞,从而大气下陷,无以托举脏器,见脏器脱垂,阳气不得生发,君火无以生,见心悸怔忡、神昏健忘,发为房颤。

【治法】补气升陷,化痰祛瘀。

【基本方】升陷通瘀汤加减。

生黄芪 30g	升麻 3g	柴胡 10g	桔梗 12g
法半夏 9g	茯苓 30g	醋乳香 10g	醋没药 10g
西洋参 9g^(另煎)	桑白皮 15g		

【用药特色】肾阳虚弱则下焦虚寒,致肝气、脾阳皆不得升,中焦枢机,升降失常,上焦君火不得相火资助,痰瘀互结为本证之标。本方以升陷汤化裁以调畅气机,升阳举陷为本,又配伍化痰、活血、养阴药以标本兼顾。方中以黄芪补气升阳为君,张锡纯言谓"黄芪既善补气,又善升气,且其质轻松,中含氧气,与胸中大气有同气相求之妙用";柴胡主入少阳,能引大气之陷者自左上

升;升麻入阳明,能引大气之陷者自右上升;桔梗味苦、辛,性平,归肺经,可宣发肺气,为药中之舟楫,载诸药上达胸中以助心阳。桑白皮味甘,性寒,主归肺经,功可泻肺平喘,利水消肿,桑白皮助肺金肃降,亦是助肝木升发,此为"龙虎升降"之大轮轴,故桑白皮与桔梗配伍,可增全方升阳上行之力,使相火续行不断,温助心阳。西洋参味甘、微苦,性凉,归肺、心、肾、脾经,可补气养阴生津,少佐滋阴药以助阳气生发,此为"阴中求阳"之法。乳香与没药善行气活血,散瘀定痛,消肿生肌,可活血化瘀通络;半夏味辛性温而燥,归脾、胃、肺经,功可燥湿化痰,与活血药配伍,可使痰瘀分离,逐个击破。茯苓甘淡平,归心、脾、肾经,补益脾胃,淡渗利湿以绝生痰之源。诸药合用,共奏补气升陷,化痰祛瘀之功。

【加减化裁】气虚极者,见声低言微,气细如丝,动辄喘息不止,酌加人参9g$^{(另煎)}$大补元气以固本扶正;心神不宁者,见心悸不安,终日惶恐,寝食难安,加炒酸枣仁30g、合欢皮12g、鸡血藤15g以养血安神定悸。意识模糊,语言不清之痰盛者,加青礞石15g$^{(先煎)}$、浙贝母12g、僵蚕12g,以增化痰散结开窍之力。

3. 心肾阳虚,瘀毒内阻

【症状】心悸,多持续,心中惕惕,不能自主,胸闷不适,心痛时作,或面色黧黑,畏寒喜暖,身形瘦弱,或肢体浮肿,喘促,或有头晕,失眠多梦。甚或出现突然心悸怔忡,冷汗淋漓,四肢厥冷,呼吸微弱,面色苍白,脉微欲绝,神志模糊等危重证候。舌淡黯,苔白,脉沉弦或结。

【病证分析】透析患者中后期,当君火不生,相火不及,则心肾阳衰,见面色黧黑,畏寒喜暖,身形瘦弱。心肾阳衰则心气、肾气无力推动血脉运行,新血不生,瘀血不去,见胸闷不适,心痛时作。肾阳不足,无以气化津液使其输布周身,濡养脏腑,同时化气利水为汗为尿功能下降,若同时肾脏升清降浊、司膀胱开阖功能失常,则导致尿液排出失常。水气上犯扰心,见肢体浮肿,喘促,头晕,失眠多梦。血瘀与代谢废物沉积日久而生瘀毒,上逆扰心,见心悸、怔忡、胸痹、失眠,发为房颤。

【治法】温肾回阳,化瘀通络。

【基本方】温肾通脉汤加减。

制附子10g$^{(先煎)}$	桂枝9g	茯苓30g	赤芍15g
三七粉3g$^{(分冲)}$	血竭粉3g$^{(分冲)}$	郁金12g	僵蚕12g
夜交藤15g			

【用药特色】此期心肾阳虚为本,瘀毒内阻为标。邪渐盛而正气渐衰,治宜补虚与泻实并重。本方以附子为君药,味辛、甘,性大热,归心、肾、脾经,可回阳救逆,补火助阳,生肾火,助君火,以化气行水行血,兼暖脾土,以温运水湿。茯苓归心、肺、脾、肾经,《本草纲目》云:"茯苓气味淡而渗,其性上行,生津

液,开腠理,滋水源而下降,利小便,"故张洁古谓其属阳,浮而升,言其性也;东垣谓其为阳中之阴,降而下,言其功也。桂枝归肺、心、膀胱经,可通阳化气,发汗解表,上能"开鬼门",下能"洁净府",二药共为臣药助附子温阳化气,利水渗湿。赤芍、三七、血竭、郁金、夜交藤三药同去瘀毒泻实,共奏活血化瘀、行气、定痛、安神之功。僵蚕,味咸、辛、平、微温,无毒,入心、肝、脾、肺、胃经,辛平气轻且浮而升阳,出以从化,具解郁、活络通经、解毒定惊之功,补虚与泻实兼顾,为方中点睛之笔。诸药配伍,全方共奏温肾回阳,化瘀通络之功。

【加减化裁】肾水不足重者,见体干形削,目凹色黯,口干便少,加生地黄10g、山药15g、山萸肉9g以滋肾益精,健脾和中;脾胃虚弱、水气凌心者,见气冲胸咽,如作奔豚,舌滑多津,加炒白术12g、生姜9g、车前子12g以健脾利水,平冲降逆;瘀血重者,见心痛如刺,但欲漱水不欲咽,舌黯络瘀,加桃仁12g、红花12g以活血通络止痛。

五、验案精选

患者,男,55岁,2021年10月17日初诊。

【病史】主因"间断胸闷、喘憋、心慌6年,加重2周"来诊。患者6年前无明显诱因出现胸闷、喘憋、心慌,就诊于北京某三甲西医院。诊断为"冠心病　房颤　心力衰竭"后规律口服西药治疗。2周前因劳累胸闷、喘憋、心慌加重,伴双下肢肿,渐进性加重,可延至周身,口服利尿剂不能减轻,遂就诊于我院门诊。刻下症见:胸闷、喘憋、心慌、气短,偶有胸痛,双下肢重度水肿,右侧尤甚,乏力,畏寒喜暖,纳差,夜间因胸闷、心慌无法入睡,大便不畅,小便量少。既往:慢性肾功能不全10年,间断透析治疗1年;高血压3级17年。查ECG:房颤,ST段压低。查超声心动图:LVEF:34%,全心增大,二尖瓣、三尖瓣重度反流,中度肺动脉高压,左室、右室收缩功能减低。查体:双下肺呼吸音低,可闻及散在湿啰音,HR:78bpm,律绝对不齐,第一心音强弱不等。双下肢重度水肿,右侧为甚,周身皮下水肿。舌淡黯,舌体湿润有裂纹,苔薄白,脉沉细代。

【西医诊断】心律失常　持续性房颤;冠状动脉粥样硬化性心脏病　不稳定性心绞痛　PCI术后　心功能Ⅳ级(NYHA分级);慢性肾功能不全(CKD5期);高血压3级(极高危)。

【中医诊断】胸痹、心悸。

【辨证分型】心肾阳衰,瘀水互结。

【治法】温肾回阳,化瘀利水。

【方药】温肾通脉汤加减。

制附子10g(先煎)	桂枝9g	茯苓30g	赤芍15g
三七粉3g(分冲)	血竭粉3g(分冲)	郁金12g	僵蚕12g

夜交藤 15g　　　玉米须 20g　　　酒大黄 6g　　　防风 12g

7 剂,水煎服,日 1 剂,两次分服。

二诊:胸闷、心慌较前减轻,水肿消退至双侧膝盖以下,动则喘憋,夜眠差,纳差,小便增多,大便每次 1 次,量少。舌淡黯,苔体湿润有裂纹,苔薄白,脉沉细代。前方加丹参 18g、当归 12g、桃仁 12g、炒白术 12g、生姜 9g。继服 14 剂。

【按语】

患者中老年男性,病程日久,以心肾阳衰为本,瘀水互结为标,故治以温肾回阳为主,兼以化瘀利水。血不利则为水,患者瘀毒聚积日久,故治标重在化瘀泻浊,轻在利水。患者水肿自下而上,全身悉肿,加之心悸加重,以风邪善走行,故配合祛风药。水肿渐消,仍喘憋、纳眠差,以瘀毒尤甚,阻滞气机运转、水液运化,加之中焦不足,酌加强化瘀通滞及温中健脾力量。

第十四节　病毒性心肌炎合并房颤

一、概述

病毒性心肌炎是一种因病毒感染所导致的心肌弥漫性或局限性的炎症性病变,发病人群以儿童和 50 岁以下的成年人为主。临床表现类型分为急性、亚急性和慢性三种。多种病毒感染可引起心肌局限性或弥漫性的炎症,其中以引起肠道和上呼吸道感染的病毒感染最多见。柯萨奇 A 组、柯萨奇 B 组、孤儿(ECHO)病毒、脊髓灰质炎病毒为常见致心肌炎病毒,其中柯萨奇 B 组病毒是最主要的病毒。其临床表现不一,其中心律失常房颤较为常见。其发病机制可概括为:①病毒直接作用;②免疫机制引起的心肌损伤。病毒性心肌炎急性及亚急性期有 8%~19% 患者会出现房颤,该阶段房颤发作与病毒直接损伤关系最为密切。而在其演变为恢复期及慢性期最终有 15%~30% 的患者会有各种类型房颤的发生,该期房颤的发生则主要与免疫机制对心肌电活动的慢性重塑相关。

中医无"病毒性心肌炎"病名,根据《中医临床诊疗术语第 1 部分:疾病》(修订版)该病归属于"心瘅",中医对心瘅记载可追溯于《山海经》,其中已有瘅病之名,《说文解字》提到"瘅,劳病也",王冰注解中认为瘅与热有关,劳病内发为热。《外台秘要》卷四提到"心瘅,烦心,心中热。"中医认为本病的发生是由于素体虚弱,又感受六淫病邪,邪气化热入里,侵袭心脏所致。

二、病机要点

病毒性心肌炎合并房颤的致病外因当为"风邪",内因当为正气不足,不同于"心瘅"，当病毒性心肌炎出现房颤时中医应为"心中风"。不同体质感受"风邪"亦有所不同。《灵枢·九宫八风》有"风从东南方来，名曰大弱风，其伤人也，内舍于心，外在于脉"。说明了感受"风邪"，可内传于心经。《诸病源候论·风惊悸候》云："风惊悸者，由体虚，心气不足，心之府为风邪所乘，或恐惧忧迫，令人气虚，亦受于风邪，风邪搏于心，则惊不自安。"指出"风惊悸"（心中风）是在心经气血不足之时，风邪直入心经而发的一种病证，表现有心悸、惊恐、心烦等。而对于风惊悸（心中风）症状及治疗的描述，最为经典的当属张仲景的《伤寒杂病论》。他在书中明确指出"伤寒二三日，心中悸而烦者，小建中汤主之""伤寒脉结代，心动悸，炙甘草汤主之"，为临床诊治"风惊悸"提供了依据。因此笔者认为"风惊悸"（心中风）是对病毒性心肌炎所致房颤最为经典的概括。

三、治疗总纲

病毒性心肌炎合并房颤急性期以湿热毒邪内侵心脉，血分热盛为主，当以清热凉血解毒息风为要，速速祛邪外出。缓解期邪气渐退，正气虚损，进入正虚邪恋的阶段，则以益气养阴扶正为主，兼祛湿、活血、解毒之法。

四、辨证论治

1. 急性期——湿热毒心

【症状】心悸汗出淋漓，咳嗽咳痰，咽痛，胸闷，高热发斑或恶寒发热，腹痛、腹泻或便秘，口干口苦。舌绛红苔黄厚腻，脉滑数结代。

【病证分析】病毒感染导致房颤急性期主要表现为病毒感染的外感期。经呼吸道感染后，患者见畏寒发热，肌肉酸痛，头痛，鼻塞流涕，咽痛，咳嗽等上呼吸道病毒感染的症状；经肠道感染，见发热、恶心、呕吐、腹痛、腹泻等消化道感染的症状等。感染初愈后，随即出现心悸、胸闷、胸痛、气短等，为外邪从鼻咽入侵于肺，或由表卫侵及胃肠湿热蕴郁犯心或邪毒直侵心脉所致。

【治法】清热解表，利湿定悸。

【基本方】葛根芩连汤合羚夏清肝汤加减。

葛根 30g	黄连 6g	黄芩 9g	苍术 15g
紫草 15g	茯苓 30g	珍珠母 15g^{（先煎）}	僵蚕 12g
蝉衣 12g	羚羊角粉 0.3g^{（分冲）}		

【用药特色】急性期阶段中医治疗侧重于疏表清解，祛邪安正定悸。常用辛凉解表或清热解毒诸方联合祛风定悸的药物，如珍珠母、僵蚕、羚羊角粉。方中葛根辛甘而凉，入脾胃经，既能解表退热，又能升脾胃清阳之气而治下利。黄连、黄芩清热燥湿、厚肠止利，三者亦为常用角药，共为君药。僵蚕息风止痉，

祛风止痛,化痰散结。古代医家认为,僵蚕感风而僵,凡是风气之疾,皆能治之,这是借其气以相感也。羚羊角是牛科动物赛加羚羊的角,最早记载于《神农本草经》,有着2 000多年的药用历史,性寒,味咸,归肝、心经,具有平肝息风、清肝明目、凉血解毒、解热镇静的作用。《本草纲目》记载:"入厥阴肝经甚捷,肝主风,在合为筋,其发病也,小儿惊痫,妇人子痫,大人中风搐搦,及筋脉挛急,历节掣痛,而羚羊角能舒之",是治疗外感温毒,热极生风的要药。僵蚕配伍羚羊角粉可清热祛风定悸为臣药。佐以苍术燥湿健脾,茯苓淡渗利湿。珍珠母,平肝潜阳、安神、定惊明目。合用辅佐羚羊角粉清肝、平肝、息风止颤之力宏。紫草,甘、咸、寒,凉血活血,解毒透疹,可用于血热毒盛,斑疹紫黑,麻疹不透,可引诸药血分,为重要使药。

【加减化裁】热邪在营,患者高热心悸,咳喘咽痛,咳痰良多,色黄或痰中带血,大便秘结,舌红绛,苔黄腻,脉洪数或结代,加生石膏15g、大青叶9g、板蓝根15g以清热解毒退热。热邪在卫,患者恶寒发热,汗出心悸,咳嗽咽痛,舌红,苔白腻或黄腻,脉浮数,加连翘12g、金银花12g、马勃9g以清热解毒。邪在肠胃,患者心悸发热,腹痛便溏,或口干口苦,苔黄腻或白腻,脉滑数或促,加藿香9g、佩兰9g、苏叶9g、厚朴9g、砂仁6g以清热利湿。邪毒舍心,伤阴耗气,患者身热虽退,尚有咽痛、口干、心悸、胸痛,乏力,舌淡红,脉结代或数,加石膏15g、麦冬12g、玄参12g、丹参15g、苦参6g以清热解毒益气养阴。

2. 缓解期——阴虚火旺

【症状】心悸频频,心烦头晕,胸闷气短,四肢乏力,精神疲惫,口燥咽干,失眠多梦,自汗,或见盗汗遗精,两颧潮红,小便短赤,大便干结,或咳血、衄血,或舌体、口腔溃疡。舌红少津,脉细数结代。

【病证分析】在急性期后,外感发热或肠道症状逐渐减轻,体内病毒含量下降,患者此时最为突出的证候特点是汗出津伤,急性期大汗淋漓或肠道水泻,严重伤及心阴,此时患者心悸症状逐渐凸显。余热煎熬心阴肝血,阴血不足,虚火上炎,心失所养而直接引起房颤发作。阴虚火旺是此时最常见证候之一,"汗为心之液",快速型心房纤颤患者,自汗频频是最常见临床症状,汗出过多必会心阴不足,阴不足则心阳偏亢,心神不宁,房颤持续而不止。此证候辨证施治过程中应滋补阴虚与清退虚热共进。

【治法】养阴安神,退热止悸。

【基本方】甲枣宁脉汤加减。

麦冬 15g	玄参 15g	天花粉 15g	炒酸枣仁 30g
地骨皮 15g	知母 12g	鳖甲 10g	青蒿 15g
茯苓 15g	珍珠母 15g	生龙骨 30g^(先煎)	生牡蛎 30g^(先煎)

【用药特色】

甲枣宁脉汤组方借鉴治疗温病之青蒿鳖甲汤,病毒性心肌炎缓解期房颤病位主要在心营。故重用酸枣仁为君药,酸枣仁味甘、酸,性平,归心、肝、胆经,功可养心补肝,宁心安神,敛汗,生津。《本草汇言》:"敛气安神,荣筋养髓,和胃运脾。"现代药理研究亦发现酸枣仁除了安眠、镇静、抗惊厥的作用,同时还有很好的抗快速性心律失常、增强心肌收缩力以及抗血小板聚集抗血栓的作用。因此以酸枣仁为君,滋养被邪热煎熬引起的心阴不足、肝血不足。方中鳖甲咸寒,直入阴分,滋阴退余热;青蒿苦辛而寒,其气芳香,清热透络,引余热外出。两药相配,滋阴清热,内清外透,使阴分伏热宣泄立解,共为臣药。即如吴瑭自释"此方有先入后出之妙,青蒿不能直入阴分,有鳖甲领之入也;鳖甲不能独出阳分,有青蒿领之出也"。玄参、麦冬甘寒,清心安神,滋补肝阴;知母苦寒质润,滋阴降火,天花粉滋阴生津共助酸枣仁、鳖甲以养阴清热为佐药。并佐以枸杞的根皮——地骨皮,其味辛苦性凉,最善泄血中伏火。王好古认为其"泻肾火,降肺中伏火,去胞中火,退热,补正气"。《本草述》认为其"主治虚劳发热,往来寒热,诸见血证……虚烦,悸,健忘,小便不通",可助青蒿清余热。

【加减化裁】心阴虚重者,患者口干、眼干、怔忡气短可加太子参 15g、麦冬 12g、五味子 9g 滋补心阴;余热未解、滞留胃肠者,患者心悸、心烦、大便闭结、小便色黄短少,可加黄连 6g、炒栀子 12g,与知母伍为角药以清热;虚热明显者,患者心烦、口渴、不寐、五心烦热可加牡丹皮 12g、桑白皮 30g 以助地骨皮、青蒿退虚热。

3. 恢复期——气阴两虚,瘀毒内蕴

【症状】心悸汗出,食欲不振,面色萎黄,心烦不舒,或有恶心呕吐,口干咽燥,目涩无泪,神疲乏力,头晕肢乏,手足心热,心胸疼痛,憋闷或隐痛不适,痛区固定,时发时休,剧者可突然发作,痛如刀割,悸惕不安,面色青白,唇黯肢冷,自汗,小便黄,大便干燥。舌色紫黯或有瘀斑边有齿痕,脉沉微欲绝,或细涩结代。

【病证分析】对于病毒性心肌炎恢复期房颤患者,笔者认为心肌为有形之体,体阴用阳,病毒性心肌炎后遗症期损伤心肌其中重要一部分乃心脏电传导系统,当属阴伤。此期外邪已除,当以阴虚为主,阴阳互根,阴伤阳衰,故而患者神疲乏力、少气懒言、心悸、盗汗,为早期温邪耗伤气阴所致。而病毒后期损害的另一部分乃免疫机制引起的心肌本身的损伤,包括心肌细胞质、线粒体以及动静脉血管网络等。笔者认为此时中医以瘀毒内蕴为其另一主要病机。

【治法】益气养阴,活血祛瘀。

【基本方】芪珀生脉汤合通络解毒方加减。

生黄芪 15g	西洋参 6g^(另煎)	丹参 15g	玄参 15g

| 炒酸枣仁 30g | 麦冬 15g | 连翘 12g | 琥珀粉 3g$^{(分冲)}$ |
| 僵蚕 12g | 蝉衣 12g | 醋乳香 12g | 醋没药 12g |

【用药特色】病毒性心肌炎合并房颤恢复期,此时余邪"愈久愈深,以气类相反之药投之,则拒而不入,必得与之同类者,和入诸药,使为乡道,则药力至于病所,而邪与药相从,药性渐发,邪或从毛空出,或从二便出,不能复留矣,此即从治之法也",此处所谓从治之法乃指的是僵蚕、蝉蜕这两味风药。僵蚕、蝉蜕为"升降散"中的双升。僵蚕辛平气轻且浮而升阳,出以从化,具清热解郁、活络通经、祛风化痰散结、解毒定惊之功。蝉蜕性寒气轻,善宣肺开窍、散热透疹、定惊解痛。两者同用能宣畅卫、气、营、血共为君药。玄参、麦冬、丹参、西洋参乃取"天王补心丹"之意,玄参滋阴清热、生津除烦,麦冬、丹参助君药养阴清热。西洋参甘温之品补脾益气以生血,用西洋参而不用人参乃因人参易郁而化热加重心悸,西洋参味苦、微甘,性凉,归心、肺、肾经,能滋阴补气、生津止渴、除烦躁、清虚火、扶正气。五药配合益气养阴退热共为臣药。乳香辛、苦,温;没药辛、苦,平。两药同归心、肝、脾经。乳香、没药二药功效基本相似,均可活血散瘀定痛,消肿生肌,常相须为用。但乳香偏于行气、伸筋,治疗痹证多用。没药偏于散血化瘀,治疗血瘀气滞较重之胸痛胃痛多用。二药合用共为佐药,可以协同互补,增强药力,是治疗病毒性心肌炎合并房颤恢复期瘀毒内伏的要药。黄芪、琥珀粉乃芪珀生脉汤中之君药,补气安神、活血定悸的同时亦体现病证合一的思想。

【加减化裁】气虚甚者,症见心悸,气短,自汗,胸闷不舒或痛,面色苍白,体倦乏力,舌质淡,舌体胖嫩,苔白,脉弱结代,加龙眼肉 12g 以补益心气;血瘀重者,症见心悸怔忡、胸痹心痛、面色紫黯或黧黑、唇、舌、爪甲紫黯,或皮下、舌上有瘀点、瘀斑,加水蛭 6g、地龙 12g 以破血通络;心烦不寐者,加生龙骨 30g$^{(先煎)}$、生牡蛎 30g$^{(先煎)}$、珍珠母 30g$^{(先煎)}$以镇心安神。

4. 慢性期——心阳不足,瘀毒内蕴

【症状】心悸气短,形寒肢冷,胸闷胸痛,憋闷或隐痛不适,痛区固定,时发时休,腹胀脘闷,大便稀溏,小便清长,下肢或全身水肿,甚者出现大汗淋漓,四肢逆冷,脉微欲绝,严重者出现反复晕厥,舌紫黯或有瘀斑,脉缓涩无力结代。

【病证分析】病毒性心肌炎病程发展到慢性期时,其主要病理特征为心肌慢性损害,以心肌间质纤维化最为明显,间质胶原增生性重塑,心肌细胞凋亡。病理表现为心脏顺应性下降,僵硬度增加,进而引起舒张功能障碍。这些病理变化是该期出现频繁发作的房颤,或是持续性房颤的重要原因之一。因此对于心肌炎慢性期房颤的治疗应紧紧围绕此时病理特点及中医病机特征。笔者认为疾病发展到后期,阴损及阳,气虚甚者更易见阳虚。此时本虚为突出证候特征,主要体现为心阳不足。心阳不足,温煦无力,则血瘀更甚。故中医辨治

当温阳活血并重。

【治法】温阳活血。

【基本方】参蟾振心汤加减。

制附子 6g^(先煎)　红参 6g^(另煎)　炒白术 12g　　茯苓 30g
生龙骨 30g^(先煎)　生牡蛎 30g^(先煎)　蟾酥 0.05g^(分冲)　延胡索 12g
三七粉 3g^(分冲)　郁金 12g　　丹参 15g

【用药特色】

该方以辛甘大热的附子合以甘温的红参,二药是临床常用药对,如回阳救逆大补元气的人参附子汤、温阳祛寒益脾气的附子理中丸以及临床用于升压抗休克的参附注射液。现在药理研究红参有十分明确的抗心衰、抗休克、抗恶性心律失常,附子则有明确的治疗慢性心律失常及抗心衰、抗休克的作用。两者合用温振心阳、大补元气,为君药。蟾酥为蟾蜍科动物中华大蟾蜍或黑眶蟾蜍的耳后腺和皮肤腺体的干燥分泌物,味甘、辛,性温,有毒。外用治疗痈疽疔疮及一切肿毒,而内用可开窍通痹。现代药学研究其有很强的强心、抗缺血、抗休克、镇静的作用,可治疗缓慢型心律失常,又可增加心脏供血。方中蟾酥能很好地增强参附温振心阳的作用,为臣药。延胡索如前所述,活血化瘀为主,兼以行气止痛,现代药理学研究证实该药有抗心律失常作用。丹参活血祛瘀,通经止痛,清心除烦。郁金活血止痛,行气解郁,清心凉血,归心肝二经。延、丹、金三者共为角药,三者合用可行气活血、化瘀定痛,在此方中亦为臣药。苓、术、龙、牡皆为佐使。中焦脾为后天之本,为气血生化之源,饮食水谷之气在此化为心之气血,炒白术、茯苓健脾利湿,脾运健则阳气生;生龙骨、生牡蛎,甘、涩、平,功能收敛阳气,涩精止汗,镇心安神。

【加减化裁】阳虚重者,症见畏寒喜暖,手足逆冷,心率缓慢者,可加细辛 3g 以温阳复脉;气虚重者,症见气短不足以呼吸,懒言声低,萎靡不振者,可加生黄芪 30g、升麻 6g 助炒白术以补中升陷;阳虚血瘀重者,症见胸背痛甚,遇冷加重,畏寒喜暖,肢冷便溏,舌淡胖或有瘀点、瘀斑,脉沉迟而涩结代者,加醋乳香 12g、醋没药 12g 以温阳通络止痛。

五、验案精选

杨某,男,58 岁,2021 年 7 月 25 日初诊。

【病史】1994 年因"病毒性心肌炎"在院治疗后出现心慌,心电图示:心房纤颤,心房扑动(简称房扑)。时有乏力,活动后气短明显,未予重视。1995 年于某三甲医院行经食管超声心电图,提示:心房纤颤,予川芎注射液对症治疗后症状缓解。2000 年于当地医院就诊,予普罗帕酮(心律平)、美托洛尔、稳心颗粒后,症状缓解不佳。既往急性心肌炎、脂肪肝病史。来诊症见:心悸,气短胸闷,头晕,乏力;伴腹胀,食后尤甚,尿频,汗出多,口中异味,记忆力近来减退,小便可,大便黏腻不爽,自觉排不尽感,每日 1~2 行。舌红黯,苔薄黄腻,脉弦滑代促。个人史:吸烟史 20 年,未戒烟;饮酒史 20 年,未戒酒。辅助检查(2021年 7 月 21 日):CHO:5.48mmol/L ↑,LDL-C:3.70mmol/L ↑,血常规、肝肾功未见明显异常。心脏彩超示:LA:4.0cm,RV:2.0cm,LVd:5.2cm,EF%:65%,FS:36%,二、三尖瓣轻度反流,主动脉瓣轻度反流,左室舒张功能减退,左房扩大。

【西医诊断】病毒性心肌炎后遗症、心房纤颤、脂肪肝。

【中医诊断】心悸。

【辨证分型】气阴两虚,瘀毒内蕴。

【治法】益气养阴,活血祛瘀。

【方药】芪珀生脉汤合通络解毒方加减。

生黄芪 15g	西洋参 6g^(另煎)	丹参 15g	玄参 15g
炒酸枣仁 30g	麦冬 15g	连翘 12g	琥珀粉 3g^(分冲)
僵蚕 12g	蝉衣 12g	醋乳香 12g	醋没药 12g

7 剂,水煎服,日 1 剂,分两次服。

二诊:患者服上方后房颤发作频率、程度较前减轻,近 1 周发作 4 次,每次持续 6~7min,伴胸闷、气短、头晕。腹胀减轻,口中仍有异味,仍乏力、困倦;大便黏腻改善,基本成形;小便可,眠可。舌红黯胖大,苔薄黄腻,脉弦滑。考虑病久损耗气阴,心之气阴不足所致,兼有脾气虚弱,痰湿内阻,故上方减连翘,生黄芪用量增至 30g,加沙参 12g 益心气、滋心阴,加茯苓 30g、泽泻 12g、生薏苡仁 30g 健脾除湿。继服 14 剂。

三诊:患者服上方后,心悸 1 周发作 2 次,头晕愈,气短、乏力、汗出等症状得到缓解。考虑心气仍有不足,加生龙牡各 30g^(先煎)、仙鹤草 9g 敛汗滋阴,后期主以上方巩固疗效 2 个月后,诉身体无特殊不适。

【按语】

患者中年男性,病毒性心肌炎后并发房颤 20 余年,属病毒性心肌炎后遗症期,此期外邪已除,当以阴虚为主,阴阳互根,阴伤阳衰,故而患者头晕、心悸、汗出多,乃日久耗伤气阴所致。因患者平素嗜烟酒,滋生痰湿,日久脾气亏虚,加之气阴不足,不能濡养心脉,挛急发为心悸。因患者病程多年,且房颤发作频繁,结合患者基础舌脉为舌红黯胖大,此乃病毒后期损害心肌,此时中医以瘀毒内蕴为其另一主要病机。心气阴不足是发病根源,故首诊治疗当益气养阴,活血祛瘀为主。二诊加大补气阴力度,兼以健脾祛湿,茯苓、泽泻利湿健脾,祛湿邪之有余,制滋补诸品之腻滞,使湿去而无伤阴之弊,阴复而无助湿之嫌。三诊配合生龙骨、生牡蛎等镇心养心之品,疗效甚好。但因患病日久,后期仍需继续服药数个疗程,方可痊愈。

参 考 文 献

[1] KIM Y G,BOO K Y,CHOI J I,et al. Early recurrence is reliable predictor of late recurrence after radiofrequency catheter ablation of atrial fibrillation[J]. JACC Clin Electrophysiol, 2021,7(3):343-351.

[2] WONGCHAROEN W,LIN Y J,CHANG S L,et al. History of hyperthyroidism and long-term outcome of catheter ablation of drug-refractory atrial fibrillation[J]. Heart Rhythm,2015,12 (9):1956-1962.

[3] HU Y F,LIU C J,CHANG P M,et al. Incident thromboembolism and heart failure associated with new-onset atrial fibrillation in cancer patients[J]. Int J Cardiol,2013,165(2):355-357.

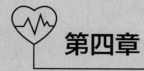

第四章

瓣膜性房颤论治经验

第一节　二尖瓣狭窄合并房颤

一、概述

大多数二尖瓣狭窄是由风湿性心脏瓣膜病所致。然二尖瓣狭窄的病因除风湿性心脏病外,临床尚可见老年退行性二尖瓣狭窄及其他少见病因(如结缔组织病)引起的二尖瓣狭窄,但以上病因造成的瓣口狭窄程度均较轻,瓣膜极少有交界粘连,不易引发左心房结构改变及诱发房颤,故本节讨论二尖瓣狭窄合并房颤以风湿性心瓣膜病所致为主。风湿性心瓣膜病发病,由于反复发生风湿热,早期二尖瓣以瓣膜交界处及其基底部水肿、炎症及赘生物(渗出物)形成为主,后期在愈合过程中由于纤维蛋白的沉积和纤维性变,逐渐形成前后瓣叶交界处粘连、融合,瓣膜增厚、粗糙、硬化、钙化,以及腱索缩短和相互粘连,限制瓣膜活动能力和开放,致瓣口狭窄。二尖瓣瓣口狭窄所致的左心房射血障碍,使左心房压力持续升高,心腔扩大,为房颤的发生提供了解剖学基础,致使心房电重构形成,发生二尖瓣狭窄性房颤。对轻中度二尖瓣狭窄患者、拒绝或无法进行手术治疗的患者、左房重构的房颤高风险患者以及二尖瓣狭窄术后复发房颤患者,中药治疗可缓解症状,增加心输出量,减轻心肺负荷,预防血栓栓塞,改善患者预后。二尖瓣狭窄合并房颤,因往往伴有低心排和肺淤血,以心肺功能障碍为主,与中医宗气下陷病机理论契合,故常被认为是宗气下陷、瘀血、水停心肺为患,治疗多采用益气升陷、活血利水之法。

二、病机要点

1. 二尖瓣狭窄合并房颤辨治需把握治疗节点

二尖瓣瓣口狭窄可使舒张期血流由左心房流入左心室受限,左心房压力增高,引起肺静脉和肺毛细血管压升高,继而扩张和淤血。临床根据二尖瓣瓣口面积,将二尖瓣狭窄程度分为轻、中、重度,其中二尖瓣瓣口面积大于 $1.5cm^2$ 者,因多尚未引起严重血流动力学紊乱及心房结构改变,静息状态下可无临床表现,但在二尖瓣血流增多或舒张期缩短,如心房纤颤时,可导致左心房、肺静脉和肺毛细血管压进一步骤然升高,出现呼吸困难、咳嗽、发绀,甚至急性肺水肿。随着二尖瓣狭窄程度加重,瓣口面积缩窄至小于 $1.5cm^2$,发展至中重度二尖瓣狭窄时,静息状态下心输出量明显降低,伴发房颤时心输出量更严重减少,肺小动脉反应性收缩痉挛,肺动脉压上升,肺血管阻力升高。长期的肺高压可致右心室肥厚、扩张,最终发生右心衰竭。而二尖瓣严重狭窄导致的左心房淤血致左心房扩大,更易促发房颤,形成持续性房颤,加重肺淤血、肺水肿,诱发或加重心力衰竭,形成恶性循环。

基于以上病理生理学演变所致的病情进展,可知不同轻重程度的二尖瓣狭窄,其病机要点各异。因此,在辨治二尖瓣狭窄合并房颤时,笔者多把握疾病所处阶段,以其特定病理阶段的特定病机为靶向,直击病机要点以获桴鼓之效。

2. 心肺瘀血、水液内盛为二尖瓣狭窄合并房颤的核心病机

二尖瓣狭窄合并房颤以心肺瘀血为病机根本。因心输出量下降致瘀水内停,水液内盛,凌心蕴肺,伤及心脉,使心脏搏动功能不能自主,故脉律紊乱,发为房颤。房颤心脉紊乱,更加重了瘀血、水液停聚,致痰湿内生。瘀血、水停、痰浊等病理产物胶结,使心肺气机停滞,失于运转。阴邪内盛,心气、心血耗损,心体失养,心质肥大,形成难以逆转的房颤伴心泵功能衰竭,阴阳无法续生,生气衰败,病情危笃。因此,心肺瘀血、水液内盛为二尖瓣狭窄合并房颤的核心病机,活血利水治疗需贯穿全程。

三、治疗总纲

二尖瓣狭窄合并房颤急性期多以水饮瘀血内盛,阻滞心肺,心肺过劳为主,当以泻肺行水,活血化瘀为要,以解经络瘀滞,畅达百脉,减轻心肺负荷;缓解期,水湿瘀血渐退,则补益心气为本,并根据机体寒热不同,侧重养阴或温阳之法。

四、辨证论治

1. 水饮凌肺,伤及心脉

【症状】心悸不安,伴胸闷气短,咳嗽喘憋,多于劳动、剧烈运动或情绪激动后出现,或伴突然出现的口唇发绀、咯血、咳粉红色泡沫状痰;渴不欲饮,呕恶欲吐。舌淡胖,苔白滑,脉象沉滑。

【病证分析】该证多见于二尖瓣狭窄的中度阶段,静息状态下多尚可无临床症状,而发作阵发性房颤、劳动、剧烈运动或情绪激动等使心率增快、舒张期缩短的情况,会急剧加重左心房内压及肺静脉压,发生急性肺水肿。因此,此证以心脉骤痹受损,水液失运停聚,上凌于肺所致。

【治法】泻肺利水,降逆复脉。

【基本方】黄芪泻肺饮加减。

生黄芪 30g	葶苈子 15g	桑白皮 15g	桔梗 12g
茯苓 30g	泽泻 15g	法半夏 9g	炒白术 12g
柴胡 10g	丹参 15g	生龙牡各 30g$^{(先煎)}$	

【用药特色】该方以黄芪为主药,因黄芪除可益气补虚,尚可利尿泻水,与葶苈子、桑白皮合用泻肺利水平喘,加茯苓、泽泻改善水液停聚。桔梗为药中之舟楫,能载诸药之力上行,柴胡为少阳之药,能引大气下陷者自左上升,两药升达气机,提壶揭盖以利水。半夏、炒白术可化水液停聚之稠浊,丹参活血通经,调畅气机阻滞。加龙骨、牡蛎镇心安神,与泻肺利水协同,降逆复脉。

【加减化裁】肺阳不振,肺失宣发,咳嗽、呼吸不畅伴小便不利者可加炙麻黄 10g 以宣肺气;脾阳不足者,水饮内停心下,胃中振水有声,脘腹喜温喜按者,可加高良姜 10g、木香 10g 以温阳健脾利湿。

2. 心肾阳虚,瘀水蕴肺

【症状】持续性心悸不安,安静状态下即感胸闷胸痛,咳嗽喘憋,甚者无法平卧,夜间明显,咳痰,面色晦暗,口唇发绀,乏力倦怠,渴不欲饮,下肢浮肿,形寒肢冷,伴恶心、欲吐,小便不利,大便稀溏。舌淡胖,苔白滑,舌下络脉迂曲,脉虚弱或沉细无力。

【病证分析】该证多见于二尖瓣狭窄的重度阶段,出现右心室扩大、右心衰竭的患者。该证患者因心输出量明显降低,致严重心肺瘀血,水液内盛,阻滞血脉运行,瘀水蕴积于肺,肺失宣发肃降。房颤使心脉紊乱,心体失用,瘀血、水液停聚于心肺、脉道,心肾阳气耗损,温运无力,病情危重。

【治法】温补心肾,活血利水。

【基本方】参蟾振心汤合黄芪泻肺饮加减。

制附子 10g$^{(先煎)}$	红参 6g	桂枝 9g	生黄芪 30g
葶苈子 15g	桑白皮 15g	茯苓 30g	泽泻 15g
五加皮 6g	怀牛膝 12g	醋乳香 12g	醋没药 12g
生龙牡各 30g$^{(先煎)}$			

【用药特色】该方以附子振奋心肾阳气,桂枝温通血脉,红参、黄芪补气助行血脉,葶苈子、桑白皮、茯苓、泽泻、五加皮行水利水,合乳香、没药活血行气,使血活水利,通利血脉气机,更加怀牛膝引药势下行,加强降逆复脉之力。以生龙骨、生牡蛎镇心安神复脉。

【加减化裁】心阳不振者明显者,可加干姜 15g、细辛 3g 以加强温振心阳之力;肾阳不足气化无力者,患者见虚喘气短、咳喘痰鸣、身浮肿、腰以下尤甚、下肢水肿者,可加仙茅 15g、淫羊藿 15g、巴戟天 15g 以补肾壮阳,共奏温肾阳利水复脉之功。

3. 痰瘀互结,蕴久化热

【症状】心悸不安,胸闷气短,咳嗽,咳吐黄、白黏痰,发热,喘憋,动则尤甚,面色晦暗,口唇发绀。舌淡胖,苔白腻,舌下络脉迂曲,脉象虚浮促或滑。

【病证分析】该证多见于久病二尖瓣狭窄致心力衰竭,肺淤血合并肺部感染患者。因长期瘀血、水液停聚于肺,痰湿内生,使瘀血、停饮、痰浊等病理产物胶结,正气虚耗,易感外邪。且痰瘀久蕴化热,与邪气相合,致邪热伤肺,加重肺之气机壅闭,同时影响心脉,心悸更甚。

【治法】活血行瘀,豁痰清肺。

【基本方】礞石通脉汤加减。

丹参 15g	醋乳香 12g	醋没药 12g	青礞石 15g ^(先煎)
浙贝母 12g	法半夏 9g	黄连 6g	桔梗 12g
葶苈子 15g	桑白皮 15g	茯苓 30g	

【用药特色】该方以丹参合乳香、没药活血行瘀通脉,以青礞石坠痰下气,半夏燥湿化痰,合浙贝母、黄连清化痰热,桔梗宣肺、祛痰、排脓,共同清解蕴积于肺的久积胶结顽痰。且青礞石尚可镇惊安神,是为此方要药。葶苈子、桑白皮泻肺利水平喘,合茯苓运化水液,共奏复脉之功。

【加减化裁】若痰热为盛,加陈皮 12g 行滞气而泻郁满,开胸膈,扫痰涎;全瓜蒌 15g 化痰利气宽胸,清心除烦,开胸膈之痹结,涤涎沫之胶黏;竹茹 15g、芦根 10g 以清化痰热、清热除烦以宁心定悸;或加枳实 10g 破气消积,化痰除痞,且逐心下停水,化日久之稠痰。

五、验案精选

李某某,女,63 岁,2021 年 5 月 9 日初诊。

【病史】阵发心慌 1 个月余。患者 1 个月前无明显诱因出现心慌,就诊于当地医院,查心电图示心房纤颤,心脏超声示:风湿性心脏病,二尖瓣中重度狭窄及轻度关闭不全,三尖瓣轻度关闭不全,左房增大,肺动脉高压(中度),房颤,心功能减低(EF 43%)。予华法林、美托洛尔(倍他乐克)、地高辛(具体剂量不详、未规律用药),症状缓解不明显。后于中医门诊口服汤药,疗效亦不显,故就诊。既往史:风湿性心脏病及二尖瓣球囊扩张术后 20 余年,糖尿病病史 10 余年,隐匿性肾炎 2 年,否认冠心病、高血压等病史。来诊症见:心慌,发作频繁,持续时间 3~4h,活动及劳累后加重。周身乏力,前胸剑突下胸闷不适,无胸痛。两侧胁肋胀痛、刺痛不适。头晕,头痛,夜间口干口苦,干咳,咽痛。胃胀痛,泛酸,恶心欲呕。纳差,眠尚可。便干,2~3日1行,小便量少,色黄。查体:BP 120/65mmHg,双肺呼吸音粗,双肺中下部可闻及散在细小湿啰音。HR102次/min,律绝对不齐,第一心音强弱不等。舌黯红,苔薄黄,脉弦细结代。心电图示心房纤颤。

【西医诊断】风湿性心脏瓣膜病 二尖瓣中重度狭窄并轻度关闭不全,三尖瓣轻度关闭不全,肺动脉高压,心律失常 心房纤颤,二尖瓣球囊扩张术后,2型糖尿病,隐匿性肾炎。

【中医诊断】心悸。

【辨证分型】心肺瘀血,水饮内盛。

【治法】泻肺利水,活血行瘀,复脉定悸。

【方药】黄芪泻肺饮加减。

桑白皮 30g	葶苈子 15g	茯苓 30g	丹参 15g
甘松 12g	枳壳 12g	黄连 6g	僵蚕 12g
蝉衣 12g	生黄芪 15g	北沙参 12g	地骨皮 30g
延胡索 12g	生龙牡各 30g^(先煎)		

14剂,水煎服,日1剂,分两次服。

二诊:患者服上方后诸症减轻。阵发性心慌发作次数减少,每日1~2次。乏力,心前区憋闷不适、紧缩感,偶有胁肋部游走性刺痛,头晕,恶心,口干,泛酸烧心,纳可,入睡困难,小便黄,量少,气味馊秽,时觉排尿不适,大便每周1~2次。舌黯红,苔薄黄,脉弦细。BP 106/62mmHg,HR 74次/min,律齐。患者服药后获效,故守方。便秘严重,去蝉衣,加莱菔子15g以降气、改善饮食停滞,配合火麻仁12g以润肠通便。继服14剂。

三诊:服药后症状好转。心悸发作每日1~2次,伴随不适感明显减轻。仍轻微乏力、头晕、恶心,偶泛酸烧心,胁肋部游走性刺痛,眠差,大便干,每周1~2次。心前区憋闷不适、紧缩感等症状得到缓解。考虑患者久病伤阴,故见失眠、便秘,加炒酸枣仁30g以养心安神、玉竹15g以养阴润燥。瘀水内盛,阻抑气机,故加代赭石20g^(先煎)以降摄肺胃气机、砂仁6g^(后下)以理气化湿。继服14剂。

四诊:患者服药后心慌发作频率及持续时间均明显减少,间断偶发,持续时间缩短至20分钟~1小时。且便秘明显缓解,大便1~2日/次,继服上方加减调理巩固3个月后停药,嘱定期复诊。

【按语】

患者风湿性心脏瓣膜病20余年,二尖瓣中重度狭窄合并肺动脉高压、左房增大,形成房颤发生的解剖学基础,故而继发房颤。分析患者房颤病机演变,其二尖瓣严重狭窄致心肺血脉滞涩,血流缓滞停聚于心肺,造成严重的心肺瘀血。长期的心肺瘀血致静脉压升高，水液溢出脉外，内盛停聚于肺，影响肺之气机宣降，致心肺气机为瘀血、水液等阴邪阻抑，心脉鼓动失去统摄，扰乱无序，出现房颤。故而其治疗以泻肺利水、活血化瘀、行气通脉贯穿始终，通利瘀水的同时，以恢复心肺气机为要，使阴邪渐化而胸阳复张，血脉渐归调和。此外，患者久病耗伤气阴，虚热内盛；加之邪盛日久化热，故处方加用益气养阴之品以扶正，且配合地骨皮、黄连等清虚实之热，兼顾邪正两端，促进心肺血脉功能的恢复。再据患者症状变化、病机演变加减用药，缓图良效。

第二节　二尖瓣关闭不全合并房颤

一、概述

心脏瓣膜病是发生心房颤动的独立危险因素，多数瓣膜性心脏病患者会继发心房纤颤。二尖瓣的主要功能为保证血液舒张期由左心房流入左心室而收缩期不逆流入左心房。对于二尖瓣关闭不全的患者，收缩期左心室的血液倒流入左心室，导致左心室舒张期容量代偿性增加，加重左心室的前负荷，而容量负荷的长期增加最终导致左心室功能障碍，在舒张期左房不能有效地将更多的血液流入左心室，从而导致左房增大，进而引起肺淤血，肺循环阻力增加，血流动力学改变，最终诱发右心功能障碍。而心房扩张则是心房颤动的独立危险因素。

二尖瓣关闭不全导致的心房颤动，在中医典籍中并无此病名，根据其临床特征可归为"心悸""水肿"等范畴。此病病程缠绵，心气虚是出现最早的证候。心气不足，气虚则血行无力，瘀血内生，瘀阻水停，日久阳气亏虚，晚期以脾肾阳虚为主。

二、病机要点：心气不足是二尖瓣关闭不全合并房颤的病机始发因素，气虚血瘀水停是其主要病机

二尖瓣关闭不全合并房颤以心气不足为病机始发因素，气虚痰瘀水停为其主要病机，气是维持生命活动的物质基础，人体的正常生理活动是建立在气的运动转换基础上的。气化为形、形化为气的形气转化过程是保证人体正常功能的基础。二尖瓣关闭不全是二尖瓣功能障碍的表现形式之一，气虚则是其基本病机特点，气虚无力推动血液运行，气虚无力运化水液，聚湿成痰，痰阻血瘀，水液输布失常，从而导致痰瘀水停，则是其主要病理特征。因此，对于二尖瓣关闭不全合并房颤，病性以本虚标实为主，气虚为本，痰瘀水停为标，痰浊、瘀血、水停阻于心，心脉不畅，发为房颤。

三、治疗总纲：补益心气为本，活血化痰利水为标

二尖瓣关闭不全合并房颤以心气不足为始动因素，且贯穿疾病全程，治疗当以补益心气贯穿始终。此外，根据病理产物痰、瘀、水的不同分别施以化痰、活血、利水之法，但总不离扶正祛实，以补心气为首要治疗法则。

四、辨证论治

1. 心气不足，痰瘀蕴肺

【症状】心悸气短，劳累或感冒后心悸加重，胸痛时作，痛如针刺，或痛引肩背内臂，神疲乏力，或有自汗懒言，头晕，多梦健忘，或口干漱水不欲咽，或咳出清稀痰涎，或咳嗽痛引胸胁，脘痞腹胀，泛恶欲呕。舌质黯红或有瘀斑，舌苔白腻，舌下脉络迂曲，脉弦细结。

【病证分析】此型多见于老年二尖瓣关闭不全合并房颤患者，多因年老体弱，脏腑功能减低，心气亏虚，推动无力，瘀血、痰浊内生，阻于心脉，发为心悸。心主血脉，气为血之帅，血液的正常运行，有赖于气的正常推动，若心气亏虚，无力行血，则血行缓慢，停留而瘀。血之所聚，血瘀气滞，血不畅行，心失其养则心悸气短，心痛时作；气虚无力固摄卫气，故见自汗；痰浊阻于肺，故见咳出清稀痰涎，或咳嗽痛引胸胁。脘痞腹胀，泛恶欲呕为水饮之征。舌质黯红或有瘀斑，舌下脉络迂曲，脉弦细结为气虚痰瘀内阻之象。

【治法】补气活血，泻肺化痰，通脉止悸。

【基本方】芪丹通心汤合泻肺利水方加减。

生黄芪 30g	党参 15g	桔梗 12g	法半夏 9g
瓜蒌 15g	浙贝母 12g	葶苈子 15g	桑白皮 15g
茯苓 30g	丹参 15g	醋乳香 12g	醋没药 12g

【用药特色】二尖瓣关闭不全合并房颤主要以心气不足为本，病之初主要为虚实夹杂，治疗多以扶正祛邪为治则，治以补气化痰、活血泻肺。黄芪、党参补益心气，补虚培元，桔梗升提中气，葶苈子破水泻肺，半夏燥湿化痰，瓜蒌化痰润肺，洗垢除烦，涤涎沫之胶黏，浙贝母化痰，诸药合用，可使脉络调和，心气顺接。其中生黄芪、桑白皮、葶苈子是笔者常用的补气泻肺利水的习用角药，其中黄芪补益脾肺之气，桑白皮泻肺利水，葶苈子泻肺降气、利水消肿，三者一补二泻，意在扶正而不恋邪，祛邪而不伤正。

【加减化裁】心气不足甚者，症见气短、心悸、无力重者，加炙甘草 6g、肉桂 3g 取保元汤之义，益气养心；痰热明显者，症见痰黄而稠，或痰白而胶结难出，身热面赤，心烦口渴，尿黄便结者，加胆南星 6g、黄芩 12g 清热化痰。

2. 痰瘀互阻,水气凌心

【症状】心慌气短,胸闷,恶心,咯吐痰涎,时有胸部刺痛,渴不欲饮,小便短少,食少多寐。舌质黯红,有瘀斑,苔白腻,脉滑结代。

【病证分析】二尖瓣关闭不全合并房颤病程较长者,心气不足,鼓动乏力,故见心慌气短;母病及子,脾气亏虚,水液、血液运化失常,痰瘀内生,阻于心,气机不畅,故见胸闷;痰瘀阻于胸部,故见咯吐痰涎、时有胸部刺痛;此外,日久脾气亏虚,水液代谢失常,出现水饮停聚,津液不能上承于口,故见渴不欲饮;水饮上凌于心,治疗多从化痰、活血、利水入手。

【治法】化痰逐瘀,泻肺利水,息风止悸。

【基本方】礞石通脉汤合黄芪泻肺饮加减。

醋乳香 12g	醋没药 12g	丹参 15g	葶苈子 15g
桑白皮 15g	桔梗 12g	浙贝母 12g	僵蚕 12g
蝉衣 12g	全蝎 6g	茯苓 30g	生黄芪 30g

【用药特色】乳香辛香发散,于十二经络无所不入,没药可宣通气血,浙贝母化痰散结,同时治疗多兼顾运化水液,多从肺、脾二脏论治,葶苈子、桔梗从肺宣肺泻水,茯苓从脾淡渗利水,此外,病久入络,多用虫类药物如全蝎搜剔瘀血,僵蚕、蝉衣息风止颤。

【加减化裁】病久水饮上凌心肺甚者,症见咳喘、恶心呕吐者,加半夏 9g、陈皮 12g、杏仁 9g、桔梗 12g 以开宣肺气、和胃降逆止呕;瘀血甚者,口唇紫黯,舌下络脉迂曲者,加当归 10g、川芎 6g、丹参 15g 以活血化瘀;心慌失眠甚者,症见整夜不能入睡、心烦者,加生龙骨、生牡蛎各 30g^(先煎)以重镇安神。

3. 脾肾阳虚,痰瘀互阻

【症状】心慌气短,神疲嗜卧,气短乏力,腹胀便溏,形体肥胖,颜面虚浮,咯吐痰涎,自汗气喘,动则更甚,畏寒肢冷,下肢浮肿,夜尿频。舌体胖大,舌质黯红,舌苔白腻,脉沉结细。

【病证分析】二尖瓣关闭不全合并房颤病程晚期,多已累及脾肾二脏,多由心阳不足,病久耗气伤阳,水邪久踞,肾阳虚衰不能温养脾阳,或脾阳久虚不能充养肾阳,终则脾肾阳气俱伤。阳气亏虚,心脉无力鼓动,故见心慌气短;脾肾与水液代谢息息相关,脾肾阳虚,水液代谢输布失常,水饮内生,聚于下肢,故见下肢浮肿。治疗多以扶正祛邪为主,多以温补脾肾、化痰活血为法。

【治法】温补脾肾,化痰活血,复脉止悸。

【基本方】温肾通脉汤加减。

淫羊藿 15g	制附子 9g^(先煎)	仙茅 12g	生龙牡各 30g^(先煎)
茯苓 30g	醋乳香 12g	醋没药 12g	地龙 12g
五加皮 6g	桔梗 12g		

【用药特色】肾为人体一身元气之本,肾阳为诸阳之本,有温煦机体各脏腑的功能。淫羊藿、附子、仙茅可温补肾阳,温煦脾阳,脾胃诸虚得补,一身之阳得以充养,加用茯苓,可健运脾胃,使气血生化之源源源不断。同时,房颤病程日久,须兼顾治标,当以生龙骨、生牡蛎镇惊安神。久病入络,用乳香、没药之辛温通络之品疗心脉之脉络凝痹。

【加减化裁】瘀血重者,加益母草 12g、丹参 10g、鬼箭羽 12g、泽兰 15g 以活血化瘀;水湿泛滥,肿溢肌肤,小便不利者,加泽泻 15g、萹蓄 12g、茯苓 30g 以利水消肿。

五、验案精选

李某,男,70 岁,2020 年 12 月 18 日初诊。

【病史】间断心慌 10 年。患者 10 年前因心慌就诊于当地医院,查心电图示:心房颤动,心脏超声:LA 45mm,EF50%,左房增大,二尖瓣关闭不全(重度),左室舒张功能减低,诊断为心房颤动,瓣膜性心脏病　二尖瓣关闭不全,现口服富马酸比索洛尔、利伐沙班片、奥美沙坦酯、阿托伐他汀钙片。既往高血压、高脂血症病史。来诊症见:心慌、胸闷、喘憋,活动后气短加重,乏力,自汗,入睡困难,双下肢水肿,小便少,大便调。唇舌紫黯,舌黯红,舌苔白腻,脉弦涩促。

【西医诊断】心房纤颤、瓣膜性心脏病,二尖瓣关闭不全、高血压、高脂血症。

【中医诊断】心悸。

【辨证分型】心气不足,血瘀水停,日久生风。

【治法】益气活血,泻肺行水,息风定悸。

【方药】芪丹通心汤合泻肺利水方加减。

生黄芪 30g	丹参 15g	升麻 6g	茯苓 30g
柴胡 6g	桔梗 6g	玉米须 30g	葶苈子 20g
赤芍 12g	僵蚕 12g	蝉衣 12g	桑白皮 30g
桃仁 12g	红花 12g	生龙牡各 30g (先煎)	

14 剂,水煎服,每日 1 剂,早晚分服。

二诊:患者服上方后心慌明显好转,气短乏力稍减轻,喘憋改善不明显,舌质黯红,舌苔白腻,脉弦涩促。上方去赤芍,加党参 12g、法半夏 9g 健脾化痰。继服 28 剂。

三诊:心慌无明显症状,活动后气短乏力明显减轻,自诉可步行 2 000m。以上方少量加减续服半年,心悸症状基本消失。

【按语】

患者男性,既往高血压、瓣膜性房颤病史。临床多以本虚标实证多见。多因年老体弱,脏腑功能减低,心气亏虚,瘀血、痰浊内生,阻于心脉,发为心悸。宗气是水谷精微和自然界空气而成的后天精气,可以化生为心肺阳气。宗气的主要生理功能有二:一为出于喉咙而司呼吸,一为贯注心脉而行气血。宗气下陷当以升补宗气为主,此患者在宗气下陷基础上,伴有风、瘀、水等病理因素,治疗当以益气行水,活血通络为法。二诊患者心慌,气短乏力均好转,但喘憋改善不明显,结合舌脉,考虑痰浊未去,小量增加健脾化痰之品。三诊患者宗气得补,血瘀、痰浊得去,脏腑功能恢复,气充脉复,心悸得消。

第三节　主动脉瓣狭窄合并房颤

一、概述

主动脉瓣狭窄的形成主要包括先天性病变、退行性病变以及炎性病变,临床以退行性病变引起的主动脉瓣狭窄最为常见。退行性病变过程包括增生性炎症、脂质聚集、血管紧张素转化酶激活、巨噬细胞和 T 淋巴细胞浸润等,使钙质沉积于瓣膜基底,瓣尖、瓣叶活动受限,引起主动脉瓣狭窄。当主动脉瓣口面积显著减少时,左心室和主动脉之间收缩期的压力阶差明显,致使左心室壁向心性肥厚,左心室游离壁和室间隔厚度增加,其顺应性下降,左心室壁松弛速度减慢,使左心室舒张末压力进行性升高,压力通过二尖瓣传导至左心房,使左心房后负荷增加,肺静脉压、毛细血管楔压和肺动脉压等相继增加,可以导致左心衰竭。另外,狭窄所致左心室压力升高,引起左室肥厚、射血时间延长,心肌耗氧量增加;主动脉瓣狭窄时常因主动脉根部舒张压降低、左心室舒张末压增高压迫心内膜下血管使冠脉血流减少及脑供血不足。因此导致心肌缺血缺氧和心绞痛发作,损害左心功能,从而导致头晕、黑矇及晕厥等脑缺血症状。早期狭窄常常临床症状不显著,狭窄程度较重时,典型的临床表现包括心绞痛、晕厥和呼吸困难。在心力衰竭、心肌缺血缺氧等机制的作用下,相当数量的患者可合并房颤,可导致左心房压升高和心输出量明显减少,从而导致严重低血压、晕厥或肺水肿。因此,主动脉瓣狭窄合并房颤的治疗要点在于尽快转复,防止急性左心衰。本节所描述中医病机以退行性病变引起的主动脉瓣狭窄为主,先天性瓣膜畸形以及风湿性炎症所致不在本节讨论范围之内。由于临床以增龄性为明显特点,中医多认为老年或久病致正气虚衰,运行津血无力,留滞为邪,阻塞心窍而成。因此,治疗的根本仍在于扶正。

二、病机要点：正气虚衰，痰瘀阻窍

本病多由年老久病虚损所致。年老体衰，阴阳虚损，正气亏耗已极，心脉鼓动无力，气血失养；日久血不能行，留滞成瘀，水液不能布散，聚为痰饮水湿；痰瘀互结，阻塞心窍，瓣膜壅滞，形成狭窄。心脉之中血虚血滞，皆可化风，而成房颤。本病病理因素虽然虚实夹杂，然而其中实证的表现由于本虚所致，根本仍在于正气虚衰。临床老年虚损患者由于器质性病变带来的心脏负荷，多合并不同程度的心功能不全。临证之时尚有气血阴阳虚衰之别，如气虚者可至大气下陷，清阳升举无力，故见反复气短不足以息、眩晕甚至晕厥之症，症状侧重于呼吸困难；阳虚者则在于心肾阳虚，不能制水，水气凌心，则可见胸痛心悸、眩晕等症，阳气乏源，阴阳气不能顺接，则进一步发展成为厥证。

三、治疗总纲：补益正气，豁痰逐瘀通窍

针对虚损为本的要点，《素问·至真要大论》谓"损者益之"，当以补虚为急。明辨五脏气血阴阳之不同，侧重应用益气升提之法。同时根据实际标本轻重之别，酌情使用活血、化痰、行水、息风之品。运用温阳法需注意兼顾心肾。温心不煦肾，则根基不牢，阳气乏源，虽缓一时之症，病情迁延反复；助肾不暖心，则心阳不振、水气不化，难救刻下之急；此外，需要注意扶助中焦，则心肾得以交通，水湿之气游溢而散，是本病治疗的要点。益气之要点在于升提清阳，则需配伍除湿化痰散风之品，观李东垣补中益气、升阳散火、升阳益胃诸方，无不重视燥药与风药的运用。痰湿祛除则气机升降出入再无障碍，迅速令清阳出于上窍。然而久用之时，须防过燥之弊，宜兼顾润燥，避免阴液耗竭，损伤根本。

四、辨证论治

1. 气虚血瘀，痰湿蕴肺

【症状】胸闷心悸，眩晕时作，甚则昏扑，气短不足以息，咳痰色白质黏，可见寒热往来，或咽干作渴，神昏健忘，面色少华，口唇紫黯。舌淡黯胖大，有齿痕，苔薄白腻，脉结迟弱。

【病证分析】本证为主动脉瓣狭窄合并房颤，虽合并痰浊血瘀之象，要点在于大气下陷。年老久病气衰，无力升举清阳，故成气陷，上焦脑窍失于濡养，可见胸闷心悸，眩晕时作，甚则昏扑，气短不足以息。气虚无力运血，瓣膜阻滞，渐成血瘀，故见唇舌紫黯。气虚运化失司，津液留结为水饮，故见面色少华，舌体胖大。水饮上凌心肺，故见胸闷咳痰。舌淡黯胖大，有齿痕，苔薄白腻，脉沉迟微弱均是大气下陷、痰瘀互结之象。

【治法】补气升提，豁痰化瘀，息风止悸。

【基本方】升陷通瘀汤合黄芪泻肺饮加减。

生黄芪 30g	丹参 15g	西洋参 10g^(另煎)	鸡血藤 15g
桑白皮 15g	葶苈子 15g	茯苓 30g	法半夏 9g
僵蚕 12g	甘松 12g	三七粉 3g^(分冲)	血竭 6g
柴胡 6g	升麻 6g		

【用药特色】本证以气陷为本,清阳下陷,气虚不能升举,需补气兼以升提,用生黄芪、西洋参共为君药,意在速生无形之气、升提以救在上之急。僵蚕、甘松其性皆浮,助清阳上行,又透散心风;半夏、茯苓化痰除湿;血竭、鸡血藤、三七化瘀通脉,共为臣药。桑白皮能调肺主治节以助行水,性润又能防诸药过燥,为佐药。正气充足,则心脉、心窍得清阳之养,风邪不凑,房颤自止。

【加减化裁】主动脉瓣狭窄日久,坚积难散者加皂角刺 6g、露蜂房 6g 以软坚散结;痰浊壅滞、神昏窍阻者,加石菖蒲 9g、郁金 12g 以豁痰开窍;血瘀明显,唇舌紫黯、爪甲青紫者,加鬼箭羽 12g、莪术 9g 以破血逐瘀。

2. 肝肾阴虚,痰瘀蕴热

【症状】心烦失眠,口燥咽干,盗汗遗精,两颧潮红,小便短黄,大便干结,或咳血、衄血,或舌体、口腔溃疡。舌红少津,脉细促。

【病证分析】心肺疾病日久,损伤肝肾,发为本证。房颤患者心悸频发,则汗出不止,久而久之则会出现耗伤肝肾之阴。《黄帝内经》所谓"燥胜则干",阴虚则燥,燥则生风,最易阴虚风动,阴虚日久化热,亦可热极生风,可导致房颤持续不缓解。同时,久病入络,瘀血内阻,夹痰阻窍,形成主动脉瓣狭窄的状态。故应滋补肝肾之阴,化痰活血。

【治法】滋养肝肾,豁痰逐瘀,息风止悸。

【基本方】滋肾通脉汤。

盐知母 12g	黄柏 10g	桑寄生 12g	生地黄 12g
茯苓 30g	炒酸枣仁 30g	醋乳香 12g	醋没药 12g
法半夏 9g	鸡血藤 15g	生牡蛎 30g^(先煎)	

【用药特色】本方用生地黄滋肾阴,益精髓;桑寄生滋肾益肝,知母、黄柏清肾中伏火,共为君药。乳香、没药、鸡血藤活血通脉;半夏、茯苓健脾化痰,并防诸药过于滋腻;炒酸枣仁味酸入肝,滋养肝血,肝肾同补,共为臣药。生牡蛎潜镇息风,为佐药。本方要点在于补益肝肾而不滋腻,兼顾化痰活血,奏息风止颤之功。

【加减化裁】阴虚火旺尤甚、夜热盗汗者,加地骨皮 30g、醋鳖甲 30g^(先煎),养阴退热之余,兼能软坚散结;瘀热互结、身热夜甚、舌绛少苔者,加玄参 15g、牡丹皮 12g 以清营散瘀。

3. 气阴两虚,痰瘀蕴肺

【症状】心悸,胸闷喘憋,心烦不舒,咳嗽咳痰,气短神疲乏力,手足心热,小便淡黄,大便干燥。舌黯红、有瘀斑,苔白厚腻,边有齿印,脉细数结。

【病证分析】常见于老年久病,耗伤脏腑气阴,阴虚则风动尤甚,故房颤好发于气阴两虚之体。心气不足,故见心悸气短、神疲乏力,心阴亏虚,故见口咽干燥,手足心热,尿黄便干。气虚不能运化水液,故见下肢阴囊水肿,心烦不舒;日久瘀血内停,故见唇舌黯红、有瘀斑。苔少,边有齿印,脉细数皆是气阴两虚、瘀水内停之象。

【治法】益气养阴,豁痰活血,息风定悸。

【基本方】芪珀生脉汤合化痰通络方加减。

生黄芪 30g	太子参 15g	麦冬 12g	玉竹 15g
茯苓 30g	泽泻 12g	桑白皮 15g	葶苈子 15g
法半夏 9g	醋乳香 12g	醋没药 12g	甘松 12g
地龙 12g	僵蚕 12g	蝉衣 12g	

【用药特色】本证根本为心阴不足、痰湿蕴肺所致,治疗当以益气养阴为要,兼顾化瘀、祛湿、息风。方中以生黄芪益气升清、麦冬养阴润燥为君。《神农本草经》谓麦冬治"短气";重用茯苓,配伍泽泻,意在利水祛湿。此外,僵蚕、蝉衣息风止颤,均为佐使之品。

【加减化裁】疾病日久,气虚及阳,脾肾阳虚,症见便溏肢冷、尿少肢肿者,合用真武汤以温阳利水。气虚欲脱、冷汗自出者,加西洋参 6g^(另煎兑服)、生龙骨 30g^(先煎)益气收敛固脱。

五、验案精选

李某,女,76 岁,2015 年 10 月 13 日初诊。

【病史】主因"间断心悸气短 2 个月"来诊。2 个月前因劳累后出现间断心悸气短,伴胸闷、偶有眩晕。1 周前就诊东方医院查 ECG:心房纤颤,ST 段压低。予华法林、美托洛尔(倍他乐克)、地高辛等治疗,较前稍缓解,现为求进一步诊治来诊。来诊症见:间断心悸气短、喘憋,伴胸闷,无明显胸痛,活动后易加重。偶有眩晕,晨起咳少量白黏痰,纳差,眠差,小便可,大便溏结不调,每日 1 次。既往史:高脂血症 10 年,现口服阿托伐他汀钙片 20mg 1/晚。颈动脉斑块 6 年。查超声心动图:LVEF:43%,左房增大,主动脉瓣狭窄,肺动脉高压。查体:两肺底细小湿啰音,HR:76bpm,律绝对不齐,心音强弱不等。舌黯红胖大,苔薄白腻略黄,有齿痕,脉弦细结。

【西医诊断】主动脉瓣狭窄,肺动脉高压,心律失常、心房纤颤。

【中医诊断】心悸,喘病。

【辨证分型】大气下陷,脾虚痰滞。

【治法】补气升提,健脾除痰。

【方药】升陷通瘀汤合黄芪泻肺饮加减。

生黄芪 30g	炒白术 12g	知母 9g	升麻 6g
葶苈子 30g	茯苓 30g	法半夏 9g	陈皮 6g
柴胡 10g	甘松 12g	黄连 6g	蔓荆子 15g

14 剂,水煎服,日 1 剂,早晚分服。

二诊:心悸发作次数较前减轻,喘憋仍较明显,咳痰减少,纳眠差,大便较前稍成形。舌黯红,苔薄白,脉弦细。上方去葶苈子、蔓荆子、黄连,加莱菔子15g、枳壳 12g、僵蚕 12g。继服 28 剂。

三诊:偶有心悸气短,自诉发作次数较前明显减少,纳食好转,眠一般,二便可。舌黯红,苔薄白,脉弦细。以上方加减调治半年。随访心悸气短症状基本未再发作。

【按语】

本案患者高龄,符合主动脉瓣狭窄合并房颤正虚为本的特点。患者以正气不足为主,体现为心悸、胸闷气短、喘憋为主,故主要治以补气升提。结合少量咳痰、眩晕等痰浊之象,酌加健脾除痰之品。本方血瘀并不明显,故未用活血化瘀药。用黄连、知母等可以防止黄芪、白术过燥。另外本方可以体现大量风药的运用,一则透风邪止悸,二者升提以助健脾,三者暗合李东垣风药之运用,故竟全功。

第四节　主动脉瓣关闭不全合并房颤

一、概述

主动脉瓣关闭不全,主要由主动脉瓣膜本身病变、主动脉根部疾病所致。常见病因为退行性主动脉瓣病变、风湿性心脏病、先天性畸形、感染性心内膜炎、马方综合征等,临床以先天性畸形、老年主动脉瓣病变最为常见。此节主要论述慢性主动脉瓣关闭不全致房颤的中医治疗经验。其主要病理机制为心脏瓣膜及其支架结构受血流长期冲击而发生退行性变化、纤维化和钙质沉着,导致瓣膜增厚、变硬、运动受限,导致瓣膜关闭不全。由于主动脉瓣关闭不全,左室舒张期,主动脉大量反流致舒张压降低,冠脉灌注压下降,心肌缺血,致心肌收缩功能进一步减低,促使收缩末期容量增加,射血分数降低及左室重构。加之老年人左室心肌不同程度松弛性降低和纤维化均可使心房负荷加重,左房代偿性肥大。同时,房室瓣环的钙质沉积可延伸入心房,亦可导致窦房结功能受损。从而导致左房电生理及机械生理重构,触发房颤。房颤引起心房无效收缩,导致左房扩大、左房压升高、心排血量减少,在瓣膜病基础上可加重心脏血流动力学紊乱以及心脏结构改变。所以主动脉瓣反流病理过程中,房颤和瓣膜、房室结构改变互为因果,相互促进,形成一个恶性循环,进而促使心衰及血栓风险逐渐升高。依据不同时期临床主诉,中医可属"心悸""怔忡""胸痹""喘证""水肿"等范畴,其主要病理环节为枢机不利、心用失常,以脏腑虚损为本、痰瘀实邪聚集为标,合而发病,主要病位在心,与肺、肝、肾相关。临床针对抗凝药、复律药不耐受及临床主诉症状持续不解患者有明显治疗优势,或增加房室重构致心衰合并多脏衰竭患者的药物干预空间。

二、病机要点

1. 枢机不利、心用失常为发病重要环节

阳气开则泻,阖则纳。太阳为开,阳明为阖,少阳为枢。少阳为枢,枢本意为门之轴,枢动则开阖自如,由开到阖,枢承上启下,有转运气血、调节心律之用。主动脉瓣关闭不全的病理基础为脏腑虚损,精气不荣心脉,气血搏动无力,致使痰湿血瘀凝滞不通;痰瘀凝结,附于瓣膜,致瓣膜肥厚,瓣膜关闭不全,枢转不利,开阖失常,最终引起心用失常,心搏无节,脉结代无律,发为房颤。故枢机不利、心用失常为发病重要环节。

2. 脏腑虚损、痰瘀互结为病理基础

或因年老体虚,心肺不足,气虚无力,痰浊瘀血内生日久而见痰瘀互结于心;或因肝肾阴亏,不能潜阳,使肝阳亢逆,或长期恼怒焦虑,气火内郁,暗耗阴液,阴不制阳,阳亢于上,少阳枢机不利,加之阳升太过致气血燥郁,痰瘀交阻于心;或因热病后期、长期服用辛温补阳药物、年老体虚,气阴不足,瓣膜失于濡养,津血停滞,日久化瘀,痰浊内生,痰瘀互结,留滞心中。瓣膜受内生痰瘀实邪聚集,形痿不用,枢机不利,开阖失常,收缩节律失司,出现容量及压力负荷传导,瓣膜及房室结构改变,致心房电生理、机械生理重构,触发房颤,故可见脏腑虚损、痰瘀互结为病理基础。

三、治疗总纲:益气养阴固其本,兼顾化痰活血之法

主动脉瓣关闭不全房颤早期以心肺气虚为本,痰瘀凝结为标,重在补益心肺之气,兼以化痰活血之法。随着疾病发展痰瘀浊邪日久化热耗伤心阴,或久服渗利之品,更伤阴液,治疗当益气养阴为大法,使心气、心血得以充养,气血畅达,脏腑经络得以濡养,自然能加速病理产物的消退,达到正盛邪退的目的。

四、辨证论治

1. 心肺气虚,痰瘀互结

【症状】心悸或怔忡,心中惕惕不能自主,或胸闷时痛,痛觉延绵,反复发作,或胸闷而喘,自汗,或惊悸失眠,神疲健忘,气短乏力,纳差,便溏。舌淡紫或紫黯,苔白,脉细涩或弦滑、结代。

【病证分析】本证多见于老年患者,多因年老体虚,心肺不足,气虚无力,痰浊瘀血内生日久而见痰瘀互结。心气不足则气血推动无力,致气血凝滞心中,可见惊悸失眠,神疲健忘,气短乏力,或胸闷时痛,痛觉延绵,反复发作;肺气不足则宗气不充,宗气主行心肺气血而贯心脉,故肺气虚易致津停饮留,日久而化痰浊,可见胸闷而喘,自汗,纳差,便溏;痰瘀互增,加之心肺气虚,日久化为痰瘀互结之证,故见心悸或怔忡。心肺气虚是痰瘀内生的病理基础,痰瘀互结是瓣膜枢机开阖不利的主要病因,瓣膜枢机不利、开阖失常,主动脉、房室压力通过瓣膜开阖不利及收缩节律失司,出现容量及压力负荷传导,致电生理、机械生理重构,触发房颤。

【治法】补益心肺,化痰活血。

【基本方】芪蒌通脉汤。

生黄芪 30g	党参 12g	全瓜蒌 15g	炒白术 12g
茯苓 30g	法半夏 9g	醋乳香 12g	醋没药 12g
僵蚕 12g	枳壳 9g	玉米须 15g	炒酸枣仁 30g

【用药特色】本证以心肺气虚为本,痰瘀互结为标,故治疗当以补益心肺为主,化痰活血为辅。本方用药精炼,主次分明,主以甘温补气之品,兼以活血、化痰、行气之药。方中以黄芪大补脾肺之气,《名医别录》载黄芪:"主治妇人子脏风邪气,逐五脏间恶血……益气,利阴气",重用黄芪可补气之不足,又可补气以行血化瘀;以白术、茯苓、党参健脾益气,以瓜蒌、半夏、僵蚕燥湿化痰;乳香、没药行气活血通络;"血为气之母",血能生气,补气者须兼以补血,故用酸枣仁补益心血而安神;玉米须、茯苓淡渗利湿以绝生痰之源;枳壳行气除满以防血瘀再成。诸药合用,共奏补益心肺,化痰活血之功。

【加减化裁】瘀重者,症见胸闷时痛,痛有定处,面唇色黯,酌加丹参 15g、鸡血藤 15g、降香 3g 以行气活血,通络止痛;痰重者,症见胸闷痞塞,痰多质稠,可加薤白 9g、陈皮 12g 以理气化痰,宽胸散结;若肺气不足者,见咳嗽无力、反复发作、痰白质稀者,酌加款冬花、紫菀、太子参各 12g 以平补肺气,降逆止咳;见胸闷、喘憋者,可加桔梗 12g、柴胡 9g、前胡 12g 以行气宽胸,降逆平喘。

2. 肝阳上亢,痰瘀互结

【症状】心悸,眩晕耳鸣,头目胀痛,面红目赤,急躁易怒,失眠多梦,腰膝酸软,头重脚轻,或胸闷时痛,痛觉延绵,反复发作。舌红少津或有瘀斑,苔薄白或黄,脉弦促或弦细促。

【病证分析】多因肝肾阴亏,不能潜阳,使肝阳亢逆;或长期恼怒焦虑,气火内郁,暗耗阴液,阴不制阳,阳亢于上而成。肝阳亢逆,气血上冲,故头目胀痛,眩晕耳鸣,面红目赤;肝肾亏虚,肝阳亢盛,肝失柔和,故急躁易怒;阳热内扰,神魂不安,故失眠多梦;肝肾阴亏,腰膝失养,则腰膝酸软;肝肾阴亏于下,肝阳亢逆于上,上盛下虚,故头重脚轻;肝阳上亢,肝胆气机疏泄失常,少阳枢机不利,瓣膜开阖与心脏搏动功能失常,加之阳升太过致气血燥郁,痰瘀交阻于心,致瓣膜及房室结构改变,心房电生理及机械生理重构,触发房颤。舌红少津或有瘀斑,苔薄白或黄,脉弦促或弦细促,亦为肝阳上亢、痰瘀互结之象。

【治法】平肝潜阳,化痰通瘀。

【基本方】平肝通络汤。

天麻 12g	珍珠母 15g^(先煎)	玳瑁 15g^(先煎)	醋乳香 12g
醋没药 12g	僵蚕 12g	全蝎 6g	茯苓 30g
玉米须 15g	炒栀子 6g	郁金 12g	

【用药特色】本证以肝阳上亢为本,痰瘀互结为标,故治以潜镇肝阳之品为主,兼以化痰息风、行气活血之品。方中天麻善平肝息风,平抑肝阳,降气血之逆乱;以珍珠母、玳瑁咸寒重镇之品补益下焦肝肾阴虚不足,以收上越之肝阳;栀子苦寒降下,清肝以平肝气上逆;郁金疏肝行气解郁,并清心除烦;乳香、没药善行气活血以逐瘀通络;僵蚕、全蝎辛温祛风以熄内风,虫类药善走行,能搜剔经络之顽痰久瘀;以茯苓、玉米须淡渗利水以绝生痰之源。本方攻补兼施,诸药合用,共奏平肝潜阳,化痰通瘀之效。

【加减化裁】肝阳上冲过甚、心悸久久难平者,可加代赭石 30g、羚羊角粉 0.3g、珍珠母 30g 以平肝降逆、祛风定悸;肝火亢盛,见情绪急躁、口苦目赤、头痛头晕者,可加羚羊角粉 0.3g、牛黄 0.3g、川楝子 6g 以清肝除烦;脘腹痞满、饮食不馨者,可加焦神曲 12g、炒白术 12g 以消食和胃、健脾助运。

3. 气阴两虚,痰瘀互结

【症状】心悸或怔忡,气短,体倦乏力,少寐多梦,心烦,自汗盗汗,口干,头晕,颧红目涩,或胸闷时痛,痛觉延绵,反复发作。舌质黯苔白,脉细弦或涩或结代。

【病证分析】本证多见于热病后期、长期服用辛温补阳药物、年老体虚者。气阴亏虚多责之于心、肺、肾三脏,阴不足者,则形瘘不用,瓣膜退变致功能不全。气不足者,则津血停滞,日久化瘀,痰浊内生,痰瘀互结,留滞心中,集聚瓣膜,致瓣膜开阖失常,枢机不利,发为房颤。气虚则兼见气短、体倦乏力、自汗、头晕;阴虚则兼见少寐多梦、心烦、盗汗、口干、颧红目涩,痰瘀互结于心则兼见胸闷时痛,痛觉延绵,反复发作。舌质黯苔白,脉细弦或涩或结代亦为气阴两虚、痰瘀互结之象。

【治法】益气养阴,化痰活血。

【基本方】芪珀生脉汤合化痰通络方加减。

生黄芪 30g	太子参 15g	琥珀粉 3g^(分冲)	麦冬 15g
玄参 15g	丹参 15g	醋乳香 12g	醋没药 12g
地龙 12g	法半夏 9g	全瓜蒌 12g	茯苓 30g
玉米须 15g	甘松 12g	萹草 12g	

【用药特色】本证以气阴两虚为本,痰瘀互结为标,故治以补益脾胃之气为主,兼以滋肺肾之阴、行气化痰、活血化瘀。方中大剂量黄芪补益脾胃之气、生津益血,琥珀活血散瘀、镇惊安神,二药共用为君;合以甘平之太子参、咸寒之玄参、甘寒之麦冬滋肾润肺,共补气阴不足;半夏、瓜蒌燥湿化痰,乳香、没药行气活血,丹参凉血祛瘀,地龙活血通络,配以乳香、没药行气之效以增全方活血通脉之力。茯苓健脾利湿,玉米须淡渗利水,萹草利水兼以活血,甘松祛湿消肿,四药为利水湿痰饮而设,水湿不留则痰无以生,是为绝痰之法。诸药合用,共奏益气养阴、化痰活血之功。

【加减化裁】兼血虚,见头晕目眩、面色无华、爪甲不荣者,可加当归 12g、白芍 9g、川芎 12g、鸡血藤 15g 以养血活血;若虚热重,见烘热汗出、烦躁、手足心热者,可加青蒿 12g、醋鳖甲 10g、地骨皮 15g 以养阴透热除蒸。

五、验案精选

患某,女,67 岁,2021 年 10 月 7 日初诊。

【病史】主因"胸闷气短、心慌 50 年,加重 1 周"来诊。患者 50 年前无明显诱因出现胸闷气短、心慌,就诊于社区医院,诊断为"风湿性心脏病　二尖瓣狭窄合并关闭不全　主动脉瓣关闭不全　心力衰竭",予华法林、美托洛尔(倍他乐克)、地高辛等治疗。症状间断发作。2001 年于某三甲医院行二尖瓣、主动脉瓣机械瓣置换术。15 年前出现房颤,间断合并中药汤药治疗缓解临床症状。1 周前患者胸闷气短、心慌加重,伴下肢轻度水肿,现为求进一步诊治来诊。刻下症:间断胸闷气短、心慌,乏力,双下肢沉重感,腰腿痛,恶寒、恶风,饮水呛咳,口干喜饮,遇冷大便稀溏,小便黄,纳眠差。既往:高脂血症 30 年、颈动脉硬化伴斑块形成 20 年。查 ECG:房颤,ST 段压低。查超声心动图:LVEF:49%,左心及右房增大,主动脉瓣、二尖瓣机械瓣置换术后。查体:BP:90/60mmHg,双下肺底可闻及少量湿啰音,HR:82bpm,律绝对不齐,第一心音强弱不等。双下肢轻度水肿。舌淡黯,苔薄白,脉细滑代。

【西医诊断】风湿性心脏病,主动脉瓣机械瓣置换术后,二尖瓣机械瓣置换术后,心律失常,心房纤颤,心功能Ⅳ级(NYHA 分级)。

【中医诊断】心悸病。

【辨证分型】气阴两虚,痰瘀互结。

【治法】益气养阴,化痰活血。

【方药】芪珀生脉汤合化痰通络方加减。

生黄芪 30g	麦冬 15g	玄参 15g	丹参 15g
醋乳香 12g	醋没药 12g	法半夏 9g	全瓜蒌 12g
茯苓 30g	炒白术 12g	生地黄 10g	玉米须 15g
僵蚕 12g	炒酸枣仁 30g	枳壳 9g	

二诊:胸闷气短、心慌,较前减轻,仍乏力,诉夜间偶有盗汗,纳眠差。舌淡黯,苔薄白,脉细滑代。前方加炒白术至 18g、生地黄至 20g,加干姜 6g,14 剂。

【按语】

患者中老年女性,病程日久,以心肺气虚为本,痰瘀互结为标,故治以益气养阴为主,兼以化痰祛瘀。二诊时患者为中焦虚寒则纳差、遇冷大便溏、下肢肿,阴虚不固则盗汗,故灼加强温中健脾以利水,养阴生津以止汗除烦。

第五节　三尖瓣关闭不全合并房颤

一、概述

三尖瓣关闭不全指右心房和右心室之间的瓣膜不能正常关闭而导致的疾病。根据三尖瓣结构正常与否可分为功能性和器质性两种。前者是在正常的瓣膜上由于右室收缩压和/或舒张压的升高、右心室的扩大和三尖瓣环扩张而导致三尖瓣关闭不全。多继发于各种心脏和肺血管疾病,如常见于显著二尖瓣病变及慢性肺心病,累及右心室的下壁心肌梗死,风湿性或先天性心脏病,肺动脉高压引起的心力衰竭晚期,缺血性心脏病,心肌病等。器质性三尖瓣关闭不全较少见,如风湿性三尖瓣炎后瓣膜缩短变形,常合并三尖瓣狭窄;先天性畸形;感染性心内膜炎所致的瓣膜毁损;三尖瓣脱垂,此类患者多伴有二尖瓣脱垂,常见于马方综合征;亦可见于右心房黏液瘤,右心室心肌梗死及胸部外伤。后天性单纯的三尖瓣关闭不全可发生于类癌综合征,因类癌斑块常沉着于三尖瓣的心室面,并使瓣尖与右心室壁粘连,从而引起三尖瓣关闭不全,此类患者多同时有肺动脉瓣病变。三尖瓣关闭不全与房颤关系密切。三尖瓣关闭不全与房颤可互为独立预测因素。多继发于二尖瓣病变导致的肺动脉高压和右心室扩张,最终导致右心功能不全,体循环淤血,表现为心悸、胸闷、气喘,活动后加重,颈静脉怒张,肝大等。中医认为三尖瓣关闭不全合并房颤的致病因素主要为气滞、痰饮、血瘀。病位在心,涉及肝、肺、脾、肾四脏,治疗多以行气化瘀利水为法,使气血津液运行通畅,痰饮瘀血尽去,方可获效。

二、病机要点:早期气滞、痰饮、血瘀、水停;后期心肾阳虚

三尖瓣关闭不全合并房颤前期主要以实证为主,其核心为各种原因导致的气机失和。如平素情志不遂,肝郁气滞,气机不畅,血行瘀滞,血不利则为水,则出现水饮内停;或平素体肥多痰,饮食不节,嗜食肥甘厚味,湿浊内生,聚湿成痰,痰阻气机,血行不畅,发为血瘀,血瘀进一步影响气机,津液不布,化为痰饮,痰瘀互结;或肝郁化火,横逆犯胃,胃失和降。疾病后期,病程日久,伤及心肾之阳,阳虚则水液气化无权,水饮内停,聚为痰饮,阻碍血液运行,血行瘀滞,又与痰饮互结。本病病位主要在心,涉及肝、肺、脾、肾四脏,病性前期以实为主,后期虚实夹杂。

三、治疗总纲:行气化瘀利水是其治疗法则

由于三尖瓣关闭不全合并房颤前期以实证为主,病理因素以气滞、痰浊水饮为主,而后形成血瘀、郁热,故不同阶段侧重不同,治以疏肝理气,化痰散结为主,佐以化瘀利水之法。本病后期伤及心肾之阳,治疗当攻补兼施。温补阳气为主,化瘀利水为辅。

四、辨证论治

1. 气滞血瘀水停

【症状】心悸,胸胁胀满,喘憋,时欲太息,情志不遂时易诱发或加重,可伴有头痛或胸痛,水肿,面色晦暗。舌质紫黯,舌尖边或有瘀斑,苔薄白滑,脉沉弦涩结。

【病证分析】此型三尖瓣关闭不全合并房颤患者多由长期情志不遂或工作生活压力过大所致,肝气郁滞,气机运行不畅,致使血行不畅,血不利则为水,水饮凌心,发为心悸。肝郁气滞,故可见胸胁胀满,时欲太息。水饮内停,内使胸阳失展,外则泛溢肌肤,故见喘憋、水肿。面色晦暗,舌质紫黯,舌尖边或有瘀斑,苔薄白滑,脉沉弦涩结皆为气滞血瘀水停之象。

【治法】行气化瘀利水,镇心安神定悸。

【基本方】延丹理脉汤合四苓散加减。

柴胡 10g	枳壳 9g	白芍 9g	代代花 10g
醋乳香 12g	醋没药 12g	延胡索 12g	茯苓 30g
泽泻 15g	炒白术 15g	珍珠母 15g(先煎)	猪苓 9g

【用药特色】三尖瓣关闭不全合并房颤之气滞血瘀水停者,以气滞为先,

故应先用疏肝理气之品,使气机畅达,再加以活血利水,方可使瘀水去除,气血通畅,故用柴胡、枳壳、代代花疏肝理气,乳香、没药、延胡索行气活血,茯苓、泽泻、白术、猪苓利水渗湿。另本病患者多情志不遂,心神难安,故加珍珠母重镇安神之品。而白芍既能利阴以助利水,又能抑肝以助潜阳安神,又能养血敛阴使攻邪不伤正,为方中之妙药。

【加减化裁】兼寒者见身冷、周身疼痛者,可加细辛 3g、桂枝 9g 以温通散寒;兼气虚见气短、乏力、神疲倦怠者,可加黄芪 30g、党参 9g 以补益中气。若血瘀较重见胁肋刺痛者,可加郁金 10g、丹参 15g 以增强理气活血之效。水肿重者,加生黄芪 30g、桑白皮 30g、葶苈子 15g 以益气利水消肿。

2. 痰瘀互结,肝胃郁热

【症状】心悸,多伴胸闷胸痛,形体肥胖,胃脘嘈杂灼热,泛酸烧心,烦躁易怒,失眠,口干口苦。舌黯红,有瘀斑,苔黄腻,脉弦涩滑促。

【病证分析】三尖瓣关闭不全合并房颤之痰瘀互结、肝胃郁热证多由长期嗜食肥甘厚味,或素体多痰多湿,痰湿阻滞,血行不利,致使血瘀,痰瘀胶着,气机失畅,肝气郁滞,郁而化火,横逆犯胃,胃失和降所致。痰瘀痹阻于内,可见心悸、胸闷胸痛、脘腹痞闷;肝胃郁热,可见胃脘嘈杂灼热、烦躁易怒、失眠、口干口苦等症;胃失和降,可见泛酸烧心。舌黯红,有瘀斑,苔黄腻,脉弦涩滑促皆为痰瘀互结、肝胃郁热之象。

【治法】化痰祛瘀,清肝泻胃,镇心定悸。

【基本方】礞石通脉汤合左金丸加减。

黄连 9g	吴茱萸 3g	醋乳香 12g	醋没药 12g
法半夏 9g	郁金 12g	浙贝母 12g	青礞石 15g^(先煎)
代赭石 30g^(先煎)	茯苓 30g		

【用药特色】三尖瓣关闭不全合并房颤之痰瘀互结、肝胃郁热证之病机核心在于痰瘀与肝火胶着,故治以左金丸化裁以清肝火,消痰结,因考虑痰瘀皆为阴邪,为顾护阳气,黄连未用足量。另肝火扰神,故用青礞石、代赭石,清肝泻火,重镇安神。

【加减化裁】若郁热日久伤阴者,加太子参 15g、麦冬 12g、五味子 9g 以养阴清热。若食少纳呆者,加砂仁 6g^(后下)、炒白术 15g 以健脾助运。若恶心呕吐者,可加生姜 9g、竹茹 15g 以化痰降逆止呕。

3. 痰瘀互结,心肾阳虚

【症状】心悸,多伴胸闷胸痛,喘憋,形体肥胖,面色㿠白,神疲乏力,腰膝酸软,下肢水肿,小便少或清长。或有咳嗽、咳痰,痰液清稀。舌黯淡,苔薄白或白腻,脉沉细涩结。

【病证分析】此型三尖瓣关闭不全合并房颤多因病程日久,伤及心肾之阳,阳虚则水液气化无权,水饮内停,聚为痰饮,阻碍血液运行,血行瘀滞,又与痰饮互结所致。心阳不振、痰瘀互结于心,气机痹阻,则见胸闷胸痛;肾阳虚衰,气化失司,水湿内停,外泛肌肤,故见面色㿠白,肢体浮肿,小便不利。心肾两脏阳虚,形体失于温养,脏腑功能衰退,故神倦形寒,腰膝酸软。痰饮阻肺,则见咳嗽、咳痰,痰液清稀。舌黯淡,苔薄白或白腻,脉沉细涩结皆为痰瘀互结、心肾阳虚之象。

【治法】温补心肾,化痰祛瘀。

【基本方】桂苓五味姜夏汤化裁。

桂枝 9g	茯苓 30g	五味子 9g	干姜 6g
法半夏 9g	全瓜蒌 15g	玉米须 15g	醋乳香 12g
醋没药 12g	元胡 12g	炒白术 12g	

【用药特色】三尖瓣关闭不全合并房颤之痰瘀互结、心肾阳虚证之核心病机在于心肾之阳不足,寒痰水饮无以温化,故用桂枝温通心阳以治"悸而上冲",用干姜温补肾阳,温化寒饮,加茯苓、玉米须而治"悸而小便不利",加法半夏、瓜蒌化痰祛湿,五味子收敛以防姜、桂温散太过,使补而不伤正。

【加减化裁】若脾虚气短乏力甚者,加党参 15g、山药 15g 益气健脾。阳虚水泛以致浮肿、尿少者,合用真武汤以温肾利水。肾不纳气而见喘促、短气,动则更甚者,加枸杞子 10g、菟丝子 10g、补骨脂 10g、淫羊藿 10g 以补肾纳气。咳痰较甚者,加桑白皮 15g、浙贝母 15g 以豁痰止咳。

五、验案精选

田某,女,76 岁,2020 年 5 月 21 日初诊。

【病史】65 年前患者无明显诱因出现喘憋、水肿,就诊于当地医院,行相关检查后(具体不详)考虑"风湿性心脏病",予对症处理后患者症状缓解。之后患者偶有喘憋、水肿,未予重视,未系统诊治。2005 年患者因再次出现喘憋、水肿加重,就诊于北京某三甲西医院,诊断为"风湿性心脏病 二尖瓣狭窄 主动脉狭窄 三尖瓣关闭不全",并行"主动脉机械瓣置换术、二尖瓣机械瓣置换术、三尖瓣修复术",术后患者喘憋、水肿症状缓解,并常规口服华法林钠(并依据 INR 值调整剂量)对症治疗。1 天前患者病情加重,心电图示:心房颤动,T波改变,顺钟向转位。心脏超声:EF:54%,主动脉瓣及二尖瓣位人工机械瓣置换及三尖瓣修复术后,人工机械瓣功能正常,未见瓣周漏,主动脉瓣上流速略增快,右心起搏器植入术后,右心及左房增大,主肺动脉及左右肺动脉增宽,左室壁运动欠协调,三尖瓣反流(重度),肺动脉高压(中度)。腹部 B 超:淤血肝,餐后胆囊,胆囊多发结石,脾大,腹腔积液。来诊症见:喘憋,端坐呼吸,不可平卧,活动后加重,乏力,时有心慌,双下肢重度水肿伴阵发性锥刺感疼痛,左下肢尤甚,时有咳嗽、恶心、纳差,偶有泛酸、烧心,眠差,尿量偏少,大便干。舌黯淡,苔薄白,脉沉细涩结。肝大,肝颈静脉回流征阳性。

【西医诊断】风湿性心脏病,二尖瓣、主动脉瓣换瓣术后,三尖瓣关闭不全(重度),持续性房颤,心功能Ⅲ级。

【中医诊断】心悸,喘证。

【辨证分型】心阳亏虚,水瘀内停。

【治法】益气温阳,化瘀利水,通脉止悸。

【方药】桂苓五味姜夏汤合保元汤加减。

生黄芪 30g	党参 15g	肉桂 3g	桂枝 9g
葶苈子 15g	泽泻 15g	茯苓 30g	五味子 9g
干姜 6g	法半夏 9g	全瓜蒌 15g	玉米须 15g
醋乳香 12g	醋没药 12g	元胡 12g	炒白术 12g

7 剂,水煎服,每日 1 剂,早晚温服。

二诊:患者服上方一周后,喘憋、乏力减轻,仍有心悸、恶心,纳差,眠欠安,二便调。原方加炒酸枣仁30g养心安神,砂仁6g^(后下)行气化湿和胃。继服14剂。

二诊:患者服上方一周后,喘憋、乏力减轻,仍有心悸、恶心,纳差,眠欠安,二便调。原方加炒酸枣仁30g养心安神,砂仁6g^(后下)行气化湿和胃。继服14剂。

三诊:诸症明显好转,效不更方,守方14剂。

【按语】

患者久病体虚,阳气不足,气不行水,蒸化无权,津液停聚,留而为饮,反凌心肺,故现喘憋、心悸、尿少、肢肿、夜间不能平卧等症;心主神明,心气不足,心失所荣,神无所倚,故见眠差;阳虚脾胃运化失司,则恶心、纳差、泛酸、烧心;水饮停聚,血行不畅致瘀,则见肝大,肝颈静脉回流征阳性;舌黯淡,苔薄白,脉沉细涩结,均为阳气不足、瘀水内阻之象。综合四诊后,拟定益气温阳,化瘀利水为主的治疗原则。方中干姜、桂枝、肉桂温补心肾之阳,黄芪、党参、炒白术益气治其本,辅以乳香、没药、元胡、茯苓、葶苈子、玉米须、泽泻等活血化瘀利水治其标。此外水饮日久,易聚而生痰,故以法半夏、瓜蒌化痰祛湿。方中多温燥之药,故以五味子收敛以防温散太过。首诊方药服用后,患者阳气得复,瘀水大去,故喘憋、乏力减轻,但余饮扰心,余湿困脾,故仍心悸、恶心、纳差,眠欠安,故二诊时在原方的基础上加炒酸枣仁养心安神,砂仁理气醒脾化湿。综上,本案主要思想为益气温阳,活血利水,标本同治。

第六节　感染性心内膜炎合并房颤

一、概述

感染性心内膜炎是病原微生物经血行途径引起心内膜、心瓣膜或邻近大动脉内膜感染的一种疾病,常伴有赘生物形成。临床以发热、贫血、乏力、盗汗、肝脾肿大、杵状指(趾)、血管栓塞为主要表现。多发生于合并基础心脏病变者,如先天性心脏病、风湿性心瓣膜病、老年退行性心瓣膜病以及人工心瓣膜置换术后等。西医治疗以抗生素及手术治疗为主。

心力衰竭和心律失常是感染性心内膜炎常见的两大并发症,除室早外,房颤是感染性心内膜炎继发的第二大心律失常。因感染性心内膜炎常损害二尖瓣,引起二尖瓣关闭不全,重度反流,导致左房压力增高,继而引起房颤和心衰,房颤和心衰又互为因果而加重病情。西医治疗主要是植入人工瓣膜,同时行房颤射频消融。但并发症多,死亡率高。中医药在改善症状、控制发热、减少合并症、扶助正气、争取手术时机等方面发挥一定优势。

二、病机要点:正气亏虚,毒损心脉,水瘀互结是感染性心内膜炎合并房颤的病机关键

该病在瓣膜损害或换瓣术后及静脉药瘾者高发,多因先天禀赋不足、正气虚弱,复感邪毒,内舍于心所致。正气亏虚是邪气致病的内在因素。毒邪乘虚侵袭是其发病的外部条件。温热毒邪乘虚而入,或经卫表传变由气达血,也可直中气分,表现为壮热、寒战、汗出等,正气渐损,外邪乘盛侵入营血,燔酌血脉,迫血妄行可见皮肤黏膜出血、瘀点、瘀斑及栓塞现象。心主血脉,热毒侵袭血脉,循经内著于心,邪毒盘踞日久,损伤心气,灼伤心阴致心气虚弱、心阴不足。心气不足,血脉推动无力而生瘀,心阴不足,血流缓慢而致瘀,瘀血阻滞,脉道不通,津液运行受阻,津停为湿,湿聚为饮,水饮凌心,发作心悸怔忡。毒损心脉是病机核心环节,早期因毒致虚,后期多由虚生实,又因实致虚,虚实夹杂,形成恶性循环。其虚多为气阴不足,其实为热、瘀、水互结。

三、治疗总纲:初期解毒透邪,清热凉血,截断病势,后期益气固本、养阴透热、活血利水

治疗上可效法叶天士卫气营血辨证的思想,根据毒邪所在病位,分期论治,初期热在肺卫,宜宣表透邪,辛凉清解。热达气分宜清气透邪,泻热解毒。病入营分,当清营透邪,透热转气,佐以滋阴,力求截断病势,防变证。病入血分需清热凉血、活血散瘀。疾病后期,多正虚邪恋,心之气阴不足,余热留恋阴分,水湿、瘀血等病理产物堆积,当益气养阴固其本,养阴透热清其源,活血利水祛其实。因"心主血脉",疫毒之邪多伏于"阴分""血分",治疗应注意清透"血分""阴分"之热毒。其次,温热之邪易消灼阴津,同时寒凉中药和广谱抗生素的长期使用损伤脾胃阳气,脾胃阳虚,津液生化乏源,阴津产生亦不足。清代叶天士云:"留得一分津液,便有一分生机"。阴津的存亡和脾胃盛衰决定

了疾病的传变和预后。因此,在治疗全程要时刻固护阴津和脾胃。

四、辨证论治

1. 热袭肺卫,内伤心络

【症状】发热、微恶风寒,咽痛,咳嗽、咳痰,口渴,时有心悸。舌尖边红,舌苔薄白,脉浮数。

【病证分析】多见于感染性心内膜炎起病初期,此期病程短暂,往往不被人们所重视,或误作为一般的感冒处理,患者经发汗后虽热退身凉而脉疾数不宁,必复发热,"汗出辄复热而脉躁疾,不为汗衰"为此期的辨证要点。若不及时处理,邪气很快传变入气分、营分,伤及心脉。邪从皮毛、口鼻而入,侵袭肺卫,卫阳被郁,腠理闭塞,肺气不宣,可见发热微或恶风、咳嗽、头身疼痛等肺卫表证。热性炎上,热灼咽喉则咽痛,热扰心神则心悸。

【治法】辛凉解表,轻清宣透。

【基本方】银翘散加减。

金银花 10g	连翘 12g	黄芩 9g	珍珠母 15g^(先煎)
紫草 15g	僵蚕 12g	桑叶 9g	桔梗 9g
丹参 15g	蝉衣 12g	羚羊角粉 0.3g^(分冲)	

【用药特色】风热毒邪侵袭卫表,邪气氤氲萌发之时,非苦寒直折所能解,以防正气损伤,邪气乘虚则内陷于里。辛凉清解之品,虽可直泻肺卫之热,使邪气衰退,但因邪气无路可退,余邪尚存,难以铲除,邪气蓄势迸发,与正气相搏,导致热势起伏。风温在卫,非发汗不能祛邪,辛凉清解之中当少佐辛温之品以宣散郁热,方可得汗以透邪。郁热在表,用药多选用"清、透、宣"之灵动之品。金银花、连翘辛可宣郁,凉可清热,为辛凉清解、疏散风热之习用药对。黄芩、桑叶助二药清解上焦风热,且善走肺络,能清宣肺热以止咳。热邪炽张,易生风动血,紫草、羚羊角粉,二药入心经走血络,善清解血分中伏火,凉血以息风。僵蚕,气味俱薄,性浮而升,能清解上焦风热,性善开泄,能散卫气郁闭而透邪,是清、透、宣的代表药物。珍珠母性寒沉降,善清心火以安神志。桔梗,清热利咽,为治咽要药。

【加减化裁】如恶寒畏风明显者,多风寒在表邪未解,加苏叶 9g、荆芥 9g以疏风解表散寒。恶心、呕吐者,多肺热移胃,加黄连 6g、竹茹 12g、紫苏梗 15g以清热和胃,降逆止呕。咽痛明显者,加玄参 12g、射干 9g 以利咽止痛。

2. 气营两燔,热伤心络

【症状】壮热,口渴,不恶寒反恶热,烦躁不安,时有心悸,便秘溲赤,舌绛苔黄燥,脉滑数或洪大。

【病证分析】此期气分热邪炽盛,而正气不衰,正邪交争则壮热不退。因高热灼伤营阴,血中津液不足而血液黏稠见舌绛。营热扰心,心神不安则烦躁。此阶段是正邪交争极为激烈,也是疾病的重要转折期,如正气旺盛能够战胜邪气,则体温下降,疾病向愈。如正气衰败,不能战胜邪气,则邪气深陷入里,导致病情加重,衍生诸多变证。

【治法】清气凉营,养阴安神。

【基本方】白虎汤合犀角地黄汤加减。

知母 12g	生石膏 30g^(先煎)	玄参 15g	生地黄 12g
麦冬 15g	僵蚕 12g	郁金 12g	蒲公英 15g
芦根 15g	生玳瑁 15g^(先煎)	琥珀粉 3g^(分冲)	羚羊角粉 0.3g^(分冲)

【用药特色】气分热盛,最易伤津,必须时时固护阴液。白虎汤专清阳明气分实热,加玄参、麦冬、生地黄以滋养阴液。营是血中之气,营气通于心,邪热入营,提示正气不支,邪气深入,内陷心包,心神被扰,加羚羊角粉、生玳瑁以凉血解毒,安神定惊。邪乍入营分,犹可透热,使营分之热转气分而解。方中僵蚕质轻上浮,擅于宣透,可使郁伏于里的热邪透达于外,郁金活血而调畅气机,使里热外出之路通畅,蒲公英、芦根清热解毒利湿浊,使里热下行之路通畅。四药相合,散气血之郁滞,宣畅三焦气机,使营热透转气分而解。

【加减化裁】如大便干结,合用小承气汤以泻下通腑。心中烦热者,合用炒栀子 12g、淡豆豉 10g 以清心除烦。胸痛明显,加丹皮 9g、赤芍 12g、丹参 15g 以凉血散瘀。气短乏力者,为邪热亢盛,耗气伤阴所致,加太子参 15g、麦冬 12g、五味子 9g 以益气养阴。

3. 热毒入血,伤于心络

【症状】身热夜甚,躁扰加重,口不甚渴,胸痛,心悸,或吐血、咯血、尿血以及便血,斑疹、丘疹显现。舌红绛、脉细促。

【病证分析】此乃血分热毒炽盛,灼伤阴血所致。首先,热灼营血,心血不足,心神失养,复因血虚生热,热扰心神,而致心神不安,神志症状为其突出表现。其次,阴血减少,脉管中血流缓慢而成瘀,瘀血内停,心脉不通则胸痛。热迫血行,血不循经,溢于脉外,则导致各种出血。以神乱、瘀血和出血为辨证要点。

【治法】清热凉血,活血散瘀。

【基本方】犀角地黄汤加减。

炒枣仁 30g	黄连 6g	郁金 12g	生地黄 12g
丹参 15g	玄参 15g	百合 12g	僵蚕 12g
蝉衣 12g	水牛角粉 15g^(分冲)		

【用药特色】热邪深入血分,最终致血热、血虚和血瘀的病理状态。当凉血、养血与活血三法并施。方中水牛角粉,咸寒,专入血分,善清心肝胃三经之

火而有凉血解毒之功,为治疗血分毒热炽盛的要药,常作为犀角的代用品,临床常用量为15~30g。血属阴,热属阳,热与血合,氤氲难解,故用黄连,清气分之热毒,僵蚕、蝉衣质轻性浮,长于透达,领深入血分之热邪透转气分而解,且平息内外之风。因血瘀责之于血热血虚,故活血药多选用养血凉血之品,忌温燥攻伐之品。生地黄、玄参,咸寒之品,质润多液,功能滋阴养血,凉血清热,是笔者临床常用的滋阴清热药对。丹参,性平微寒,入血分而活血散瘀、凉血安神。郁金辛寒,为血分之气药,行气活血,清心安神。二药配伍,善清心经之瘀热,且安神定志,是笔者常用的凉血活血安神药对。百合入心经,性微寒,尤善治热病余热未清之烦躁失眠。炒酸枣仁味酸性敛,尤善治心肝血虚之虚烦失眠。二药配伍善清血分之余热、补心肝之血以除烦安神,是笔者治疗虚烦失眠的常用药对。其中炒酸枣仁用量至少为30g。

【加减化裁】如纳呆者,合用焦三仙各10g以健脾开胃、消食化滞;如脘腹胀满者多寒凉之品损伤脾胃,合用厚朴生姜半夏甘草人参汤以健脾温阳,行气除满。如腹泻者,玄参多易太子参15g,生地易熟地黄15g,并加豆蔻9g、生姜9g以温中止泻。

4. 心阴不足,心络风动

【症状】低热起伏,心悸胸痛,气短乏力,纳呆消瘦,五心烦热,手足蠕动或肢体颤动,舌嫩红,苔少或光剥,脉弦细数或促。

【病证分析】热邪久治不愈,心阴不断耗伤,子病及母,久病及肾,热邪乘虚深入下焦,耗伤肝肾之精血。肝肾精血不足导致阴虚阳亢,虚风内动所致。此时正气大亏,余热未清,处于正虚邪恋的胶着阶段。正虚为心阴不足、肝肾精亏。虚邪一方面为内伏阴分之余热,另一方面为内生之风邪。多责之于肝阴不足,筋脉失于濡养,挛急而生风。其次肾阴不足,不能涵木,肝阳亢逆而内动。肝肾阴虚是本,余热和虚风为标。

【治法】滋阴清热,息风止颤。

【基本方】枣芍珍珠汤合青蒿鳖甲汤加减。

太子参 12g	玄参 12g	山萸肉 9g	炒酸枣仁 30g
白芍 12g	阿胶 6g(烊化)	地骨皮 15g	盐知母 12g
醋鳖甲 12g(先煎)	醋龟板 12g(先煎)	僵蚕 12g	蝉衣 12g
珍珠粉 0.3g(分冲)			

【用药特色】此时正气大亏,余邪难却,当以扶正为先。重在填补肝肾精血。龟板、鳖甲、阿胶皆为血肉有情之品,可峻补肝肾精血,滋阴潜阳以息风。太子参、玄参、白芍、山萸肉以补益心肝肾耗损之阴液,阴液充足,筋脉得以濡养则屈伸自如。地骨皮、知母之苦寒,善清阴分之余热而平之于内。珍珠粉,质轻性柔,专入心经,为镇惊安神中平和之品,炒酸枣仁养血安神,善治虚证之

神不安,二药配伍,重镇与滋养相结合,对虚实夹杂、以虚为主的失眠尤为适宜。僵蚕、蝉衣息风止悸。

【加减化裁】胸闷气短,呼吸困难者,合用生黄芪30g、灵芝15g、红景天15g大补心肺之气。自汗者,合用浮小麦30g、桂枝9g、白芍12g以调和营卫、益气敛汗。疾病日久,阴损及阳,脾肾阳虚,水饮凌心出现心悸气喘、尿少浮肿、舌淡黯,苔白滑,脉沉无力者,当温阳利水,当以真武汤合苓桂术甘汤加减。

五、验案精选

张某某,女,65岁,2020年1月3日初诊。

【病史】主因"胸闷憋气15年,加重伴发热1周"入院。患者15年前出现胸闷喘憋,诊断为"风湿性心脏病",行二尖瓣、主动脉瓣机械瓣置换手术。术后规律服用华法林治疗。近7年出现活动后呼吸困难,双下肢水肿,外院诊断为"心衰",长期口服利尿剂。1周前胸闷憋气加重,伴有发热,心慌,体温波动在37.6~38.3℃之间。入院查血培养提示:金黄色葡萄球菌。心电图:快速房颤。心脏超声:二尖瓣、主动脉瓣机械瓣置换术后,二尖瓣环赘生物,双房增大,二尖瓣中度反流,肺动脉高压(中度),左室舒张功能减低。既往有2型糖尿病、高脂血症。入院症见:胸闷气短,乏力,动则心慌,汗出,低热、午后为甚,口干喜饮,纳呆,尿少、便溏,小腿浮肿。舌黯红、少苔,脉细数。治疗上予利奈唑胺口服抗感染,强心、利尿等对症治疗改善心功能。

【西医诊断】感染性心内膜炎,风湿性心脏病,二尖瓣、主动脉瓣机械瓣置换术后,永久性房颤,心功能Ⅲ级。

【中医诊断】发热,心悸。

【辨证分型】热邪留恋,气阴两伤,水瘀互结。

【治法】清热透邪,益气养阴,活血利水。

【方药】枣仁鳖甲汤合黄芪生脉散加减。

生黄芪30g	太子参15g	麦冬15g	五味子9g
茯苓30g	泽泻15g	葶苈子15g	青蒿9g
生地黄30g	炒酸枣仁30g	醋鳖甲9g (先煎)	地骨皮30g
赤芍12g	炒白术15g	丹参15g	淡竹叶9g

7剂,水煎服,日1剂,分2次服。

二诊:患者低热渐退,心慌好转,水肿缓解。仍食欲不佳,上方去淡竹叶、葶苈子,加山药15g、鸡内金15g以健脾助胃,增进食欲。继服7剂。

三诊:服上方7剂后,食欲增加,大便成形。继服14剂。

【按语】

本案素患久病,正气内虚,温热之邪乘虚而入,侵及心脉。正气不足,无力祛邪,热邪留恋阴分,久而不去,耗气伤阴,心气不足,血行不畅而为瘀,瘀血阻脉,津行受阻,渗于脉外而为湿,水瘀互结,进一步损伤机体,病邪深入阴分,正虚无力祛邪,疾病缠绵难愈。心气、心阴不足为病之本。热邪、水湿、瘀血为病之标,病入阴分,非阴分之药不能祛邪外出。故用枣仁鳖甲汤养阴透热,清阴分之伏热。淡竹叶入气分,轻清宣透,使阴分之邪从气分透表而解。黄芪生脉散以益气养阴,辅助正气。生地黄、赤芍、丹参活血化瘀,葶苈子、茯苓、泽泻、白术利湿泄浊。全方配伍正邪兼顾,内外两清,使正胜邪退,血脉畅通,则病愈。

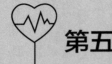

第五章

房颤合并复杂心律失常论治经验

第一节 房颤合并快速心室率

一、概述

房颤发作时心室率超过 100 次 /min,称为房颤合并快速心室率。过快的心室率一方面直接影响血流动力学,增加脑卒中发生的风险;另一方面导致舒张期相对缩短,射血分数降低,继而引发心绞痛、心衰、低血压等,对患者生命造成重大威胁。通过控制房颤的心室率,可以改善血流动力学,减轻患者的临床症状,提高患者生活质量。目前主要的治疗方法包含药物治疗、射频消融、改良房室结、调节迷走神经等。

然而上述治疗方式存在患者不耐受、易复发、依从性差等缺陷。RACE-II 研究表明,运用抗心律失常药物,进行严格的心室率控制并没有减少终点事件的发生率,得出适度宽松的心率控制(静息心率≤100 次 /min)并不劣于严格的心率控制(静息心率 60~80 次 /min)的结论,但该结论目前仍存在争议。有学者指出,针对不同类型的房颤,应灵活决策,最终达到改善患者症状和预后才是重中之重。中医辨证论治房颤合并快速心室率,具有非常大的应用价值。

二、病机要点

房颤合并快速心室率主要致病因素为风、热、痰、瘀,尤以风邪贯穿始终。病机有阴虚、阳虚之别。病变脏腑主要涉及心、肝、脾、肾。

火热过盛,上扰于心;或气机不畅、血行不利,终致气滞血瘀于心胸;或病久,气滞、痰、瘀、热邪消耗阴津,则致阴虚,阴虚则火旺;或心肾阳虚,阳气不固,均可导致房颤合并快速心室率的发生,出现心跳加速、心律不齐等症状。

三、治疗总纲

临证时要四诊合参,全面兼顾,正如《素问·至真要大论》所谓"谨守病机,各司其属"。息风定悸应贯穿于诊治全程,并根据引起风动的原因,针对不同病机确立相应治法。

四、辨证论治

1. 心肾阴虚,虚火上扰

【症状】心悸怔忡,虚烦失眠,神疲健忘,或梦遗,手足心热,口干咽燥,口舌生疮,潮热,或夜间发热,颧红、盗汗、大便干结,尿少色黄,伴头昏,腰酸乏力。舌质干红或有裂纹,无苔或少苔,脉细数促。

【病证分析】明代张介宾《景岳全书》提出阴虚致悸、怔忡之病,心胸筑筑振动,惶惶惕惕,无时得宁者是也……此证惟阴虚乃劳损之。一则火邪伤阴,致肝之阴血不足。王冰言"肝藏血,心行之",今肝血不足,心失于濡养,为心悸发生的基础。阴虚则血少,心肾之阴不足则虚烦少寐,心悸神疲,梦遗健忘,是由心动则神摇于上,精遗于下。舌为心之外候,心火上炎,故口舌生疮;血燥津枯,故大便不利。

【治法】养阴清热,息风定悸。

【基本方】甲枣宁脉汤加减。

麦冬 15g	玄参 15g	天花粉 10g	炒酸枣仁 30g
地骨皮 15g	知母 12g	醋鳖甲 10g(先煎)	青蒿 15g
茯苓 15g	珍珠母 15g(先煎)	生龙骨 30g(先煎)	

【用药特色】玄参、麦冬有甘寒滋润以清虚火之效,知母滋阴清火;茯苓宁心安神定悸,酸枣仁酸甘化阴,除烦。以上皆为补心肾之阴气,滋阴清火、宁心安神而设。方中地骨皮清虚热,青蒿、鳖甲清透虚热,珍珠母、生龙骨重镇定悸。全方共奏养阴清热定悸之功。

【加减化裁】火旺较明显,口舌生疮可加黄柏 6g、莲子心 6g 以清泻君相之火。心悸怔忡胆怯者,可加琥珀粉 3g(分冲)以安神定志。失眠重者可加合欢皮 12g、夜交藤 15g 以养心安神。

2. 肝郁血瘀,郁热上扰

【症状】心悸,胸闷,胸部刺痛,胸胁胀闷,头晕,急躁易怒或情志抑郁,胁下癥块,刺痛拒按,妇女可见月经闭止,或痛经,经色紫黯有块,目赤,口干,口苦。舌质紫黯或见瘀斑,脉涩促或促弦或紧或滑。

【病证分析】情志不遂或外邪侵袭肝脉则肝失调达,气不行血,故血瘀;心脉受阻,故心悸;肝气郁滞,疏泄失职,故情绪抑郁或急躁,胸胁胀闷,走窜疼痛;气为血帅,肝郁气滞,日久不解,必致瘀血内停,故渐成胁下癥块,刺痛拒按;肝主藏血,为妇女经血之源,肝血瘀滞,积于血海,阻碍经血下行,经血不畅则致经闭、痛经。舌质紫黯或有瘀斑,脉涩,均为瘀血内停之证。肝郁化热阴伤,故口干、口苦。

【治法】理气活血,息风定悸。

【基本方】疏肝柔脉汤加减。

柴胡 10g	枳壳 12g	白芍 15g	炒酸枣仁 30g
合欢皮 10g	郁金 12g	代赭石 15g(先煎)	炒栀子 8g
当归 12g	甘松 12g	仙鹤草 30g	

【用药特色】方中以四逆散为基本方,治以疏肝解郁为主,兼以清热。柴胡疏肝解郁,升达清阳,枳壳同用,尤善理气行滞,使气行则血行;郁金行气解郁;当归活血化瘀;炒栀子清三焦之火;仙鹤草,性味苦、涩、归心、肝、肺经,本品有收涩作用,同时具有减慢心率的作用。笔者认为,气机通畅为郁热、血瘀得解的关键所在。在此基础上随证加减,每获良效。

【加减化裁】瘀血重者,症见胸痛如刺、唇青舌黯者,加全蝎 3g、三七粉 3g(分冲)、鸡血藤 15g 以活血通络。气滞重者,症见胸闷、善太息、胸胁胀痛者,加香附 9g、延胡索 12g 以行气止痛。心烦失眠者加栀子 9g、淡豆豉 9g 以清心除烦。

3. 痰瘀蕴热,热邪上扰

【症状】心悸,发热口渴,面赤,胸闷,烦躁不寐,呕吐痰涎,痰黄质黏,头重,目眩,口苦,纳呆,呃逆,小便黄少,大便秘。舌质红,苔黄,脉促弦滑。

【病证分析】痰邪阻滞经络,心脉不通,心神失养,加之热邪扰心,心神不宁,阳不入阴,阴阳失调,因而致心悸、心烦、不寐、胸闷;痰为热之依附,可随气之升降,痰火上扰,故面赤、烦躁、头重、目眩;邪气阻碍脾胃运化,故纳呆,呃逆;痰热邪盛,故而咳吐黄痰;火热灼津,故而痰黏、口苦、小便黄、大便秘。

【治法】化痰活血,清火定悸。

【基本方】礞石通脉汤合泻心方加减。

青礞石 15g(先煎)	法半夏 9g	浙贝母 12g	醋乳香 12g
醋没药 12g	丹参 15g	茯苓 30g	羚羊角 0.3g(分冲)
黄连 6g	甘松 12g	淡豆豉 12g	

【用药特色】方中青礞石性平,归肺、心、肝经,坠痰下气,平肝镇惊,针对痰邪,重拳出击;方中之半夏祛湿除痰,辛开苦降,下气除满;浙贝母,化痰散结。三药相合,共同祛除化热之顽痰。乳香、没药散血祛瘀,一味丹参功同四物,能活血化瘀,三药共祛心胸之血瘀。茯苓利水渗湿健脾,宁心定悸。羚羊角,平肝息风、清热镇静;黄连入心经,清心火;两药合用,清上扰之热邪,热清

则悸止。该方可以看出,在治疗房颤合并快速心室率时,我们用药应该稳、准、精,可谓药味精简,药效卓著。

【加减化裁】不寐重者可加合欢花 15g 以加强安神之力;便秘者可加瓜蒌 15g、火麻仁 15g 以润肠通便;尿黄者可加炒栀子 10g、淡竹叶 9g 以清心利尿;头晕目眩者可加天麻 12g、钩藤 15g 以平肝潜阳。

4. 心肾阳虚,阳气不固

【症状】心悸,胸闷气短,胸痛,胸脘痞满,面色苍白,渴不欲饮,口干口渴,眩晕,形寒肢冷,肢体水肿,小便频少,大便溏。舌淡伴有瘀斑,苔滑,脉沉细无力或伴脉涩。

【病证分析】病程日久,心肾阳气耗损,心火不能下温肾水,肾水不能化气,上凌于心,心阳虚,温煦推动无力,出现心悸、胸闷、气短。加之肾阳虚衰,运化水湿无力,聚而为痰,阳气虚,不能温煦四肢末梢,故而形寒肢冷。水液不得温煦气化,则潴留于肢体,导致水肿。气化不利则尿少。胸中阳气不振,中焦运化不利,则痞满。阳虚则清窍失养,则眩晕。阳气不运,气血不行,不通则通,故胸痛。

【治法】温补心肾,敛阳定悸。

【基本方】潜阳通脉汤加减。

附子 9g^(先煎)　　　桂枝 9g　　　　山萸肉 9g　　　炒酸枣仁 30g
白芍 15g　　　　　生地黄 10g　　　全蝎 6g　　　　僵蚕 12g
生龙牡各 30g^(先煎)

【用药特色】附子辛、甘大热,具有回阳救逆、补火助阳、散寒之功效;桂枝,辛、甘、温,温通经脉、助阳化气。两者相合温补心肾之阳。生龙骨、生牡蛎、山茱萸三药均具有收敛固涩的作用,在此三药合用收敛本就衰微之阳气。酸枣仁、白芍,酸甘化阴,旨在阴中求阳,同时二药均具有酸敛之性,亦有助力收敛阳气之功,同时亦有定悸之效,可见在该证候中用药之精妙。全蝎、僵蚕息风定悸。全方药少而精,辨证用药每获佳效。

【加减化裁】便溏寒冷甚者,加人参 9g^(另煎)、干姜 6g、炒白术 12g、炙甘草 9g 以温补脾阳;肢体水肿者加茯苓 15g、桂枝 12g、泽泻 12g 以温阳利水;胸痛重者加桃仁 12g、红花 12g 以活血止痛。

五、验案精选

石某,女,72 岁,2021 年 3 月 11 日初诊。

【病史】"胸闷喘憋伴双下肢水肿 1 个月"来诊。患者诉 1 个月前无明显诱因出现胸闷、喘憋,伴双下肢水肿,不能平卧,时有心慌,无头晕及一过性黑矇,就诊于当地医院,诊断为"心功能不全",予呋塞米、托拉塞米、螺内酯、门冬氨酸钾镁片、单硝酸异山梨酯片等对症治疗,症状仍有反复,收住院治疗。入院症见:胸闷,喘憋,不能平卧,双下肢轻度水肿,时有心慌,口干喜饮,怕冷,纳可,眠差易醒,大小便正常。既往:慢性支气管炎病史 60 余年,房颤病史数年。舌淡,苔剥脱,白腻,脉弦滑。辅助检查:心脏超声:EF 55%,双房增大,升主动脉增宽,主动脉瓣退变并反流(轻度),二尖瓣反流(轻度),三尖瓣反流(轻 - 中度),肺动脉高压(轻度),心包积液(少量)。心电图:心房颤动,室性早搏。

【西医诊断】快速心房纤颤,心力衰竭。

【中医诊断】心悸,喘病。

【辨证分型】气阴两虚、痰湿瘀结。

【治法】益气养阴,化痰祛湿活血。

【方药】升陷汤合天王补心丹加减。

生黄芪 15g	知母 12g	玉竹 15g	北沙参 15g
天花粉 12g	茯苓 15g	莪术 9g	赤芍 12g
红景天 15g	麦冬 12g	五味子 9g	山萸肉 15g
牡丹皮 12g	枳壳 12g	柴胡 9g	郁金 12g
薏苡仁 20g	杏仁 9g	前胡 9g	党参 12g

3 剂,水煎服,早晚分 2 次服。

二诊:3 天后诊治,患者胸闷,喘憋较前缓解,可平卧,双下肢无明显水肿,时有心慌,口干喜饮,怕冷,纳可,眠差易醒,小便正常,昨日大便 2 次。上方去天花粉、郁金、薏苡仁、丹皮,加当归 12g、红花 9g、盐杜仲 15g、巴戟天 15g。继服 5 剂,水煎服,日一剂,早晚分服。

三诊:5 日后诊治,患者胸闷、喘憋明显缓解,可平卧,双下肢无明显水肿,偶有心慌,口干喜饮,饮后缓解,怕冷好转,纳可,眠差易醒,小便正常,大便 1 次。舌淡,苔剥脱较前缓解,苔薄白,脉弦滑。方药同前。继续服用 2 周巩固疗效。

【按语】患者老年女性,脏腑功能衰退,气阴两虚,气虚日久,阳气衰微,故见怕冷;气虚运化不利,水湿代谢失司,故见双下肢水肿,口干;脾为生痰之源,肺为贮痰之器,脾肺气虚,痰湿内阻,血脉不畅,日久则痰湿瘀结,痹阻心胸,故见胸闷、喘憋;纵观本案乃本虚标实之证,气阴两虚为本,痰湿瘀结为标。治疗上以益气养阴扶正为主,兼化痰祛湿活血之法。方中生黄芪、党参、红景天、知母、玉竹、北沙参、麦冬、五味子、山萸肉益气养阴;前胡、杏仁、天花粉宣肺降气化痰,清肺中之痰,恢复肺之宣降;炒薏苡仁、茯苓健脾利湿,祛脾中之痰,恢复脾之健运;莪术、赤芍、郁金活血化瘀,清理经络瘀血;牡丹皮、枳壳、柴胡取加味逍遥散之义,助肝之疏泄,畅达全身气机。本案证候繁杂,治疗上有一定的复杂性。唯有谨守病机,各司其属,因机立法,灵活施治,才能使疾病获得转机。

第二节 房颤合并缓慢性心律失常

一、概述

房颤时心房激动的频率达 300~600 次 /min，多伴快速且不规则的心室率，临床转复药物及控制心室率药物均以减慢心率或减弱房室结传导为药理作用。而临证时常见房颤合并缓慢性心律失常患者，尤其老年人因增龄退变、心肌缺血、药物副作用等继发因素，多发生此类混合性心律失常。但缓慢性心律失常是以心率减慢为特征，有效心率低于每分钟 60 次，多以阿托品、异丙肾上腺素等可在短时间内提高心率的药物予以治疗。因此，若患者房颤合并缓慢性心律失常，不论是使用抑制或提高心率的药物，均有可能导致另一种心律失常的加重，造成临床抗心律失常药物选择的困局。而起搏器植入作为缓慢性心律失常的有效治疗策略，因具有严格的手术指征，且花费昂贵，需终生随访，使部分不适宜或暂时拒绝此治疗的患者面临无从干预的困境。因此，中药治疗因具有独特的双向干预特点，对此类复杂心律失常的治疗具有独特优势。

二、病机要点

1. 阳虚阴盛构成房颤合并缓慢性心律失常的病理基础

自主神经功能紊乱在心律失常的发生中起着重要作用。支配心脏的自主神经为交感神经和副交感神经。其中心交感神经节后纤维末梢释放去甲肾上腺素，可导致窦房结和异位起搏点自律性增高，冲动传导加快，心肌收缩力增强。因其支持兴奋性为主的功能活动，中医属"阳"。而支配心脏的副交感神经是迷走神经，其节后神经纤维末梢释放乙酰胆碱，可减慢心肌细胞 4 期自动除极速度，降低窦房结自律性，延长房室交界不应期，使房室传导速度减慢，心房肌收缩力减弱。因其支持抑制性为主的功能活动，中医属"阴"。正常支配人体心脏的交感和副交感神经处于相互平衡制约的功能状态中，即阴阳平衡。而大量研究证实使用乙酰胆碱或刺激迷走神经可缩短有效不应期和心房激动的波长引起房颤，阻断迷走神经或去心房的迷走神经可降低或阻止房颤的发生。同时，迷走神经张力增高为缓慢性心律失常的重要内在机制。因此，以迷走神经兴奋性增高为主的交感神经 - 迷走神经功能失衡为房颤合并缓慢性心律失常的重要病理机制，形成该病"阳虚阴盛"的病理基础。

2. 邪实困阻、阳气不伸为房颤合并缓慢性心律失常的关键病机

心属阳，以阳气为用。心主血脉之功有赖于心之阳气的推动、鼓舞。心气充盛，则血脉流畅，方能"和调于五脏，洒陈于六腑"。心阳者，胸阳也，主温煦。

胸阳振奋,则血脉得运,脉律和缓。房颤合并缓慢性心律失常患者因同时存在心房及心室的输出量下降,即心阳鼓舞血脉之用不足,导致脏器供血不足,轻者可无症状,或仅有轻微不适感,病情严重者可引起循环障碍而危及生命。因此,中医认为房颤合并缓慢性心律失常的心脏起搏及传导功能减退,是中医心之阳气虚衰的病理表现。心阳虚衰无力温煦血脉、推动血行,出现脉来不整,而发心悸。同时,心阳需得肾之元阳的温煦与振奋。若心阳不足,病久及肾,致肾阳虚衰,使心肾阳虚,脏腑失于温养,阴性病理产物内生。水液失于气化蒸腾,则停聚成饮;血脉不得心肾阳气温运,则停滞成瘀。日久水饮、瘀血困阻胸阳,心阳不伸,邪实稽留,阻滞伏于心络,心络受邪实困阻,则血脉无主,脉律紊乱。即如《素问·调经论》曰:"寒独留,则血凝泣,凝则脉不通。"故笔者认为邪实困阻、阳气不伸为房颤合并缓慢性心律失常的关键病机。

三、治疗总纲

房颤合并缓慢性心律失常多阳衰阴盛,治疗当扶阳抑阴为法。扶阳当重视补心气、温心阳。抑阴主要是针对阳虚不运,痰浊、瘀血等病理产物堆积,不及时祛除痰瘀,则进一步损伤心气心阳。故配伍化痰活血之法,荡涤阴邪,使阳复则阴散,阴散则脉通。

四、辨证论治

1. 心气亏虚,瘀血阻滞

【症状】心悸与心跳缓慢交替出现,心中惕惕,不能自主。伴气短,精神疲倦,自汗乏力,头晕健忘,面色淡黯或苍白。舌质淡黯、紫黯或见瘀斑,苔白,脉细、沉迟或涩。

【病证分析】该证多见于老年慢性器质性心脏病患者。心主血脉离不开阳气的推动与鼓舞。心气充盛,则血脉流畅。正如《东医宝鉴·内景》卷二所云:"气者血之帅也,气行则血行,气止则血止……气有一息之不运,则血有一息之不行。"心气不足,则不能鼓动血液运行,而血脉瘀阻,心失所养,心神不宁而发心悸。

【治法】益气活血,通经复脉。

【基本方】升陷通瘀汤。

生黄芪 30g	西洋参 6g	炒白术 12g	桔梗 12g
升麻 6g	法半夏 9g	茯苓 15g	醋乳香 12g
醋没药 12g	夜交藤 15g	甘松 12g	

【用药特色】方中黄芪为君,合西洋参甘温益气,补益心气。乳香、没药活血通经,与黄芪、西洋参共奏益气活血通脉之功。升麻、桔梗以升达阳气为

用。炒白术、半夏、茯苓运化水液以辅行气机。甘松理气开郁,夜交藤养心安神通络。

【加减化裁】凡气短乏力、面色紫黯等气虚血滞较著者,加党参 15g、红景天 15g 以加强益气之功,且以红景天益气活血为用;加当归 12g、川芎 10g、鸡血藤 12g 以增活血行气通络之效。兼具肾阳虚畏冷肢凉、面色㿠白、下肢浮肿等症状者,酌加仙茅 15g、淫羊藿 15g、肉苁蓉 12g 以温肾阳助心阳。

2. **心肾阳虚,瘀血阻滞**

【症状】心悸怔忡,形寒肢冷,肢体浮肿,小便不利,神疲乏力,腰膝酸冷,唇甲青紫。舌淡紫,苔白滑,脉弱。

【病证分析】该证多见于高龄或久病房颤伴缓慢性心律失常患者。心以阳为用,心主血脉需得心肾阳气滋助。高龄元阳衰惫,或久病耗伤,均致心阳衰微,血脉失运,瘀血停滞。瘀血滞留日久,心络痹阻,脉律紊乱,甚则心搏暂停,周身血脉、脏腑失养,发为心悸重症。

【治法】温补阳气,振心通脉。

【基本方】温肾活血汤加减。

仙茅 12g	淫羊藿 15g	独活 6g	制附子 9g(先煎)
细辛 3g	三七粉 3g(冲服)	血竭粉 3g(冲服)	炒酸枣仁 30g
茯苓 15g	怀牛膝 12g	全蝎 6g	

【用药特色】以仙茅、淫羊藿(仙灵脾)二仙汤补益肾阳,合怀牛膝引药下行,温补元阳。独活味辛、苦,性微温,性味类于麻黄,故亦擅散风寒。然麻黄入太阳走表,而独活入少阴行里,可入里搜风散寒除湿,正可解肾阳虚衰寒湿内生;且独活善行血分,可入血分祛除血瘀日久所致经脉挛急生风,息风止悸。附子温经助阳,合细辛散少阴之寒,助附子温经散寒扶阳,二药合用,共奏温补阳气,振奋心阳之功。三七、血竭活血通经,合虫类药全蝎加强通经之效。茯苓、酸枣仁安神助肝脾,使阳气生化有源。

【加减化裁】心肾阳衰明显者,加桂枝 9g、干姜 10g 通心助阳,祛除里寒,与附子合用适用于心肾阳衰、水气凌心之心悸怔忡重症;且加肉苁蓉 15g、巴戟天 20g 补益肾阳,行温肾振心复脉之功。

3. **心肾阳虚,痰瘀互阻**

【症状】心中惕惕不能自主,反复持续发作,胸闷胸痛,气短,动则尤甚,面色苍白,形寒肢冷。舌紫黯苔白,脉沉细滑或涩。

【病证分析】该证为房颤伴缓慢性心律失常患者的主证,亦多见于久病伴不同程度心功能不全患者。患者久病心肾阳衰,无以温养血脉,血行瘀滞,且水液停聚,酿生痰浊,痰瘀互结,共致心脉痹阻,脉率不齐,脉来时快时慢,严重者心脉停运,病情危笃。

【治法】温振心肾,坠痰逐瘀。

【基本方】温肾通脉汤加减。

仙茅 12g	淫羊藿 15g	独活 6g	制附子 9g^(先煎)
细辛 3g	青礞石 15g^(先煎)	陈皮 9g	茯苓 15g
丹参 15g	三七粉 3g^(冲服)	甘松 12g	郁金 12g

【用药特色】该方为温肾活血方类方,仍以仙茅、淫羊藿(仙灵脾)二仙汤温补肾阳,合附子细辛温通心络,振奋心阳,独活散寒除湿且安血分之风。加自拟礞石通脉方之意化裁,坠痰逐瘀,复脉定悸。其中青礞石坠痰消积,与陈皮、茯苓燥湿化痰,共化顽痰胶结;丹参、三七活血化瘀而不伤血;甘松、郁金行气开郁。

【加减化裁】顽痰坚结胶固,咯吐难出者,加僵蚕 12g,与礞石合用增强化顽痰之力;血瘀重者,加水蛭 15g、地龙 15g 破血通络;痰郁化热者,加竹茹 15g、胆南星 6g、全瓜蒌 15g 以清热化痰。

4. 气滞血瘀,痰浊阻滞

【症状】自觉心中悸动,伴心跳缓慢,时有停止感,胸部闷痛,急躁易怒,面色紫黯,唇甲青紫,情绪焦虑、抑郁,纳呆。舌质紫黯或有瘀斑,舌苔白腻或白滑,舌下脉络迂曲,脉迟缓、涩结。

【病证分析】该证常见于临床合并高血压、冠心病、甲状腺结节、焦虑抑郁等病症的阵发性房颤合并缓慢性心律失常者,可见于中青年患者。

【治法】通阳散结,化痰宣痹。

【基本方】延丹理脉汤合化痰通阳方加减。

延胡索 12g	丹参 15g	鸡血藤 15g	玫瑰花 10g
代代花 10g	郁金 12g	全瓜蒌 15g	法半夏 9g
浙贝母 12g	茯苓 30g	石菖蒲 10g	细辛 3g

【用药特色】自拟延丹理脉汤行气活血并用,方中延胡索活血、行气,合丹参活血祛瘀通经,鸡血藤活血调经通络,三者配伍活血通脉定悸。玫瑰花、代代花、郁金理气开郁,配合延、丹、藤行气活血。且合自拟化痰通阳方加减,予全瓜蒌、半夏、浙贝化痰软坚散结,茯苓健脾利水,石菖蒲化湿开胃,共助水液运化,杜生痰之源。佐细辛温振心阳、提高心率。

【加减化裁】气滞重者,症见胸胁胀闷,走窜疼痛,加柴胡 12g、佛手 15g 以增强行气解郁之功。血瘀重者,加乳香 12g、没药 12g,以增强活血逐瘀之力。顽痰难化者,加青礞石 15g、僵蚕 12g 化痰散结、息风止悸。

五、验案精选

张某某,男,76 岁,2021 年 8 月 3 日初诊。

【病史】自觉脉搏跳动不齐 20 余年。患者于 20 余年前无明显诱因自己触摸脉搏时发现脉搏跳动不齐,无不适症状,未予重视及就诊。于 2015 年体检查心电图发现房颤(心率 57 次 /min),频发室早。于当地医院就诊,予参松养心胶囊口服,疗效欠佳。后改服稳心颗粒,疗效亦不显,建议行射频消融术及心脏起搏器植入,患者拒绝。既往有高血压病史 50 余年,否认冠心病病史。来诊症见:自觉心力不足,气短,乏力,活动后明显,无胸闷胸痛,纳眠可,二便调。查体:血压 140/80mmHg,双肺呼吸音清,心率 52 次 /min,律绝对不齐,第一心音强弱不等。舌体胖大,黯红,苔薄黄,脉弦滑缓代。辅助检查:动态心电图:阵发性房颤,最慢心率 37 次 /min,最快心率 69 次 /min,平均心率57 次 /min,窦性停搏。

【西医诊断】心律失常 阵发性房颤,窦性心动过缓,窦性停搏;高血压。

【中医诊断】心悸。

【辨证分型】痰浊内伏,久蕴化热,痰热扰心。

【治法】燥湿化痰,通阳化饮,安神定悸。

【方药】苓桂术甘汤合黄连温胆汤化裁。

茯苓 30g	苍术 15g	桂枝 6g	细辛 3g
丹参 15g	黄连 6g	法半夏 9g	陈皮 9g
生薏苡仁 30g	地骨皮 15g	炒酸枣仁 30g	僵蚕 12g
蝉衣 12g			

7 剂,水煎服,日 1 剂,分两次服。

二诊:患者服上方后症状减轻。心慌乏力缓解,自测心率 30~50 次 /min,纳眠可,二便调。舌黯红,苔薄黄,脉弦缓滑代。血压 150/80mmHg,心率 56 次 /min,律齐。考虑饮邪渐化,故上方去薏苡仁、陈皮、桂枝。但患者年过七旬,肾气已虚,心肾不交,故加肉桂 3g,调整处方为僵蝉交泰丸化裁以补肾清心。继服 7 剂。

三诊:服药后自觉症状均有好转。脉搏跳动不齐较前明显减少,仍偶有心慌伴停跳感,气短乏力好转。头晕,下午 16:00~17:00 较明显,持续 2~3 小时,纳眠可,二便调。舌脉同前。患者目前缓慢性心律失常为主要表现,故加桂枝 9g、生麻黄 3g 以振奋阳气,助心阳伸发以增强心搏。且加天麻 12g 以改善眩晕,息风止悸。此外,处方加麻、桂后已偏温燥,故上方去苍术易为炒白术 12g,合陈皮 9g 以健脾化湿,稍减处方温燥之性。继服 7 剂。

四诊:患者服药后脉律不齐明显缓解,自测心率由 30~50 次 /min 升至 45~60 次 /min。偶随血压波动出现头晕头痛,嘱按时服用降压药物,且随证调整处方用药。目前仍继服上方加减调理巩固。

【按语】患者老年男性,久病房颤并缓慢性心室率 20 余年。痰浊内伏是其病情持续、反复发作的宿根。心依赖于阳气维持心搏,而痰浊作为阴邪,久踞胸中,阻抑心阳。一方面心阳不伸,无力推动血脉,脉律失司;另一方面,脾肾皆有赖心阳温煦以化饮利水,维持正常的水液代谢。若心阳不振无力推动脾阳运化水饮,无法助肾阳化气利水,则水液久聚成饮,进而酿生痰浊停聚,进一步加重对阳气的阻抑,形成恶性循环。故该患者年老久病,其心律紊乱的纠正要以化痰通阳贯穿始终。在不同治疗阶段,把握痰浊水饮与心气心阳的邪正盛衰,纠正阳虚阴盛的失衡状态,使阴邪渐化,阳气得伸,则心之血脉可恢复至其生理次序。首诊因邪实较盛,且久蕴化热,治疗当以通阳化饮,化痰清热为主,因而以苓桂术甘汤合黄连温胆汤为基础化裁。且以僵蚕、蝉衣取升降散二升之意,升达阳气,配合细辛、桂枝温振阳气、通达血脉;黄连、地骨皮清虚实之热,获得良效。二诊时患者饮邪始化,其已值老年,本已肾阳亏虚,故上方去薏苡仁、陈皮稍减化饮之力,易桂枝为肉桂以扶助肾阳。三诊时患者阴邪已渐去其势,而阳气尚未复张,故缓慢性心律失常表现明显。且其加重时间贯穿申酉,为阳气渐衰、阴气渐盛之时,故加桂枝、麻黄振奋阳气,助心阳伸发,使心之阴阳归于本位,则血脉通利,脉来有序。

第三节　房颤合并快慢综合征

一、概述

临床上根据心室率的快慢,房颤可分为快房颤和慢房颤,然临床上不乏房颤患者出现快速心律失常与缓慢心律失常同时存在的疾病状态,使病情变得复杂,治疗上存在矛盾。在实际临床中,对于快慢综合征的治疗,西医抗心律失常药物使用受到了很多限制,更多地依赖于射频消融手术或起搏器治疗,增加了患者的心理负担和医疗支出。传统中医药坚持"治人为本,双向调节,纠正阴阳偏倚,气血盛衰"的原则,达到"气血调和、阴阳平衡"的目的,在治疗此类疾病中优势最为突出,临证如辨证精确,立法妥当,常有桴鼓之效。

二、病机要点

现代人多工作紧张,精神压力大,欲望无节,所欲不遂,日久肝气郁结,化火扰心,心神不安则心悸。热侵血脉、血流加速,产生促脉或数脉。木郁克土,脾虚生湿,或饮食不节,贪凉饮冷,痰湿伤及中阳,日久导致脾阳亏虚,痰湿上泛于心,心阳不振,心脉鼓动无力则见脉缓。脾阳虚日久伤及肾阳,肾阳亏虚,心阳失于温煦,心阳亦亏,心搏鼓动无力。阳虚则寒,痰湿瘀血等阴邪病理产物聚集,心脉不通,出现结脉或代脉。临床多上热下寒之寒热错杂之证。上热者,早期多心肝火旺之实火,后期多心肝阴血不足,阴虚生内热之虚火多见。

下寒则早期以脾阳亏虚为主,后期多肾阳亏虚,又常因虚致实,兼夹痰湿瘀血等有形产物阻滞,进一步损伤阳气,形成恶性循环。

三、治疗总纲

房颤合并快慢综合征临床多寒热错杂,因虚致实之证。治疗当以平调寒热、补虚泻实为治疗原则,临证当首辨病位,次辨寒热,再辨虚实。该病病位多涉及心、肝、脾、肾四脏,心肝在上焦多热证,实热当苦寒清降。虚热多血虚阳浮之象,当滋阴养血以制火。脾肾位于心下,多寒证、虚证,当温补脾肾阳气为先,因虚致实,痰饮瘀血内阻者,温阳之余当配合利湿化饮、活血通脉之法。

四、辨证论治

1. 寒热错杂,心脉失调

【症状】心悸怔忡,胸胁胀满,心烦气急,口咽干燥,畏寒喜暖,肢冷便溏,舌边红,舌体胖大,苔白腻,脉细数或结代。

【病证分析】此型常见于中老年女性,阵发性房颤伴快慢综合征者。多因忧思愤怒,肝气郁结,日久化火,热侵血脉,血脉挛急而风动,则发为数脉。热邪灼伤阴血,津液不足则口咽干燥,心血不足,心神失养则心悸怔忡。平日操持烦劳,损伤脾阳,恰逢高龄肾亏之年,脾肾阳气俱衰,心阳失于温煦,心脉鼓动无力,则脉缓。阳虚生湿,痰湿阻脉,心脉不通则脉结代。病机要点为肝郁化热、阴血不足兼脾肾阳虚,痰湿内停。

【治法】平调寒热,通脉止悸。

【基本方】僵蝉交泰汤加减。

黄连 6g	肉桂 3g	淫羊藿 15g	细辛 3g
炒栀子 6g	生地黄 10g	鸡血藤 15g	仙鹤草 30g
茯苓 15g	生龙骨 30g(先煎)	蝉衣 10g	僵蚕 10g

【用药特色】该型为上焦实热与下焦虚寒并见之证,治疗当以平和为贵。清上不可过于苦寒,防止寒凉伤中。补阳不可过于温燥,防止燥热药物助火伤阴。方中五组药物,寓清火、温阳、养血、利湿、安神于一体,使郁热清解,阳气得复,血脉通利、阴阳调和则心神自安。方中黄连、炒栀子、生地黄、蝉衣、僵蚕善清心火而息风止悸。肉桂、淫羊藿、细辛温补脾肾之阳。仙鹤草、鸡血藤养血活血以通心脉。茯苓健脾祛湿,生龙骨镇心安神。

【加减化裁】痞满胃胀,加陈皮 12g、枳实 15g、生姜 9g 理气和胃消胀。咽痒干咳者,多肝火犯肺,加桑白皮 30g、地骨皮 30g 以清肺降火。大便干结难下,加玄参 15g、麦冬 15g、生地黄 15g、火麻仁 30g 以滋阴润肠通便。

2. 阴虚火旺,心神不宁

【症状】心悸怔忡,失眠多梦,五心烦热、自汗,口咽干燥,气短乏力,劳累后加重,腰膝酸软,怕冷便溏,遗尿或尿频,脉沉细数或结代。

【病证分析】此型常见于中老年人,持续性房颤伴有快慢综合征者,往往合并高血压、糖尿病、冠心病等基础疾病。多因长期情怀不遂,肝郁日久,化热伤阴;或久病损伤阴津;或年迈体虚,肾水不足,不能制约心火,虚火浮于上,扰动心神而致。病机要点为肝肾阴亏为本,血分伏热为标。

【治法】滋阴降火,宁神定悸。

【基本方】甲枣宁脉汤加减。

生地黄 12g	麦冬 15g	玄参 15g	百合 12g
地骨皮 15g	醋鳖甲 12g(先煎)	青蒿 15g	知母 12g
珍珠母 15g(先煎)	山萸肉 9g	鸡血藤 15g	

【用药特色】此型心悸乃阴虚阳旺之证,当滋阴以制阳,非苦寒所可,当以甘寒、咸寒之品滋补肝肾之阴液,水足则潜龙入海,心阳自能归于本位,心悸则止。方中玄参、麦冬、生地黄、百合、山萸肉滋补肝肾之阴,除烦安神。血属阴,阴分之伏热,留恋难解,唯鳖甲一物,咸寒灵动走窜之品也,功主滋阴潜阳、搜风通络,能深入阴分,透解阴分之伏热,生地黄咸寒入血分,助鳖甲清血分之热,知母甘寒入气分,助鳖甲清气分之热,三药合用,共达滋阴透热之功,为房颤阴虚风动证候的习用角药。珍珠母质重潜镇,功主安神定悸。

【加减化裁】头晕、头胀,肝阳上亢明显者,加天麻 15g、钩藤 15g 以平肝潜阳。腰膝酸软者,加杜仲 15g、怀牛膝 15、续断 15g 以补肾壮骨。心烦、失眠者,加酸枣仁 30、柏子仁 15g 以养血除烦安神。

3. 阳虚寒凝,心脉不通

【症状】心悸怔忡,胸痛彻背,畏寒喜暖,肢冷便溏,遗尿或尿频。舌淡黯,舌体胖大,苔白略腻,脉微细或结代。

【病证分析】此型常见于老老年房颤患者,多因久病失于调养,病损及肾,肾阳亏虚;或年高肾亏,肾阳不足,或平素不慎调摄,寒湿内侵,损伤阳气,肾阳亏虚,心阳失于肾阳的温煦,心脉鼓动无力则脉缓,阳虚则湿不化,痰湿内盛,心阳不振、心脉不通加重心悸。病机要点为肾阳不足,寒湿内侵,心脉不通。

【治法】温阳散寒,祛湿通脉。

【基本方】温肾舒心汤加减。

附子 9g(先煎)	红参 6g(另煎)	淫羊藿 12g	仙茅 12g
细辛 3g	独活 10g	当归 12g	萆草 12g
茯苓 15g	蝉衣 12g	薤白 12g	夜交藤 15g

【用药特色】本证以肾阳不足为本,以寒湿内侵、血脉挛急、心脉不通为

标。以附子、仙茅、淫羊藿、细辛、独活温肾阳。且独活、细辛长于祛寒湿以通心阳，与附子配伍，取麻黄附子细辛汤之意，考虑麻黄温燥主升，易为独活，善走下焦，专入肾经，肾阳旺盛，则心阳振奋，鼓动有力，则心脉渐生。茯苓健脾渗湿，安神止悸，当归、夜交藤善于温经活血通络，善行血脉之瘀滞。湿郁日久，有化热之象，加萆草、蝉衣以清透血分中伏热，防止温阳药物过于温燥。

【加减化裁】胸痛如刺、唇舌青紫、瘀血明显者，加全蝎 3g、桃仁 12g、延胡索 15g 以活血化瘀；胸闷如滞、苔腻者，加瓜蒌 30g、薤白 15g、法半夏 9g 以化痰通阳宣痹。腹胀、呃逆者，加枳实 12g、姜厚朴 9g 以温中下气。

五、验案精选

田某某，女，81 岁，2020 年 11 月 11 日初诊。

【病史】胸闷心慌 3 个月。患者 3 个月前劳累后出现胸闷，心慌，头晕，乏力，于当地医院查动态心电图示：房颤，房扑，高度房室传导阻滞，长 R-R 间歇 2.3s。24 小时最慢心率 31 次 /min，最快心率 121 次 /min，平均心率 53 次 /min。总心搏 74 550 次。既往有低血压、高脂血症。外院建议安装起搏器，患者本人拒绝。求中医治疗。来诊症见：胸闷，心悸，气短乏力，但头汗出，口干喜饮，心烦易怒，喜叹息，失眠，脘腹胀满，纳呆，不耐凉物，下肢畏寒，大便排出不畅，舌黯红苔白腻，脉细结代。

【西医诊断】持续性房颤，房扑，长 R-R 间歇，高度房室传导阻滞。

【中医诊断】心悸，缓脉。

【辨证分型】心肝火旺，脾虚痰湿，心脉不通。

【治法】清肝养阴，温脾化湿。

【方药】柴胡桂枝干姜汤合枳实薤白桂枝汤加减。

柴胡 12g	黄芩 9g	桂枝 12g	炙甘草 12g
太子参 15g	玄参 15g	丹参 15g	麦冬 12g
全瓜蒌 30g	炒白术 15g	法半夏 9g	枳实 15g
姜厚朴 9g	干姜 9g	陈皮 9g	茯苓 15g

7 剂，水煎服，日 1 剂，分两次服用。

二诊：患者服上方胸闷乏力明显减轻，食欲增加，脘腹胀满好转，排便顺畅。但诉失眠，动则汗出。上方加生龙骨、生牡蛎各 30g^{（先煎）}以安神。继服 14 剂。

三诊：服上方后患者诸症进一步缓解，但活动后气短乏力明显，上方加生黄芪 15g、灵芝 9g。继服 14 剂。

四诊：患者服药 1 个月余，胸闷气短乏力明显缓解，复查 Holter：房颤，24 小时总心搏 83 316 次，平均心率 61 次 /min，最慢心率 35 次 /min，最快心率 120 次 /min，长 R-R 间歇 1.8s。上方继服 1 个月巩固疗效。

【按语】

患者老年女性，操劳多年，忧郁思虑，日久肝气郁结，见胸胁胀满、烦躁易怒、喜叹息之象。肝郁日久化火，挟冲气上逆及心，心神被扰，发为心悸，热酌阴伤，则口干喜饮。肝气犯胃，胃失和降，则纳呆腹胀。肝气横逆克脾，脾气虚弱，四肢失用，则疲乏无力，脾阳不足，痰湿内停，上泛凌心，心阳不振，心搏无力则见缓脉。痰阻心脉，血行不畅，瘀血内停则见唇舌紫黯。本病病起肝郁，病情发展因实致虚，出现心肝阴伤和脾阳不足的症状。后期往往因虚致实，痰湿瘀血停聚，更损伤正气，呈一派寒热虚实错杂之证。治疗当寒热平调、虚实兼顾。方中柴胡、黄芩清肝火，太子参、玄参、麦冬滋心阴，桂枝、炙甘草、干姜温中阳，陈皮、半夏、枳实、厚朴、全瓜蒌降气和胃化痰，茯苓、炒白术健脾祛湿，丹参养血活血通脉。诸药合用清肝火、养心血、温脾阳、化湿浊于一体，使心气平、心血足、心脉通而心悸自止。

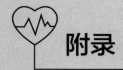

附录

房颤中西承启

附录一　中医药治疗房颤的优势和切入点

一、中医药治疗房颤的优势

（一）辨证论治、因人制宜，立足整体，凸显个体化治疗

西医治疗房颤核心思想是针对心脏自身，具体是针对心房主导折返环导致的房律紊乱，房律紊乱使得心房无序颤动，失去了有效的收缩和舒张，心脏泵血功能恶化或丧失。目前使用各种手术和药物的治疗方法转复房颤，控制心室率，改善心功能，防治心房血栓。治疗靶点是心脏本体，靶点可以说精准但是难免单一，不能完全覆盖整个房颤的发病机制链，所谓"房颤并不只是房颤"，房颤与脊髓神经系统、心脏自主神经系统均有密切相关，但凡能够影响自主神经均可能会导致房颤。目前房颤发生的危险因素有：年龄、糖尿病、高血压、冠心病、肺动脉栓塞、甲状腺功能亢进、肥胖、饮酒、精神紧张、电解质紊乱、严重感染、炎性标志物等。以前风湿性心脏病是房颤的常见病因，进入 21世纪随着生活水平的改善，非瓣膜性房颤逐步增加，冠心病是房颤发生的主要危险因素之一，而且冠心病与房颤两者间有很多共同的危险因素。最新研究证实肠道菌群代谢产物 TMAO 通过增强心脏自主神经活性导致心脏结构重构及电重构、增加系统炎症状态，进而促进心房颤动的发生及维持。TMAO 可能通过促炎细胞因子的调节来诱导心房的电不稳定性，从而促进由自主神经功能改变而导致的房颤。由此可见治疗房颤越来越不只是"见颤治颤、从心治颤"。

中医自古没有房颤的病名，房颤通常存在于"心悸""惊悸""怔忡""心动悸""奔豚"各种病名范畴中，中医治疗房颤病的指导思想为突出整体观念，所谓"牵一发而全身为动，伤一指而终身不适"；讲究辨证论治，因人施治，如《伤寒论》中所概括"观其脉证，知犯何逆，随证治之"，通过病证结合的方法把表现为房颤的病和中医的证候相结合,这与房颤发病整体机制链不谋而合,体现并贯彻了中医异病同治的"见颤不止颤,整体观治颤"指导思想。正所谓"不畏浮云遮望眼,自缘身在最高层"。治疗理念体现医者所站的高度和看待疾病的角度,所以笔者认为中医在房颤治疗上相对西医存在治疗理念以及指导思想的优势。

(二)治未病,未病先防、预防房颤发病;已病防变,减少合并症

1. 中医采用"治未病、未病先防"治疗思想的对各种房性心律失常尽早干预,减少房颤的发病率

房颤的发展过程通常是:偶发房性早搏→频发性早搏→短阵房性心动过速→心房扑动→阵发性房颤→持续性房颤→永久性房颤。最近的荟萃分析采用 PubMed,Embase(OVID)和 Cochrane 数据库,进行了系统的回顾和荟萃分析,确定了 33 项符合条件的研究,一共有 198 876 名来自西亚和东亚的患者,平均年龄在 52~76 岁。24~48 小时动态心电图上频发房性期前收缩与心房颤动(HR2.96;15 个队列,n=16 613)、第一次中风(HR2.54;3 个队列,n=1 468)和全因死亡率(HR2.14;6 个队列,n=7 571)。结果提示:没有房颤病史的老年患者,24~48 小时动态心电图上频发房性期前收缩与房颤、第一次中风和死亡率显著相关。其中房颤发生风险高近 3 倍,第一次中风高 2.5 倍,全因死亡风险高 2 倍。普通心电图上的频发房性期前收缩概念≥1 个(一般有 10s 或 15s 时间)没有预测未来房颤的依据,这种风险评估需要动态心电图频发房性期前收缩概念(是指房性期前收缩≥30 个 /h)才有预测房颤的价值。

欧洲心律协会(EHRA)2019 发布的《无症状心律失常患者的管理共识》认为:频发房性期前收缩是房性心动过速和进展为房颤的独立预测因素。频发房性期前收缩与患者死亡或卒中风险增加相关,以及与房颤住院有关。频发房性期前收缩且 CHA_2DS_2-VASc 评分≥2 分的患者年卒中风险为每年 2.4%,与 CHA_2DS_2-VASc 评分≥2 分的房颤患者相似,认为频发房性期前收缩可能实际上是房颤的替代标志物。频发房性期前收缩可能是亚临床心房心肌病的标志物,增加了房颤和卒中风险。并建议:Holter 发现房性期前收缩 >500 次 /24h 的患者发生房颤的风险增加,应告知患者房颤的症状。并对可能的房颤进行进一步评估,包括更长时间的监测。

中医学早在《黄帝内经》中就提出"上医治未病,中医治欲病,下医治已病"的观点,对于房颤的治疗需要靶点前移,对各种频发或者多源房性期前收缩、紊乱房性心动过速、房扑等这些房颤前的房性心律失常也需要尽早启动中医药治疗,尽可能让患者维持最长时间窦性心律,才能最大程度避免此类患者日后发生房颤。

2. 中医采用已病防变,对阵发性房颤早诊断早治疗,阻断房颤连缀,减少心功能损害及血栓的并发症发生

"窦律生窦律,房颤生房颤"。这就是常说的房颤发生后的"连缀现象"（beget phenomenon）。连缀现象是指一种心律失常发生的同时,已为其再次发生、反复发生、持续稳定的存在或演变为慢性型提供了重要基础与条件。即房颤持续时间越长就越容易持续,即使中间转复为窦性心律也容易再发房颤。连缀现象是由于心房不应期缩短、心房不应期的频率自适性下降以及房颤波的间期变短,增加了房颤的持续存在稳定性,引起心脏电重构与解剖学重构,又成为房颤持续及复发的基础。上述连缀现象恰恰解释了房颤发病的临床特征,即随着房颤发生时间的推移,患者房颤发作越频繁,持续时间越长,一段时间后,阵发性房颤将进展为持续性或慢性甚至永久性房颤。在持续性房颤的药物及电转复治疗时,房颤的持续时间越长转复的成功率越低,房颤持续不到1年时,胺碘酮转复的成功率85%,超过1年时转复的成功率仅5%。研究表明,房颤发生几分钟后,连缀作用就能出现,持续时间越长,该作用越明显;房颤停止后遗留的连缀作用持续的时间和本次房颤持续的时间相平行,即间隔一定时间后,其作用能被逐渐洗脱而消失。

这警示我们医生,患者初发房颤后应尽快转复为窦性心律,应当尽量缩短每次阵发性房颤的持续时间,尽量使恢复的窦性心律维持更长时间,窦性心律的长期维持可使房颤的连缀现象逐渐消失。早期诊断和发现房颤,尽早启动房颤相关治疗,在其治疗成败和效果中意义极其重要。

《金匮要略·惊悸吐衄下血胸满瘀血病脉证治》对惊悸的脉诊有描述为"寸口脉动而弱,动即为惊,弱则为悸",《伤寒论·辨太阳病脉证并治》第177条:"伤寒脉结代,心动悸,炙甘草汤主之。"第178条:"脉按之来缓,时一止复来者,名曰结。又脉来动而中止,更来小数,中有还者反动,名曰结,阴也。脉来动而中止,不能自还,因而复动者,名曰代,阴也。得此脉者,必难治"。所以"心动悸""脉结代"往往是中医脉诊房颤的依据,有经验的中医常通过脉诊则可初步诊断房颤,西医常需要心电图、动态心电图来诊断房颤,对一些阵发性房颤的患者,其房颤发病急来也匆匆去也匆匆,或者发病次数太少一年没几次,往往做心电图甚至动态心电图时很难采集到房颤图形,错过治疗最佳时机。中医无需心电图诊断,通过脉诊可以早期诊断,快速启动中医药治疗。房颤诊断的越早越便捷,决定了治疗启动得越早,及时阻断房颤连缀现象的持续,最大程度地减少阵发性房颤的患者转化为持续或永久性房颤的可能;由此而来的是减少房颤持续带来的心房扩大、心功能损害以及栓塞等并发症,临床给患者带来最大程度的获益。

（三）病证结合，分期辨证论治，提高治疗靶向性

1. 中医"心悸病"与西医房颤分期相结合

中医房颤可归为"心悸病"，心悸是指患者外无所惊，自觉心跳异常，心慌不安，休作有时，不能自主的一种证候。心悸包括惊悸和怔忡，同属一类病证，而又有所区分，一般说来，惊悸多因惊致悸，渐至稍惊即悸，一旦成为惊悸后，则外无所惊亦悸，其证时作时止，全身情况较好，病情故轻。从临床上看初发和阵发性房颤多属于"惊悸"范畴；怔忡多由久病而成，其发作全身情况较差，病情较重；持续和永久性房颤多属于"怔忡"范畴。心悸是从病证而言，惊悸是从病因而言，怔忡是从病情而言。故惊悸、怔忡都属于心悸的范畴。

2. 房颤不同时期的病证结合病机特点

笔者认为目前中医治疗房颤的优势在于病证结合，治疗重点在于分期论治，临床上可以把房颤患者分为两个类型。①"心悸（房颤）—惊悸"此房颤的类型多为初发和阵发性房颤患者，治疗的重点首先"以防为主，祛惊定悸，扶本为养，益气养阴"为治疗原则，防指的是防五劳七伤，尤重防心劳，忧愁思虑伤心，饮食不节尤重戒除饮酒、咖啡等刺激性食物，睡眠不控尤重睡眠紊乱或者睡眠不足；此类患者往往病情涉气、涉血者多，病情较浅，治疗法则上以益气养阴为主佐以活血通脉为辅。②"心悸（房颤）—怔忡"此房颤的类型多为持续和永久性房颤患者，此类患者除了继续坚持惊悸的防治措施以外，治疗的重点首先"温阳通脉，滋阴养神"为治疗原则，此类患者不仅气血失养，且阴伤及阳者居多病情较重；严重者阳衰欲脱者较危。心为君主之官，为阳中之阳，同时心主藏神，又主血脉，心脉的搏动，心血的运行，必借心阳之鼓舞及心神之调节，从而主持着正常的心率、心律和血液循环以及全身器官的灌注供养。房颤持续日久心阳鼓动式微，心神调节失常，影响了心脏活动规律，会造成心房重构、心功能不全，则怔忡作焉。心阳失守，心神失调，对怔忡的发生起着主导作用，而心神的调节，体现在阴阳之动静，心阳的煦运，端赖于气血之畅通，因此注意方药的双向调节而有侧重，强调扶阳应在滋阴之先而寓以制约，以此作为治疗心悸—怔忡之大法。

（四）全程干预、虚实标本兼顾，发挥疗效最大化

中医药治疗是针对房颤不同时期，采用不同治疗策略的全程干预，对还未发展成阵发性房颤的房性期前收缩或房性心动过速的患者积极健康宣教、指导生活方式改善，同时配合中医药预防阻断房颤的发生，所谓"弥患无形"。对已经发生房颤的患者，采用中医的病证结合与西医的房颤分期（阵发、持续、永久）相结合的方法尽早启动中医药治疗，同时密切监测房颤病情，全面评估患者心房重构和血栓评分，完善动态心电图、经食管超声、心房 CT 相关检查，结合患者自身情况及意愿，积极考虑射频消融和左心耳封堵，同时让患者明白即

使做完手术并不是房颤治疗的终结,恰恰手术后 3~6 月内可能是预防下一次房颤复发的最佳中医药治疗时机。笔者提出在房颤"预防、发展、转复、康复"的闭环管理中需要始终突出、强调中医药全程干预作用,在具体干预环节中要做到辨证准确、个体化治疗,一人一方,标本虚实兼顾,平衡阴阳,对处于不同环节的患者又要有所侧重,比如处于房性期前收缩的患者益气养阴安神为主;阵发性房颤颤久必瘀,需通脉化瘀;永久性房颤病久气虚及阳,心阳受损强,胸阳不展,需强调鼓动心阳,中医药只有这样才能发挥疗效的最大化。

(五)双向调节,平衡寒热阴阳,弥补西医治疗瓶颈

我们知道在某些特定人群的房颤中,西医治疗存在瓶颈,中医药的优势明显。①合并疾病不适宜西医治疗的房颤人群:例如合并甲状腺疾病或肺纤维化的患者,因胺碘酮药物对甲状腺和肺部纤维化的可能损害;合并肝脏疾病肝功能损害的患者,因胺碘酮对肝脏可能的副作用;合并慢性阻塞性肺病或者支气管哮喘的患者,因 β 受体阻滞剂在肺功能和诱发哮喘的潜在危害;合并心动过缓的患者,因西药可能加重窦房结或者房室结传导抑制的作用;合并长 QT 综合征的患者,因胺碘酮、索他洛尔可能导致室速、室颤风险的作用;合并预激综合征的房颤患者,因使用洋地黄可能会导致室颤的作用;房颤合并心衰终末期,房颤合并严重肾功能不全、房颤合并肿瘤等这些不适宜使用西医治疗的患者人群,针对这些人群西医射频手术往往因患者合并病多,脏器功能不全难以耐受,手术风险高,顾虑大,成功率低;如果使用含控制节律和心室率的抗心律失常西药,此类特殊人群往往存在某一个或多个脏器功能低下,西药作用靶点单一,毒副作用明显,中医药则具有双向调节,激发自身机体修复,平衡阴阳的作用是可供替代的最佳选择。②合并疾病不适宜口服抗凝药物的房颤人群:例如合并肝素诱导或者其他不明原因的血小板减少;合并血友病或者其他原因导致的凝血功能障碍;曾经服用抗凝药物造成消化道或其他部位出血;目前存在颅内或者消化道活动出血的患者等这些不适宜或者无法规范使用抗凝药物的特殊房颤人群,抗凝血药如华法林、达比加群、利伐沙班等对出血高风险人群或者消化道溃疡、凝血功能异常、血小板减少等特殊人群患者,药物导致严重出血风险较大。针对这类特殊人群,中医采用"离经之血,活血止血,益气摄血"的理论指导抗栓和促凝的双向调节平衡治疗,最后起到既可以预防房颤的栓塞同时又能避免导致出血的治疗作用。③妊娠或者哺乳期或者备孕期间女性房颤:妊娠后或者哺乳期静息状态心率加快 10 次 /min,这样会导致 P-R、QRS、Q-T 间期的缩短,另外由于妊娠或者哺乳期血浆中儿茶酚胺和肾上腺能受体敏感性增加、激素与情绪变化及血管扩张引起心脏舒张末容量增加,所以会增加心律失常发生率,加重妊娠前已存在的心律失常,房性早搏甚至房扑和房颤则可能会在此时的发生。西药胺碘酮因其含碘,可致胎儿甲状腺功能亢进或减退，还可引起早产，一般不推荐常规使用，洋地黄类药物和 β 受体阻滞剂在妊娠期虽然也可使用，但是往往因其副作用患者顾虑重重，心理严重排斥或抗拒。往往此类患者的房性心律失常主要是和备孕、待产或产后情绪紧张、心理焦虑、失眠劳累等有关，中医药通过益气安神，安心固胎等疗养结合方法可取得良好效果。④年龄 >75 岁的老老年的房颤人群：对于此类高龄人群的房颤治疗目前因为临床缺乏大样本研究的数据没有指南可供遵循，但是高龄老人普遍存在肾功能差，往往对西药的代谢缓慢，无论是转复房颤、控制心率还是抗凝药的使用往往都极其容易发生副作用叠加；寻求中医药治疗为此类高龄人群的最佳选择。

（六）中医药治疗对器械依赖少，花费便宜，方便易行适宜在广大基层医疗推广

西医目前尽管导管消融（CA）已成为治疗房颤公认的首选治疗方法，但房颤的复发仍不可避免。因此指南建议：无论心脏节律控制结果如何，CHA_2DS_2-VASc 评分为高卒中风险的房颤患者在 CA 术后仍应继续长期口服抗凝药（OAC）治疗。但 OAC 治疗可能导致出血，并且还存在诸如患者不耐受、不依从和高昂的药物费用等局限性。针对这些左心耳封堵（LAAC）已成为非瓣膜性房颤患者预防卒中的有效替代方案，特别是对于高出血风险的患者。LAAC 使用与 CA 相同的房间隔穿刺术，因此行房颤消融的患者可以在同一次介入术中采用联合 LAAC 来长期预防卒中，称为房颤的一站式手术。但是西医无论是实施 CA+LAAC 联合手术或 CA 术后 +OAC 的治疗策略，其费用都很昂贵。

近期研究显示，对比了症状性房颤患者行 CA 和 LAAC 联合手术与 CA 术后使用标准 OAC 治疗策略的成本效益比，该研究首先开发了一个 Mark 模型（使用 TreeAge Pro 2019 软件模型建立与分析）来评估两种 CA 术后策略之间的总成本、质量调整生命年（QALYs）和增量成本效益（ICERs：incremental cost-effectiveness ratios，定义为增加的成本除以增加的效益）：①标准 OAC 和②LAAC（CA 和 LAAC 联合手术）。该研究使用的基础病例由 65 岁症状性房颤、高血栓形成风险（CHA_2DS_2-VASc=3）和高出血风险（HAS-BLED=3）、计划行 CA 的假想患者队列组成，随访时间范围为 10 年。成本转换为 2020 年的美元来计算。应用半周期方法进行校正，成本和 QALYs 每年减少 3%。对重要变量进行敏感性分析，对较高栓塞风险进行情景分析。结果显示，在 10 000 名患者的基础病例队列中，随访了 10 年，LAAC 治疗策略的总费用为 29 027 美元，OAC 治疗策略的总费用为 27 896 美元。与 OAC 治疗组相比，LAAC 治疗组每 10 000 名患者中可减少 122 例致残性卒中和 203 例颅内出血。LAAC 治疗的增量成本效益为 11 072 美元 /QALYs［支付意愿（WTP）阈值为 50 000 美元 /QALYs］。

通过以上笔者可以看到西医的治疗方案对医院硬件条件要求较高,对医务人员相关技术的培训周期较长,尤其是治疗的经济花费对普通房颤患者相对较高,需要付出较高的成本,一旦手术治疗失败,房颤复发往往对患者的治疗信心打击较大。相对于广大的基层房颤患者人群,手术无论是射频消融或者左心耳封堵,往往都有不能承受之重的经济负担,而中医药治疗首先无需射频、左心耳封堵相关手术硬件配备,其次具有规范治疗培训及相关中医临床路径操作简单、同时对广大基层医生培训周期短容易上手,患者经济花费少,心理负担小等众多优点。

二、中医药治疗房颤的切入点

正如宋末名臣文天祥所言"理身如理国,用药如用兵",针对房颤治疗的中西医治疗策略以及中医药治疗优势的分析,决定中医药治疗的战术布置,也就是笔者具体治疗的切入点,所谓"兵无向导则不达贼境,药无引使则不通病所"虽然指的是中药引经作用,但也强调中医治病切入点和诊治路径的重要性;临床上中医治疗房颤对切入点的掌握至关重要,往往影响治疗的效果和患者的愈后,前面提到了笔者提出在房颤"预防、发展、转复、康复"的闭环管理需要中医药全程干预作用,在这个房颤的闭环管理中我们大致总结三个阶段的切入点。

(一)房颤的预防和发展阶段

首先是预防房颤发病;对存在多源房性期前收缩和房性心动过速的患者,要减少房性期前收缩发作的次数和房性心动过速的发作频次和时间,对已经存在阵发性房颤的发展阶段患者,要尽量减少房颤发作频率、缩短每次房颤时程;同时对这两个阶段的患者,要缓解疾病发作时的心慌、乏力、气短、出汗等不适症状,提高心脏自主神经系统对房性期前收缩、房性心动过速甚至房颤发作的耐受性,改善此类患者生活质量,让这类患者做到就算仍有发作,但是发作时间在缩短,频率在下降,每次发作时的不适感程度减轻,对日常的生活影响程度减轻,就算仍有发作也不影响生活质量。

(二)房颤的转复和康复阶段

无论是通过手术还是西药转复的房颤患者,中医药首先在转复前,要尽量提高房颤转复成功率,增强手术或者西药的疗效;房颤患者手术或者药物转复后,中医药要尽量延长维持窦性心律时间,预防房颤再次复发,减少患者的焦虑情绪,增强患者康复信心,巩固转复成果,彻底战胜房颤。同时密切监控病情,一旦复发迅速启动下一轮治疗。

(三)房颤合并症的预防和治疗

针对房颤合并症如心脏扩大、心功能不全、栓塞,中医药应尽早预防,同时也要注意与西药相互配合各有重点,例如针对频发快速房颤的患者,考虑心动过速可能导致的心脏扩大需要与控制心室率的西药合用,中医要辨清标本虚实,实则泻之,虚则补之;平衡阴阳,双向调节,最大程度发挥心脏自身调节作用,避免使用西药后出现心动过缓或者 RR 长间歇的副作用;针对房颤合并射血分数丢失的心衰患者,中医药重点在于提高患者心脏的射血分数,减少利尿剂的使用,避免电解质紊乱和肾功能损害;针对栓塞高风险同时又不适宜西药抗凝药的患者,中医药可以代替抗凝药起到预防、减少房颤栓塞发生的作用。

(四)增强西药疗效,减轻西药毒副作用

对于因甲状腺或者肝功能疾病不适合大剂量使用胺碘酮的房颤患者,可以替代或者减少胺碘酮的使用;对于心动过缓合并心衰不适宜使用普罗帕酮(心律平)的房颤患者可以用中医药增强心功能同时双向调整心率;对于心动过缓合并肺部疾患不适宜使用 β 受体阻滞剂的患者,使用中医药双向调整心率同时改善肺功能;合并长 QT 综合征或者预激综合征的不适宜使用西药的房颤患者,可以用中医药替代控制房颤发作,改善心功能;对于备孕、妊娠或者哺乳期的女性房颤患者,可以用中药替代或者减少西药的使用,减轻其毒副作用;对于年龄超过 75 岁的老老年的房颤患者,可以使用中医药替代或者减少西药的使用,减轻其毒副作用。

参 考 文 献

[1] STAERK L,SHERER J A,KO D,et al. Atrial fibrillation:epidemiology,pathophysiology,and clinical outcomes[J]. Circ Res,2017,120(9):1501-1517.

[2] 陈灏珠,林果为. 实用内科学[M]. 13 版. 北京:人民卫生出版社,2010:1411-1418.

[3] YU L,MENG G,HUANG B,et al. A potential relationship between gut microbes and atrial fibrillation:trimethylamine N-oxide,a gut microbe-derived metabolite,facilitates the progression of atrial fibrillation[J]. Int J Cardiol,2018,255:92-98.

[4] HIMMELREICH J C L,LUCASSEN W A M,HEUGEN M,et al. Frequent premature atrial contractions are associated with atrial fibrillation,brain ischaemia,and mortality:a systematic review and meta-analysis[J]. Europace,2019,21(5):698-707.

[5] 郭飞. 连缀现象(54)[J]. 临床心电学杂志,2008,(6):474.

[6] 林建华,林其德. 妊娠合并心律失常的诊治[J]. 中国实用妇科与产科杂志,2005,21:586-588.

[7] KAWAKAMI H,NOLAN M T,PHILLIPS K,et al. Cost-effectiveness of combined catheter ablation and left atrial appendage closure for symptomatic atrial fibrillation in patients with high stroke and bleeding risk[J]. American heart journal,2021,231:110-120.

附录二　房颤的预防和康复

一、房颤的预防

房颤一旦发生,由于心房的结构重构和电学重构等原因,大多数情况下会越来越难以治疗,所以做好房颤的预防很有必要。

中医非常重视疾病的预防和调摄,《素问·上古天真论》对疾病的预防和调摄就有着"上古之人,其知道者,法于阴阳,和于术数,食饮有节,起居有常,不妄作劳"以及"虚邪贼风,避之有时,恬惔虚无,真气从之,精神内守,病安从来"的论述。这是中医预防疾病的理论总纲,只有顺应四时节气,食饮、作息规律,劳逸结合,外避六淫及戾气,内心淡然,情绪平和,才能阴阳调和,脏腑功能正常,气血津液运行有度,从而达到预防疾病的目的。

房颤属中医学"心悸"范畴。其发生多因体质虚弱、饮食劳倦、七情所伤、感受外邪及药食不当等,以致气血阴阳亏损,心神失养,心主不安,或痰、饮、水、火、瘀等阻滞心脉,扰乱心神。对于房颤的预防,应从以下几个方面入手:

(一)运动预防

经常锻炼身体,能使血脉流通,关节疏利,气机调畅,脏腑功能旺盛,从而对增强体质,预防疾病具有积极的意义。汉代华佗创造"五禽之戏"即模仿五种禽兽动作的体操;此后又有太极拳、八段锦、六字诀等多种健身方法,具有强身健体、防病治病、延年益寿的作用。

现代研究表明,不同强度的运动对房颤的发生产生的影响不同。研究表明,轻中度体力活动会降低房颤发生风险,而高强度体力活动可增加房颤发生风险。美国最新体力活动指南建议:①儿童和青少年(6~17岁)每天应该进行至少60分钟中等强度的体育活动;②成年人每周至少应该进行150分钟中等强度有氧运动,或每周至少75分钟的高强度有氧运动,或等量中等强度和高强度有氧运动的组合,其间可合并肌肉强化活动;③老年人根据各自身体素质进行多种体育活动,包括平衡训练及有氧和肌肉强化活动。因此建议不同年龄段的人群通过轻到中度体力活动预防房颤。

(二)情志预防

中医认为七情内伤可以导致气机紊乱,也是房颤发病的重要诱因之一。精神紧张或者情绪焦虑均能导致房颤的发病、复发或病情加重。《灵枢·百病始生》曰:"喜怒不节则伤脏。"《素问·举痛论》说:"怒则气上,喜则气缓,悲则气消,恐则气下……惊则气乱,劳则气耗,思则气结。"即情绪变化可扰乱气机升降出入,致使气血阴阳失调而发病。在疾病的发展过程中,不良的情志波动致使病情恶化。若能在治疗过程中搭配情志护理,避免不良情绪刺激,帮助患者保持平和的心态,则对房颤的预防具有重大意义。

(三)生活方式预防

前面病因学中指出饥饱失常、饮食不洁、饮食偏嗜,可以导致疾病的发生,劳伤过度或贪逸少劳,亦可削弱机体的抗病能力,从而容易发生疾病,所以提倡饮食有节,劳逸有度,起居有常,并根据自然气候的变化而及时调节寒温,以保持身心健康,预防病邪的侵犯。

因此,在房颤的预防中需要调整生活方式,做到六个控制:控盐、控油、控糖、控制体重、控烟和控酒。这样才能有效管理血糖、血脂、血压和体重,形成心血管的保护效应。

(四)药膳预防

针对房颤前期不同的中医证型,采用药食两用的食材,给予相应的中医药膳调理,可使身体阴阳平衡,防止房颤的发生。

1. 肝郁气滞型

可以用荠菜猪肝汤来调理肝气郁结。荠菜采收于每年 3~5 月,性喜温和,顺应一年四季春季之特性,具有疏肝柔肝的作用。猪肝少食可补肝血,养肝阴。两者合用以补肝之体,助肝之用。荠菜猪肝汤的做法如下:荠菜择洗干净、焯水;猪肝切片,撒上少许盐后裹上淀粉。用高汤将芹菜煮上 15 分钟,再放入猪肝。

二香粥:香附、香橼,入砂锅内加水浸泡,煎取药汁,去渣后与粳米同入锅内煮粥,将熟时可少入少许白糖再煮 1~2 沸即可,有疏肝解郁理气之效。

或者在平时烹饪膳食的时候可以选择加入一些调理肝气的中药材,如佛手、山楂、枸杞等。饮食上可食用一些具有疏肝理气作用的食物如:莲藕、萝卜、芹菜、茼蒿等。

2. 肝郁化热型

平素可多食用菊花粥或苦瓜炖豆腐等。菊花粥:菊花末 10~15g,粳米 50~100g,将米煮粥,待粥将熟时,调入菊花末,稍煮 1~2 沸即可,具有清热平肝的功效。

苦瓜炖豆腐:新鲜苦瓜 250g,新鲜豆腐块 300g,苦瓜去籽切成薄片,焯水捞出备用,豆腐块切成 1.5cm 左右的小块,热油锅稍炸后备用。然后使用适量植物油放入苦瓜片、葱花、生姜末翻炒片刻,加入适量清汤及炸好的豆腐块,搅拌均匀后用中火煨煮 10 分钟,加入适量调味料即可食用。

3. 气滞痰阻型

橘红粥:橘红 15g,粳米 100g。橘红煮水取汁,加入粳米煮成稀粥,油盐少许调味。具有化痰健脾,和胃理气的作用。

白菜萝卜豆腐汤:白菜叶 100g,白萝卜 50g,豆腐 200g,调味料少许。白菜切小片,白萝卜切片,豆腐切块,加入清水,将白菜叶、白萝卜豆腐一起炖煮,最后加入少许调味料即可,具有理气化痰的作用。

苦瓜瘦肉汤:枸杞 5g,鲜苦瓜 100g,陈皮 5g,瘦肉泥 50g。将枸杞用开水烫后备用,陈皮加水煎取汁后加入鲜苦瓜、瘦肉泥共煮沸,盛出后撒入枸杞即可。

4. 痰热内扰型

对于房颤前期的人群,辨证属痰热内扰证者,可给予红萝卜海蜇粥:材料为红萝卜 150g,海蜇皮 60g,粳米 60g。做法为:胡萝卜切片,海蜇皮浸软、漂净、切条,与粳米一起放入锅中,加清水适量,用文火煮成稀粥,调味即可食用,早晚温热服用,具有清热化痰的作用。

(五)茶饮预防

中药代茶饮是在中医理、法、方、药理论原则指导下,依据辨证与辨病相结合对病情的判断,为防治疾病、病后调理或仅为养生保健而组方选药与茶叶(或不含茶叶)合制而成的剂型。中药代茶饮便于储存,易于携带,可随时多次饮用,且吸收完全,具有良好的预防疾病作用。对于房颤风险较高的人群如高龄老人、有心脏基础病或有家族遗传史等,可早期给予中药代茶饮进行早期干预,可有效调理患者的体质,预防房颤的发生。针对不同的证型,可给予不同的茶饮方服用。

1. 肝郁气滞型

玫瑰佛手茶:玫瑰花 6g,佛手 6g,沸水冲泡 5 分钟即成,代茶饮,每日一剂,温服。具有疏肝行气之功。

2. 肝郁化热型

疏肝清热饮:菊花 6g,玫瑰花 6g,莲子心 3g,苦丁茶 3g,开水沏,代茶饮。具有疏肝解郁、泻火清心之效。

3. 气滞痰阻型

玫瑰陈皮荷叶茶:玫瑰花 6g,陈皮 6g,荷叶 6g,绿茶 3g,开水沏,代茶饮。具有疏肝行气、解郁化痰之效。

4. 痰热内扰型

陈桔二鲜茶:陈皮 5g,桔梗 5g,鲜茅根 15g,鲜芦根 15g,绿茶 3g,开水沏,代茶饮。具有清热化痰之效。

二、房颤的康复

"康复"一词,最早见于《尔雅》,"康,安也","复,返也",即为恢复健康之意。《黄帝内经》提出了"天人相应""形神兼备"等康复原则,奠定了中医康复学的理论基础。三国时期华佗创立了"五禽戏",堪称是中国运动疗法的鼻祖。南北朝时期陶弘景在《养性延命录》中将吐纳、气功与医学联系,用以引气攻病。隋代巢元方在《诸病源候论》中对导引、按摩、气功均有详述,并提到了八段锦、易筋经、太极拳等康复手段。到了 20 世纪七八十年代,随着西方现代康复医学的介入,中医康复学的理论、技术及方法逐渐得到系统整理、研究和探索,虽然发展时间短,但其实践活动历史悠久,并植根于丰厚沉淀的传统中医学,逐渐形成了具有中国特色的康复学科。中医康复学以传统中医学为理论指导,借鉴西方现代康复学理念,针对由于损伤、疾病、老龄化导致的功能障碍,采用中医康复手段及技术方法,消除或减轻由于病损而产生的身心障碍。

心脏康复是指心血管疾病和有高危因素患者(包括肥胖、高血压、糖尿病、冠心病、房颤、心脏支架术后、心脏搭桥术后、心脏衰竭、心脏开胸术后、心肌梗死后等)在经过医院规范化的药物或者手术治疗之后,为了避免再次发病,更好地控制症状,提高身体运动能力和生活质量,回归健康生活状态所采取的一套综合治疗方案。结合中医康复,房颤患者心脏康复的具体措施如下:

（一）运动康复

运动康复是中医心脏康复的基石。中医康复的形体运动来源于养生康复学,具有动静结合、刚柔相济的特点,并要求形神统一、身心同修。国内外已有研究证实,中医康复学的形体运动有利于心血管疾病患者的身心康复。运动康复的时候要注意全面评估,个性化地选择运动强度,并在出现不宜运动的情况时及时终止,同时还要加强多种危险因素的综合管理。

运动形式:包括散步、骑自行车、爬楼梯、跑步,中医导引术八段锦、太极拳等,以每周运动 5 天,每次最少 30min 的中等强度的运动可使房颤患者获益。也可从每天 10min 开始,逐渐增加至每天 30min。

（二）情志康复

人有怒、喜、悲、思、忧、恐、惊七情,在《黄帝内经》中七情与五脏相对应,并存在相生相克关系。通过情绪的调理,利用脏腑生克的理论,可以调畅相应脏腑的气机,改善功能,从而达到使疾病康复的目的。中医注重"调神"在病情恢复过程中的作用,如言语开导法、情志相胜法、文娱移情法,此外,中药辨证口服、针灸推拿、刮痧、理疗等都有利于情绪调节。

另外,在疗养过程中,积极采用松弛疗法、支持疗法、生物反馈及集体心理治疗等方法对患者心理进行干预。尽力给予疏导、劝慰、解释、支持,帮助患者正确认识房颤的发生、发展及预后,使其增加理解,消除疑虑,改善心境,增强信心。引导正确对待疾病和生活事件,克服悲观、焦虑等不良情绪,增强心理承受力和社会生活能力。

（三）生活方式康复

传统中医提出"天人合一"的观点,认为人与周遭的环境息息相关。如长期处于嘈杂、吸烟或通风不良的环境中则会增加患病的风险；工作压力大、熬夜、劳累、人际关系紧张等使得房颤发病越来越年轻化；良好的生活和工作环境有利于身心放松，从而促进房颤患者的康复。因此，可以鼓励房颤患者早睡早起，适时郊游、踏青、旅游、疗养，亲近大自然，降低压力，调节身心。

（四）药膳康复

中医历来重视饮食调理，有"药膳同源"之说，形成了独特的饮食文化，而药膳、药酒更是药物调治与饮食完美结合的例证。中医根据食物或药材的升降沉浮、寒凉温热进行性味归经，并与五脏六腑对应。《素问·宣明五气》云："酸入肝，辛入肺，苦入心，咸入肾，甘入脾。"根据患者或气虚，或血瘀，或阴虚，或阳虚等体质，有针对性地调理；由于房颤多以气虚、血瘀、痰浊多见，药膳中多选辛温通络及甘润平和的药物。根据患者不同的中医证候，选择不同的药膳，如：

1. 气阴两虚型

心悸，短气咽干，五心烦热，口干烦躁，舌红或淡黯少苔，脉细数或结代。治宜：益气养阴复脉。

人参百合粥：人参 3g，百合 15g，粳米 50g，冰糖适量。先将人参研末；百合剥皮去须，洗净切碎；后共与粳米同入砂锅，加水适量，以文火煮粥，待粥将熟时，加入冰糖，搅匀稍煮片刻即可。每日早、晚温热服食。

2. 心胆气虚型

心悸胆怯，善惊易恐，多梦易醒，食不振，舌淡红，脉虚弦。治宜：镇静安神，补心养血。

百合生地枣仁汤：百合 30g，生地黄 15g，酸枣仁 15g，冰糖适量。将百合、生地黄、酸枣仁同入锅中，水煎 2 次，去渣合汁一大碗，加冰糖稍煮即可饮用，每天 1 剂。

3. 心血不足型

心悸不安，面色不华，头晕目眩，四肢无力舌质淡红，脉细弱。治宜：益气补血，养心安神。

桂圆大枣粥：桂圆肉 10g，大枣 10g，粳米 60g。将桂圆肉、大枣用清水洗净与米煮粥服。

阿胶红参汤：阿胶 6g，红参 5g。先将阿胶化，参须煎水，每天服 1 剂，每剂药煎 2 次，上午、下午各服 1 次。

4. 心阳虚型

心悸头晕，动则更甚，气短胸闷，畏寒肢冷，面色苍白，㿠白，脉沉细无力。治宜：温阳益气，宁心安神。

核桃人参汤：核桃仁 15g，人参 5g，生姜 3 片，糖少许。共煎，临睡前服用。

党参山药羊肉汤:党参 15g,怀山药 15g,枸杞子 15g,羊肉片 150g,大枣 6 枚。加水适量煮汤,食羊肉、枸杞子、山药、大枣,饮汤,每天 1 剂。

5. 痰湿阻滞型

心慌气短,心胸痞闷胀满,痰多食少,腹胀,恶心,舌白腻,脉弦滑。治宜:理气化痰,宁心安神。

赤豆山药芡实薏米粥:赤小豆 15g,山药 15g,芡实 15g,炒薏苡仁 15g,大枣 6 枚,糯米 60g。共入锅中,加水适量煮烂,每天分 2 次服用。

6. 瘀血阻滞型

心悸不安,短气,喘急,胸中闷胀或刺痛,而唇紫黯,舌质紫或有瘀斑,脉细涩。治宜:活血化瘀,行气和络。

当归丹参山楂桃仁粥:当归 5g,丹参 5g,山楂 5g,桃仁 5g,粳米 100g,蜂蜜适量。共入锅中,加水适量煮烂,每天分 2 次服用。

(五)茶饮康复

1. 气阴两虚型

洋参龙眼茶:西洋参 6g,桂圆肉 10g,蜂蜜适量。把桂圆肉、西洋参放入锅内,加适量清水,上大火烧沸,改文火煎煮约 30min,加入茶叶调匀,代茶饮用。或生脉散茶:人参 5g,麦冬 5g、五味子 3g,沸水冲泡,代茶饮服。

2. 心胆气虚型

芪参补心茶:炙黄芪 10g,党参 5g,桂圆肉 10g,柏子仁 10g,五味子 3g。用法:上药加水约 500ml,煮开 20min,取沸汤,不拘时温饮,日 1 剂。以养心定悸,适于心虚胆怯型心悸。

3. 心血不足型

芪归养血茶:生黄芪 10g,当归 5g,枸杞子 10g,大枣 10g,桂圆肉 10g 加水约 500ml,煮开 20min,取沸汤冲红茶 3g,不拘时温饮。日 1 剂,以益气补血定悸。

4. 心阳亏虚型

苓桂术甘茶:茯苓 10g,桂枝 3g,炒白术 5g,炙甘草 3g,以上 4 味,加水 400ml,煮开 20min,取沸汤冲服普洱茶 3g,不拘时温服,日 1 剂。

5. 痰湿阻滞型

二陈白术芡实茶:陈皮 10g,茯苓 10g,炒白术 10g,芡实 10g,生姜 3 片,大枣 3 枚,以上 6 味,加水 400ml,煮开 20min,取沸汤不拘时温服,日 1 剂。

6. 瘀血阻滞型

丹葛山楂玫瑰茶:丹参 5g,葛根 5g,生山楂 10g,玫瑰花 5g。以上 3 味,加水 400ml,煮开 20min,取沸汤冲服玫瑰花,不拘时温服,日 1 剂。

(六)中医外治康复

在长期的临床实践中,中医探索出了许多有效的特色康复手段:

1. 针刺疗法

由于经络外连肢节，内连脏腑，具有运行气血、沟通内外的作用；而针刺相应穴位，可以疏通经络，调和阴阳。目前针灸治疗房颤的重点穴有内关、郄门、心俞、神门、膻中，配穴则分为四类，第一类为厥阴俞、膈俞、巨阙，前三者位于心脏体表投影区，郄门为心包经郄穴，均与心和心包功能直接相关；第二类为足三里、丰隆、三阴交，用之可健脾化痰，补益心气；第三类为心经原穴神门，可养心宁神；第四类为随证加减穴。

2. 灸法

具有温经通络、行气活血的功效，且简单易行，在掌握要领后可自行独立操作。选取神门、内关、心俞、太渊穴等采用艾条温和灸，温经通络，行气活血，四穴合用可行安神定悸复脉。

（七）其他

控制原发疾病，避免诱发因素，有效控制基础疾病，积极避免诱发因素是房颤康复的重要举措。积极针对原发病进行治疗，如改善心肌缺血，改善心肺功能，控制血压、血糖等。培养有益于健康的行为与习惯。

另外，针对房颤发生或复发的高危患者，可结合中医脉诊、心脏听诊、心电图筛查、远程动态心电图筛查、植入式动态心电图筛查和智能手机筛查等手段以提高房颤尤其是无症状性房颤的诊断率，对早期预防和康复具有重要意义。

附录三　抗凝血药与中药联合使用注意事项

合理的抗凝治疗是预防房颤患者血栓栓塞事件的有效措施，但与此同时亦会增加出血性并发症的风险。因此，在确定患者是否适于进行抗凝治疗前应评估其获益风险比，只有预防血栓栓塞事件的获益明显超过出血性并发症的风险时方可启动抗凝治疗。目前 CHA_2DS_2-VASc 评分系统是临床应用最为广泛的评估工具，随着该评分的增高，房颤患者未来发生缺血性卒中的风险逐渐增高。若无禁忌证，所有房颤 CHA_2DS_2-VASc 评分≥2 分的男性患者和≥3 分的女性患者，均建议长期口服抗凝药治疗。若房颤患者 CHA_2DS_2-VASc 评分为男性 1 分，女性 1~2 分的患者，可考虑应用口服抗凝药物治疗。CHA_2DS_2-VASc 评分为 0 分时一般无需抗凝治疗。

临床常用和指南推荐使用的抗凝药物中，维生素 K 拮抗剂仍为标准治疗。对于房颤合并冠心病的患者，单用一种新型抗凝药（NOAC）最好（适用于所有的 NOAC）。在选定的患者中，根据个体风险和冠脉解剖情况长期加用阿司匹林仍为适应证。对于接受 PCI 且需要三联抗栓治疗（口服抗凝药＋阿司匹林＋第二种抗血小板药物）的患者，需良好地控制维生素 K 拮抗剂的剂量

（TTR>70%，INR 范围 2.0~2.5）或选择 NOAC。

在临床实际操作中，使用中药治疗房颤，必须谨慎考虑中药的使用与抗凝药物之间的相互作用，包括传统的维生素 K 拮抗剂（华法林），新型口服抗凝药（达比加群、利伐沙班）以及传统的抗血小板药物（阿司匹林、氯吡格雷）等。临床治疗房颤的中药中有许多药物均可影响抗凝药物的吸收及在体内的代谢，一方面影响抗凝药物的抗凝效果，引起血栓事件的发生；另一方面增加抗凝药物体内血药浓度，引起凝血时间过度延长而引发出血事件的出现。因此在使用中药治疗房颤的同时，一定熟悉抗凝药物特点及严密监测血药浓度及凝血指标。

一、常用活血化瘀中药"抗凝"作用机制

临床常用活血化瘀中药包括红花、三七、水蛭、土鳖虫等。刘倩倩等用中药"红花"治疗急性血瘀模型大鼠，发现红花能降低血小板聚集率，延长凝血酶原时间（PT）和活化部分凝血酶原时间（APTT），降低全血黏度（WBV）、血浆黏度（PV），说明红花通过恢复血小板聚集活性、改善凝血功能、血液流变性、抑制血栓形成等途径，对大鼠急性血瘀有较好的保护和治疗作用。药理研究也表明，红花主要成分红花黄色素可显著延长血浆 PT、APTT 和凝血酶时间（TT），显著降低大鼠血浆纤维蛋白原含量，显著抑制二磷酸腺苷（ADP）诱导的血小板聚集。三七总皂苷是三七主要活性成分之一，也是三七活血化瘀的有效成分，含有多种单体皂苷，如人参皂苷 Rg_1、Rb_1、Re、三七皂苷 R_1 等。三七活血机制在于：保护内皮细胞结构及功能完整性，抑制由血管紧张素 II 引起的内皮细胞损伤；下调内皮细胞胞浆型磷脂酶 A2IVA 及其下游产物和 $TXA_2/$ 前列环素的表达，缓解血管痉挛，降低血液黏度；调节纤溶，抑制由 ADP 诱导的血小板聚集。水蛭微粉、制剂、水蛭素能够明显降低血管性假性血友病因子、血小板 α- 颗粒膜蛋白 140 水平，抑制血小板活化，同时能抑制凝血酶诱导的血小板聚集及凝血因子的生物活性。另外，水蛭素还能与血小板内凝血酶受体结合，延长血浆凝血酶原时间、凝血酶时间、凝血活酶时间，发挥抗凝功效。周瑞玲等通过建立家兔血瘀证模型，发现土鳖虫多肽可明显降低血瘀证模型家兔的全血黏度和血浆黏度，能够显著改善血液流动性和黏滞性，减少体外血栓的形成。冯光军等对土鳖虫乙醇提取物的三个部位进行了 PT、APTT、TT、FCT 测定和比较，发现土鳖虫抗凝血成分集中在乙酸乙酯部位，其抗凝血机制主要抑制凝血酶催化纤维蛋白原环节。这些常用活血化瘀中药通过以上作用机制减少栓塞的发生，起到"抗凝"功效。

二、中药联合华法林治疗房颤的疗效与安全性

华法林（warfarin），别名苄丙酮香豆素钠、华法林钠等，是由威斯康星校友

基金会资助化学家卡尔·保罗·林克（Karl Paul Link）于 1940 年从三叶草植物野苜蓿中提取的双香豆素类成分。影响华法林抗凝作用的途径主要包括以下几个方面：

（1）具有拮抗维生素 K 的作用或抑制肠道菌群产生维生素 K 的成分，可使维生素 K 吸收减少，凝血酶原合成减少，增强华法林抗凝血作用。

（2）干扰血小板聚集反应的成分，协同增强华法林的抗凝血作用。

（3）从药动学方面分析，即影响华法林吸收、分布、代谢的过程。①吸收：华法林通过消化系统进入体循环，凡可影响华法林吸收的药物及食物均与华法林产生相互作用；②分布：华法林与血浆蛋白结合发挥作用，可竞争性结合血浆蛋白的成分，可使游离华法林增加，抗凝作用增强；③代谢：华法林中含有 S- 华法林和 R- 华法林两种对映体，R 型和 S 型异构体的代谢途径不相同，R 华法林被 CYP1A2、CYP3A4、CYP2C19 代谢，而 S 华法林主要被 CYP2C9 代谢，能够抑制或诱导 CYP1A2、CYP3A4、CYP2C19 同工酶的药物及食物，均可与华法林产生相互作用。

华法林个体差异大，过量易导致各种出血，而过低则达不到治疗效果。华法林导致的轻微出血表现有瘀斑、紫癜、牙龈出血、鼻衄、伤口出血，月经量过多等，严重者可表现为肉眼血尿、消化道出血，最严重为颅内出血。而中草药与华法林联用可能发生一定的或潜在的相互作用，增强或减弱华法林的抗凝作用，加重出血的危险性或显著增加血栓栓塞性并发症的发生。中药与华法林联用时需要注意监测国际标准化比率（INR），能增强抗凝作用的中药制剂与华法林联用时需要降低华法林的剂量，应注意 INR 的变化，必要时降低华法林的剂量，或减少甚至停用中药制剂。

1. 中药增强抗凝作用

（1）中药联合华法林疗效：活血化瘀药中，赤芍总苷可抑制血小板、红细胞聚集，增强红细胞变形能力，延长凝血酶原时间和活化部分凝血酶原时间，降低全血黏度及血浆黏度，从而减少血栓生成。穿山甲具有降低血液黏度、延长凝血时间等药理作用。皂角刺水煎剂有抗凝作用，机制是抑制内源性及外源性凝血途径，抑制凝血酶形成。华法林联合丹红注射液治疗房颤合并冠心病，Fbg、PT、APTT、TT、PF4、血小板活化因子 CD62P 指标改善，且不良事件发生率低于单用华法林组。银杏叶注射液联用对华法林的抗凝效果无明显影响且没有出血现象。注射用灯盏花素联用华法林治疗后 PT、INR 升高且出血发生率差异无统计学意义。参麦注射液可有效降低心脏瓣膜置换术后患者体内炎症反应，且增强华法林抗凝效果，升高 INR 值。

（2）主要不良反应——出血：中药与华法林联用可使 PT 和 INR 值增加，导致鼻及牙龈出血、皮下出血等。其机制包括：①药效学作用，所合用中药有拮抗维生素 K 的作用,或合用药物中具有抗血小板作用的物质,导致华法林抗凝作用增强,从而导致严重出血。②合用药物影响了华法林的吸收、分布和代谢。可置换出与血浆蛋白结合的华法林,增加血药浓度。代谢酶如 CYP2C9、CYP1A2、CYP3A4 的底物可影响华法林的作用,特别是影响 CYP2C9 的药物更具有临床意义,CYP2C9 同工酶的底物及诱导剂都可减慢华法林代谢,增强抗凝作用。这类中药包括①丹参及其制剂;②银杏制剂;③当归、黄连、黄柏;④其他:鹿蹄草、葛根、大蒜、南非钩麻、番木瓜、小白菊、生姜、甘草、紫苜蓿、茴芹、旱芹、母菊、川芎、红花、桃仁、益母草、姜黄、莪术、水蛭、肉桂、乳香、延胡索、郁金、虎杖、荆三棱、鸡血藤、赤芍、王不留行等。其中,当归等含有和华法林类似的香豆素类衍生物和活性成分,能协同作用抗凝;同时,香豆素类可把华法林从其与血浆蛋白结合的位点中置换出来,导致其血药浓度升高。银杏叶、丹参、枸杞等能抑制肝药酶细胞色素 P450(CYP)1A2、CYP3A4 和 CYP2A9 等的活性,而华法林是在肝脏中经由 CYP 酶系代谢,因此该类中药抑制了华法林的代谢。鹿蹄草等含有水杨酸类物质,抑制维生素 K 的氧化还原酶,维生素 K 的吸收减少而影响凝血酶合成。葛根的成分葛根素能抗血小板聚集,其作用机制与阿司匹林类似,与华法林同用可导致出血风险增加。

　　中药复方主要因其所含中药成分不同,对疗效与安全性造成不同的影响。丹红注射液中主要物质为来源于丹参中的酚酸类成分,其中丹参素、丹酚酸 B 和丹酚酸 A 是其活血化瘀药效的物质基础,但也抑制了华法林代谢。同时,其所含的另一主要中药红花与华法林合用可引起 INR 值升高。复方丹参滴丸主要由丹参、三七和冰片组成,丹参和三七与华法林联合抗凝时存在药效学方面协同作用。与华法林合用后,华法林的药动学参数 cmax、AUC0~144、AUC0~∞、$t_{1/2}$ 显著增加($P<0.05$),CL/F 显著减小($P<0.05$),t_{max} 和 V/F 没有显著变化,未发现明显的不良反应。临床运用应注意密切监测患者的抗凝指标,以避免发生出血等不良事件。

　　2. 中药减弱抗凝作用

　　抑制抗凝作用的中药可能机制正好与上述促进机制相反,这类中药包括①人参、西洋参:机制可能是其含有的多种人参皂苷,可诱导肝脏的 CYP 酶系统而增加华法林的代谢。②其他中草药:茶叶、贯叶、连翘、宁夏枸杞、地榆、蒲黄、血余炭、藕节、小蓟、侧柏、龙牙草、仙鹤草、棕榈、茜草、苎麻、白茅根、刺儿菜等。党氏等测定了地榆对家兔血液流变学的影响,发现地榆使血液中红细胞百分含量增多造成集轴现象中外周血浆层厚度减少,使全血浓度增高,血流速度趋缓,利于血小板抗凝血功能的发挥。研究表明,生蒲黄、蒲黄炭水提物及蒲黄炭粉均能缩短血瘀大鼠 APTT,降低血浆纤维蛋白原含量(FIB),且生品作用强于炭品;而生蒲黄对血瘀证大鼠 PT 无明显影响,蒲黄炭能够缩短 PT。

含有上述中药的复方也具有减弱抗凝的作用。参松养心胶囊联合华法林治疗心房颤动较单纯华法林治疗发病持续时间缩短且改善心率优于对照组，无明显不良反应发生。然而，复方中的人参减弱了华法林的抗凝效果。可能的机制是人参轻度诱导了 CYP2C9，但是尚不能排除人参的血小板抑制作用等其他可能的机制。因此，服用华法林期间服用人参应加强监测。实验研究显示，沉积型禹余粮粉末、水煎液均对华法林出血模型大鼠的干预有明确的促凝作用，因此在房颤抗凝时需避免使用。贯叶金丝桃等中药可能通过激活孕烷 X 受体（PXR）来诱导 CYP3A4、CYP1A2 等酶的活性，促进华法林的代谢，从而减弱其抗凝作用。绿茶则是因为含有大量维生素 K，可竞争性地拮抗华法林的抗凝作用，从而减弱华法林的疗效。

综上，中药联合华法林抗凝治疗优缺并存。中药活性成分既可改善凝血指标，提高疗效，降低西药导致的不良事件发生率，又因药物相互作用，增加出血风险或减弱抗凝作用。因此，如何在抗凝药与中药联用过程中调整疗效与安全性的平衡有待进一步研究。

三、中药联合达比加群、利伐沙班治疗房颤的疗效与安全性

达比加群酯是 2008 年首先在德国和英国上市的一种新型口服抗凝药物，由德国勃林格殷格翰公司研发，属于非肽类凝血酶抑制剂。达比加群酯不经细胞色素 CYP450 系统代谢，因此食物与其他药物对其影响较小。但是作为 P-糖蛋白运载体的底物，达比加群酯可被奎尼丁、胺碘酮、维拉帕米、克拉霉素、利福平和贯叶连翘等作用于 P-糖蛋白的药物所影响，从而导致其血药浓度的改变。尽管这种潜在影响仅存在于药物吸收阶段，但仍需引起重视。特别需要指出的是，达比加群酯禁与奎尼丁同时服用，因为后者是很强的 P-糖蛋白运载体抑制剂。EMEA 指南还指出，达比加群酯不能与抗真菌药物（如酮康唑、伊曲康唑等）和免疫抑制剂（如环孢霉素、他克莫司等）同时服用。最近的一项研究结果证实，达比加群酯可与地高辛同时服用，且不必调整各自的剂量。

利伐沙班作为一种新型口服抗凝剂，通过抑制凝血级联反应中的凝血因子 Xa 而发挥特异性的抗凝作用。关于利伐沙班的体内药动力学过程，已有大量文献报道。利伐沙班的常用临床剂量有 3 种：10mg、15mg、20mg，其中 10mg 口服绝对生物利用度可达到 80%~100%，且不受饮食影响。利伐沙班单次口服 2~4h 后在体内达到最大血药浓度（Cmax），几乎完全吸收。血浆蛋白结合率可达到 92%~95%，主要结合蛋白为白蛋白。已有文献表明：利伐沙班被吸收入血后，约有 51% 在肝脏代谢，经由细胞色素 P450 酶（CYP）3A4、CYP2J2 及水解酶将其转化为无活性的代谢产物，其中肝脏水解酶的水解作用约占总代谢

的14%。代谢产物中30%经过尿液排出体外，21%通过胆汁进入肠道随粪便排泄；口服剂量中约43%保持原型，同样经过尿液及粪便两种途径排泄。体内过程涉及转运体主要有P糖蛋白（P-gp）以及乳腺癌耐药蛋白（BCRP）。因此，代谢酶CYP3A4、CYP2J2，以及转运体P-gp、BCRP成为利伐沙班与临床药物相互作用的重要靶点。

这两类新型抗凝药由于临床使用时间短经验少，缺乏药物相互作用的临床报告，尤其是与中药联合使用时药物代谢的相互作用结果。有报道：达比加群酯胶囊联合复方丹参滴丸在非瓣膜性心房颤动患者的抗凝治疗中，APTT、PT、TT及INR水平均显著升高（$P<0.05$），且出血风险比单用达比加群酯胶囊更低。对60例超高龄老年房颤患者，使用达比加群酯联合参松养心胶囊联合治疗，发现联用组总有效率明显高于单用达比加群酯组（$P<0.05$），且两组不良反应发生率无明显差异（$P>0.05$），安全性较高。

对比达比加群酯联合益气活血中药与华法林联合益气活血中药临床疗效，两组均能改善凝血指标，降低总胆固醇（TC）、甘油三酯（TG）、低密度脂蛋白胆固醇（LDL-C）水平，且达比加群酯联合益气活血中药疗效更佳，不良反应发生率更低。血府逐瘀汤联合达比加群酯对非瓣膜性房颤并发栓塞有预防作用，改善血栓前状态和降低血瘀证积分，临床总有效率为85.0%，显著高于对照组（62.5%）。另外，联合治疗过程中血常规、尿常规、便常规、肝功能和肾功能均未见明显异常，安全性高。马腾龙等用丹参川芎嗪注射液联合利伐沙班治疗房颤合并冠心病患者可明显改善房颤发作情况，提高临床疗效，延长血浆PT、APTT、TT，提升FIB水平，并可明显降低血栓栓塞发生率，且未明显增加出血发生。

上述研究表明，新型口服抗凝药联合中药治疗效果优于单用新型口服抗凝药，优于华法林，并且不良反应发生率更低，值得推广。

四、中药联合阿司匹林、氯吡格雷治疗房颤的疗效与安全性

活血化瘀药中，莪术可通过影响花生四烯酸的代谢途径而促进前列腺素I_2（PGI_2）合成或减少血栓素A_2（TXA_2）生成、干扰血小板内环磷酸腺苷（cAMP）抑制血小板聚集而发挥抗血栓作用。三棱总黄酮具有较强的抗血小板聚集及抗血栓作用。动物实验显示，丹皮酚在降低全血表观浓度、红细胞比容、红细胞聚集性和血小板黏附性方面优于阿司匹林，具有抗血栓潜力。一项网状meta分析结果显示，阿司匹林联合中药在大出血方面优于不同剂量的阿司匹林或华法林。与阿司匹林或华法林单药治疗相比，阿司匹林加中药在卒中和总血栓栓塞事件预防方面往往更好。另一项研究提示阿司匹林联合脑心通胶囊和华法林在1年随访期间显示出相似的主要终点发生率，包括缺血性卒中

和全因死亡。但是，与华法林相比，联合治疗降低了严重出血的发生率。因此，对于不能耐受华法林的老年非瓣膜性房颤患者，阿司匹林联合脑心通胶囊可能为预防缺血性卒中提供替代药物治疗。观察益心通脉汤联合阿司匹林、氯吡格雷抗栓治疗房颤合并冠心病 PCI 术后（CHA_2DS_2-VASc 评分等于 2 分）患者的安全性和有效性，发现与华法林联合双联抗血小板治疗方案相比，疗效相当且安全性更高。以上研究表明中药联合阿司匹林、氯吡格雷治疗房颤疗效不劣于抗凝药物，且安全性高，可作为不能耐受抗凝药物的替代选择。

五、抗栓药与中药合用方案建议及注意事项

因此，我们看到标准推荐的维生素 K 抑制剂华法林，治疗窗口窄，影响因素多，与多种药物及食物均会发生相互反应影响抗栓作用或引起不良出血事件。多种中药成分对细胞色素 P450 酶具有抑制或诱导作用，临床上当与 CYP2C19，CYP3A4 底物药物合用时，需要注意药物与华法林之间的相互作用。首先，中药中的有效成分可能与血浆蛋白结合位点竞争，如丹参、黄连、黄柏等；其次介导 CYP 系统，抑制 CYP2C9，CYP3A4 活性。如川芎、枸杞子、人参、银杏叶、丹参、西洋参、甘草、五味子、刺五加等。再次，影响血小板聚集反应，如红花、灯盏花等。与华法林存在相互作用的还有胡芦巴、苜蓿、甘菊、龙牙草、白杨木、柳木、苦木等，但其作用机制尚不明确，有待于进一步研究。因此应谨慎联合使用华法林与中药制剂。

而新型抗凝药物利伐沙班，50% 以上也是通过肝脏代谢，经 P450 途径，与华法林相似，体内过程还涉及转运体主要有 P 糖蛋白以及乳腺癌耐药蛋白（BCRP）。从其代谢途径看该药与华法林相似，与中药联合使用是否发生相互反应而引起抗栓作用减弱或不良出血事件尚不确切，但目前该药与中药联合使用引起不良反应的文献报道较为少见。

其次，达比加群酯主要以原型经肾脏清除，余下部分通过胆汁分泌排出体外，几乎不经细胞色素 P450 酶系统代谢。但是作为 P- 糖蛋白运载体的底物，达比加群酯可被 P- 糖蛋白的药物所影响，从而导致其血药浓度的改变。但是这种潜在影响仅存在于药物吸收阶段。因此我们建议，中药与达比加群酯同时使用时最好应间隔 2~3 小时，防止其在体内吸收阶段受到有可能影响 P- 糖蛋白药物的影响。而严重肾脏功能衰竭（肌酐清除率 <30ml/min）患者应尽量避免使用达比加群酯，尤其是与中药联合使用。

其次，使用抗凝血药的患者联合中医药治疗更为重要的一个环节是药效学评价及凝血情况监测，通过合理的监测能够很好地避免联合使用过程中抗栓不足以及不良出血事件的发生。其中中药治疗房颤与华法林联合使用时，应监测国际标准值 INR 的指标，同时应关注 D-Ⅱ 的变化及血红蛋白含量。中

药治疗房颤与达比加群酯联合使用时,应注意监测 APTT、TT、校准稀释 TT(dTT)、蛇毒凝血时间(ECT)。同时应关注 D-II 的变化及血红蛋白含量的变化。中药治疗房颤与利伐沙班联合使用时应注意监测 PT、抗 FXa 活性测定及血浆峰谷浓度,同时应关注 D-II 的变化及血红蛋白含量的变化。中药与阿司匹林联合使用时,应注意监测花生四烯酸 TXA$_2$ 通路抑制率、血小板数量以及 D-II 的变化及血红蛋白含量。中药与氯吡格雷联合使用时,应注意监测 ADP 通路抑制率、血小板数量以及 D-II 的变化及血红蛋白含量。

　　另一方面,大量研究表明具有"抗凝"样作用的活血化瘀中药联合抗凝西药(尤其是新型口服抗凝药)治疗房颤的疗效优于或不劣于单用抗凝西药,并且与单用西药抗凝相比降低了出血风险,安全性更高,值得临床推广。在不能耐受抗凝药物治疗时,中药联合阿司匹林、氯吡格雷可作为替代选择。华法林作为经典的一线抗凝药物,仍在临床发挥重要作用。但是其作用易受药物甚至饮食等多种因素干扰,产生一系列不良反应。中药与华法林联用也存在增强抗凝作用导致出血或减弱抗凝作用的问题。目前中药联合新型口服抗凝药治疗房颤的研究相对较少,虽然现有研究均表明联合治疗疗效确切,无明显增加相关不良反应,但由于证据不足,仍需进行大量研究进行验证。

　　因此,我们建议应加强对服用抗凝药患者的药学监护,并重点关注抗凝药的药物相互作用,加强对其各凝血指标的监测,根据检验结果建议临床及时调整抗凝血药剂量,预防或减少不良反应的发生,提高临床用药的有效性和安全性。虽然联用中药治疗可能有益且不良反应较小,但由于中药研究的总体质量有限和样本量小,这种治疗益处有不确定性,需要更大和更严格设计的 RCT来确认有效性和安全性。

参 考 文 献

［1］刘倩倩,王越,周婧,等.红花对急性血瘀模型大鼠的活血化瘀作用研究[J].中药与临床,2021,12(3):62-64,94.

［2］赵金明,秦文艳,齐越,等.红花黄色素抗凝血作用及对血小板聚集影响的研究[J].实验动物科学,2009,26(06):30-32.

［3］赵毅,贾小谊,宁金民,等.血栓通对血管内皮功能的影响[J].西部中医药,2013,26(07):17-19.

［4］苏靖,李兴广,李卫红,等.三七总皂苷对拟缺血损伤脑微血管内皮细胞 PLA2G4A 表达及其下游产物的影响[J].中国中医基础医学杂志,2017,23(2):196-198.

［5］王炎炎,朱慧超,李来来,等.注射用血栓通体外对家兔血小板聚集的影响[J].中草药,2014,45(18):2669-2672.

[6] 李宁,赵霞,张文高.水蛭微粉对不稳定性心绞痛血小板活化抑制作用观察[J].医药世界,2009,11(4):25-26.

[7] 王瑞雪,张敬,赵珍,等.杜蛭丸灌胃对缺血性脑卒中大鼠的保护作用及其机制探讨[J].医学综述,2019,25(15):3090-3095.

[8] 李小芳.脉血康胶囊治疗短暂性脑缺血发作44例[J].现代中医药,2019,39(04):57-59.

[9] 薛庆华,武能坤,李鹏,等.血栓通联合阿托伐他汀治疗对短暂性脑缺血发作患者颈动脉粥样硬化斑块、血脂及血流变的影响[J].中华中医药学刊,2018,36(4):1014-1018.

[10] 周瑞玲,陈玉兴,曾晓会,等.土鳖虫多肽对家兔血瘀模型的影响[J].中国实验方剂学杂志,2005(6):53-55.

[11] 冯光军,张正龙,舒杰,等.土鳖虫提取物体外抗凝血活性研究[J].中国民族民间医药,2011,20(1):50-51.

[12] 叶佐武,石佳娜,王小军.华法林与中药相互作用的用药监护[J].浙江中西医结合杂志,2014,24(5):465-466,476.

[13] 王琳琳,丁安伟.赤芍总苷对大鼠血瘀证模型的影响[J].南京中医药大学学报,2011,27(6):552-554.

[14] 于森,李娜,胡丽娜,等.动物药整理研究——穿山甲[J].吉林中医药,2009,29(6):514-516.

[15] 蒋志平,彭骞,何周康.皂角刺的现代研究进展[J].儿科药学杂志,2008,(5):57-59.

[16] 于萍.丹红注射液联合华法林在房颤合并冠心病患者治疗中的作用[J].血栓与止血学,2018,24(3):444-446.

[17] 毕绮丽,古淑仪,吴苑珊.银杏叶注射剂对华法林抗凝效果的影响[J].现代医院,2011,11(3):6-7.

[18] 乔艳,秦梦楠,郭兴蕾,等.中药注射剂对华法林抗凝作用的影响及相关机制的研究进展[J].医药导报,2019,38(6):765-769.

[19] 翟慧媛,吴定坤,苏晓叶.华法林联用中药致皮下出血1例[J].中国药物应用与监测,2018,15(1):62-64.

[20] 叶佐武,石佳娜,王小军.华法林与中药相互作用的用药监护[J].浙江中西医结合杂志,2014,24(5):465-466,476.

[21] 孙桂凤,孙钊,张碧华.1例华法林与中药相互作用患者的药学监护[J].北京中医药,2019,38(7):723-725.

[22] HU F,KOON C M,CHAN J Y,et al. The cardioprotective effect of danshen and gegen decoction on rat hearts and cardiomyocytes with post-ischemia reperfusion injury[J]. BMC Complement Altern Med,2012,12:249.

[23] 王咪咪,胡云珍.1例脑梗死伴房颤患者服用华法林期间 INR 值异常波动的病例分析[J].中国现代应用药学,2019,36(9):1130-1133.

［24］易丹,罗晓波,陆向红,等.复方丹参滴丸对华法林在人体内药动学和药效学的影响 ［J］.中国药物警戒,2013,10（2）:65-67.

［25］叶佐武,石佳娜,王小军.华法林与中药相互作用的用药监护［J］.浙江中西医结合杂志,2014,24（5）:465-466,476.

［26］党春兰,程方荣.地榆对家兔血液流变学的影响［J］.中国医学物理学杂志,1997,（3）:7-8.

［27］孔祥鹏,陈佩东,张丽,等.蒲黄与蒲黄炭对血瘀大鼠血液流变性及凝血时间的影响 ［J］.中国实验方剂学杂志,2011,17（06）:129-132.

［28］王观华,胡增敏.参松养心胶囊联合华法林治疗心房颤动的临床研究［J］.现代药物与临床,2016,31（11）:1716-1720.

［29］丁征,代琦,刘朝晖,等.参松养心胶囊致 INR 值降低 2 例及文献回顾［J］.中国现代应用药学,2018,35（11）:1729-1731.

［30］刘圣金,吴超颖,马瑜璐,等.沉积型禹余粮对华法林出血模型大鼠血液中 6-keto-PGF_（1α）,TXB2 等相关指标及金属离子的影响［J］.中国实验方剂学杂志,2021,27（6）:105-112.

［31］程勇,袁清茹.达比加群酯胶囊联合复方丹参滴丸在非瓣膜性心房颤动患者抗凝治疗中的应用分析［J］.内科,2021,16（2）:200-203.

［32］周全,张煜.达比加群酯联合参松养心胶囊治疗超高龄老年房颤患者的疗效及安全性观察［J］.贵州医药,2021,45（5）:709-710.

［33］康小兰,周芳,伍廷平,等.达比加群/华法林联合益气活血中药治疗心房颤动合并急性冠状动脉综合征的临床疗效观察［J］.世界中西医结合杂志,2020,15（5）:919-922.

［34］胡晴,王国卫,曹爽,等.血府逐瘀汤联合达比加群酯对预防非瓣膜性房颤并发栓塞的临床研究［J］.辽宁中医杂志,2020,47（4）:116-119.

［35］于萍.加减血府逐瘀汤联合达比加群酯治疗非瓣膜房颤的临床观察及安全性评价 ［J］.中医药信息,2018,35（01）:108-110.

［36］马腾龙,韩斌.丹参川芎嗪注射液联合利伐沙班对房颤合并冠心病患者疗效探讨［J］.辽宁中医药大学学报,2019,21（3）:209-212.

［37］赵艺,杨汝刚,罗岷.莪术油的药理作用及临床应用研究进展［J］.实用中医内科杂志,2006,（02）:125-126.

［38］陆兔林,叶定江,毛春芹,等.三棱总黄酮抗血小板聚集及抗血栓作用研究［J］.中草药,1999,（06）:439-440.

［39］李薇,王远亮,蔡绍皙,等.丹皮酚和阿司匹林对大鼠血液流变性影响的比较［J］.中草药,2000,（01）:31-33.

［40］Wang Z S,ZENG T B,Peng X A,et al. Network meta-analysis:aspirin plus traditional Chinese medicine for stroke prevention in patients with atrial fibrillation［J］. Journal of herbal medicine,

2020,22:100355.

[41] WANG H,ZHOU X K,ZHENG L F,et al. Comparison of aspirin and Naoxintong Capsule with adjusted-dose warfarin in elderly patients with high-risk of non-valvular atrial fibrillation and genetic variants of vitamin K epoxide reductase[J]. Chinese journal of integrative medicine,2018,24(4):247-253.